常见病中医诊疗与护理研究

卞新颜　邢海辉　陈术红　朱贵荣　翟洁　申家泉◎主编

天津出版传媒集团

天津科学技术出版社

图书在版编目（CIP）数据

常见病中医诊疗与护理研究 / 卞新颜等主编. -- 天津：天津科学技术出版社，2024.3
ISBN 978-7-5742-1835-2

Ⅰ.①常… Ⅱ.①卞… Ⅲ.①常见病－中医诊断学－研究②常见病－中医治疗学－研究③中医学－护理学－研究 Ⅳ.①R24

中国国家版本馆CIP数据核字（2024）第054976号

常见病中医诊疗与护理研究
CHANGJIANBING ZHONGYI ZHENLIAO YU HULI YANJIU

责任编辑：梁　旭
责任印制：兰　毅

出　　版：	天津出版传媒集团
	天津科学技术出版社
地　　址：	天津市西康路 35 号
邮　　编：	300051
电　　话：	（022）23332377
网　　址：	www.tjkjcbs.com.cn
发　　行：	新华书店经销
印　　刷：	山东道克图文快印有限公司

开本 787×1092　1/16　印张 13　字数 280 000
2024 年 3 月第 1 版第 1 次印刷
定价：79.00 元

编委会

主　编　卞新颜（临沂市人民医院）

　　　　　邢海辉（南京市高淳中医院）

　　　　　陈术红（诸城市中医医院）

　　　　　朱贵荣（北京添福家中医康复医院）

　　　　　翟　洁（诸城市龙都卫生院）

　　　　　申家泉（日照市岚山区岚山头街道社区卫生服务中心）

目　　录

第一章　循环系统常见疾病中医诊疗 …………………………………… (1)
　　第一节　心力衰竭 ……………………………………………………… (1)
　　第二节　冠心病 ………………………………………………………… (18)
　　第三节　心律失常 ……………………………………………………… (29)
第二章　消化系统常见疾病中医诊疗 …………………………………… (37)
　　第一节　反流性食管炎 ………………………………………………… (37)
　　第二节　胃炎 …………………………………………………………… (43)
　　第三节　功能性消化不良 ……………………………………………… (53)
　　第四节　消化性溃疡 …………………………………………………… (57)
第三章　血液系统常见疾病中医诊疗 …………………………………… (62)
　　第一节　再生障碍性贫血 ……………………………………………… (62)
　　第二节　白细胞减少及粒细胞缺乏症 ………………………………… (69)
　　第三节　淋巴瘤 ………………………………………………………… (74)
　　第四节　白血病 ………………………………………………………… (79)
第四章　神经系统常见疾病中医诊疗 …………………………………… (91)
　　第一节　短暂性脑缺血发作 …………………………………………… (91)
　　第二节　脑出血 ………………………………………………………… (95)
　　第三节　脑梗死 ………………………………………………………… (100)
第五章　风湿免疫系统常见疾病中医诊疗 ……………………………… (111)
　　第一节　类风湿关节炎 ………………………………………………… (111)
　　第二节　系统性红斑狼疮 ……………………………………………… (117)
　　第三节　痛风 …………………………………………………………… (124)
第六章　中医护理的基本内容 …………………………………………… (136)
　　第一节　生活起居护理 ………………………………………………… (136)
　　第二节　情志护理 ……………………………………………………… (139)
　　第三节　饮食调护 ……………………………………………………… (141)
　　第四节　用药护理 ……………………………………………………… (147)

第七章　常用中医护理技术　　　　　　　　　　　　　　　（157）
第一节　刮痧技术　　　　　　　　　　　　　　　　　（157）
第二节　拔罐技术　　　　　　　　　　　　　　　　　（158）
第三节　穴位敷贴技术　　　　　　　　　　　　　　　（161）
第四节　中药熏蒸技术　　　　　　　　　　　　　　　（162）
第五节　穴位注射技术　　　　　　　　　　　　　　　（163）

第八章　内科常见病证辨证施护　　　　　　　　　　　　　（165）
第一节　感冒　　　　　　　　　　　　　　　　　　　（165）
第二节　咳嗽　　　　　　　　　　　　　　　　　　　（168）
第三节　心悸　　　　　　　　　　　　　　　　　　　（171）
第四节　胸痹　　　　　　　　　　　　　　　　　　　（174）
第五节　眩晕　　　　　　　　　　　　　　　　　　　（177）

第九章　外科常见病证辨证施护　　　　　　　　　　　　　（181）
第一节　疮疡　　　　　　　　　　　　　　　　　　　（181）
第二节　乳房病证　　　　　　　　　　　　　　　　　（188）
第三节　皮肤病　　　　　　　　　　　　　　　　　　（193）

参考文献　　　　　　　　　　　　　　　　　　　　　　　（200）

第一章　循环系统常见疾病中医诊疗

第一节　心力衰竭

心力衰竭(HF)是指各种心脏结构或功能性疾病导致心室充盈及(或)射血能力受损而引起的一组综合征。由于心室收缩功能下降射血功能受损,心输出量不能满足机体代谢的需要,器官、组织血液灌注不足,同时出现肺循环和(或)体循环瘀血,临床表现主要是呼吸困难和无力而致体力活动受限和水肿。某些情况下心肌收缩力尚可使射血功能维持正常,但由于心肌舒张功能障碍左心室充盈压异常增高,使肺静脉回流受阻,而导致肺循环瘀血。后者常见于冠心病和高血压心脏病心功能不全的早期或原发性肥厚型心肌病等,称之为舒张期心力衰竭。心功能不全或心功能障碍理论上是一个更广泛的概念,伴有临床症状的心功能不全称之为心力衰竭,而有心功能不全者,不一定全是心力衰竭。

各种心血管疾病由于心脏长时间负荷过重,心肌损伤及收缩力减弱,而导致心力衰竭。按其发展过程可分为急性和慢性心力衰竭两种,但根据其临床症状表现又可分为左心衰竭、右心衰竭和全心衰竭。

一、病因病机

近年来,对心衰病因病机的认识已基本趋于一致,即为本虚标实之证,本虚为气虚、阳虚、阴虚,标实为血瘀、水停、痰饮。标本俱病,虚实夹杂,是心衰的病理特点。大体可分为如下几类:

(一)感受外邪

风寒湿或风湿热三气合而为痹,脉痹不已,内舍于心;或久居潮湿,冒雨涉水或气候寒冷潮湿,水寒内侵,邪害心阳;或疫疠之邪直接侵犯于心。这些因素皆会造成脉道瘀阻,瘀水互结,水气凌心射肺,使人烦躁心悸,喘促不宁,腹大胫肿不能平卧。

(二)心病久延、气血阴阳不足

久患心悸怔忡、胸痹、心痹、厥心痛、真心痛或其他先天心脏疾患迁延日久,心气衰弱,心体损伤,气血不足,阴阳失调,津液输布紊乱。心气虚而渐致心阳亦虚,心气心阳俱虚则鼓动血液无力,致使血流迟缓或瘀滞形成瘀血。或气阳两虚水液失于温化输布,留聚体内形成水饮。当瘀血与水饮形成后,更伤心气心阳,使之更虚,病情愈加严重,终致形成本虚而标实的心力衰竭。

(三)脏腑功能失调

肺与心：心主血，肺主气。心肺气血之间是相辅相成、相互影响的。若久咳、久喘、肺痨、痰饮日久则肺气损伤，肺气损则宗气亦伤，宗气贯心脉以行气血，是心脏跳动的原动力。肺的宣发和肃降失司，则水道不利，水津不布则痰水内结，致心阳遏伤、心气阻塞。以上皆可致心气不足、血脉不畅，出现心悸、气短、胸闷、心痛、唇青舌紫等症状。心气虚衰，血脉瘀阻亦引起肺肃降功能失常，则呼吸喘促，咳吐泡沫痰，甚则咯血。肺为水之上源，肺气不宣，水道不通，津液代谢失常则成水饮，外溢肌肤则尿少水肿。心肺气虚的严重阶段可以出现阴阳离绝，元气虚脱，冷汗淋漓，面色苍白，口唇发绀，神昏脉微的危重证候。

肾与心：肾为先天之本，五脏六腑之根，"水火既济"，心肾功能互相影响，心火不足，则肾阳亦微，肾阳不足，心阳失煦。肾脏衰败，水饮内停，溢于肌肤，发生肢体水肿，腹大有水。肾虚失纳则气喘倚息不得卧，动则为甚。甚则水气凌心射肺，心阳更虚，加重咳喘、心悸。甚则阳气虚脱、阴阳离绝而成危证。

脾与心：脾主运化，心之经络与脾胃相连，心之气血来源于脾的运化，故心脾相关。若饮食失调，脾胃虚损，运化力弱，则水谷精微不足，心气亏衰；若升降失常，清阳不升，津液不化，则聚而成痰，湿痰阻络，壅滞心脉；母病及子，心气不足，脾气亦虚，土虚不能制湿，水湿不化，泛滥肌肤。

肝与心：肝藏血，血通于诸脉，心肝关系密切。肝疏泄失常，气血运行受影响，心脉瘀滞，心病及肝，子盗母气，影响肝的疏泄。气滞血瘀则唇绀青紫，两颧红黯，血瘀于胁下则癥瘕肿胀。

总之，心、脾、肺、肾功能息息相关，可相互为病，肺、脾、肾三脏阳气不足，水液代谢失常，不仅会出现水液积聚痰饮水肿，同时气不化津，津液不足而咽干口渴。血、水之间相互影响，"血积既久，其水乃成""瘀血化水，亦发水肿，是血病而兼也"。另外，瘀水相结，瘀而化热，而成热瘀水结。

(四)药物误用、滥用

长期使用利尿药、活血化瘀药而不据病情变化调整药物，久则耗血伤阴，气阴两虚加重心力衰竭。

(五)其他

如情志损伤、劳累过度、妊娠分娩、消渴等都可使心气亏损，不能鼓动血液而发心悸，喘息咳唾，不能平卧。

二、现代中医对心力衰竭病因病机的认识

现代中医在对心力衰竭的基本病机达成共识的基础上，许多医家又从不同角度对心力衰竭的病机辨证进行了论述。

(一)强调心力衰竭与心气虚、心阳虚、心阴血不足相关

有学者认为无论何种心脏病引起的心力衰竭，均始于心气虚而渐致心阳亦虚，心之气阳虚

是心力衰竭的始动机制。心气心阳俱虚则鼓动血液无力，致使血流迟缓或瘀滞形成瘀血。或气阳两虚水液失于温化输布，留聚体内形成水饮。当瘀血与水饮形成后，更加戕害心气心阳，使之更虚，病情愈加严重，终致形成本虚而标实的心力衰竭。

有学者认为风湿性心力衰竭的病因病机是风寒湿邪由心脉传入心，心阳受损，心火衰则脾阳亏虚，脾虚不能制水，水气横溢而成水肿，脾虚不能滋生肺金，则肺气虚，气虚不能化津而成水，水气射肺则为咳为喘，水气凌心则悸。病久则心血不足，气血两虚，心阴亦亏，心火独亢，灼烁肺金，则为咯血，气虚不摄血，亦可咯血。

有学者认为气虚血瘀、阳虚水泛是其最主要的病机。气虚、阳虚为本，瘀血阻滞、水饮内停为标，故为本虚标实。

有学者认为心衰的发生是由于心脏长期受累，心气亏损，阴血不足，久虚不复的结果。每因外感六淫、内伤七情、劳累以及妊娠分娩等因素诱发或加重。病变早期，病位多在心肺，患者最突出的症状为心悸气短，多在活动及劳累后出现，同时伴有胸闷憋气，头晕乏力，失眠多梦，双下肢水肿，尿少，两颧黯红，舌暗红苔薄白或少苔，脉沉细或结代等，此时其主要病机为气阴两虚，心血瘀阻。心之气阴两虚，病久及肾，肺肾两虚，水气上泛所致。盖肺为气之主，肾为气之根；肺主呼吸，肾主纳气；升降出纳，呼吸乃调。若肺虚不降气，肾虚不纳气，升降出纳失常，或由于肾阳虚损不能蒸化水饮，聚而为痰为饮，凌心射肺，均可出现呼吸困难。

有学者认为心衰主要沿循气阳亏虚、瘀血阻滞、气阴亏虚的发展演变规律。心之气阳亏虚为本，是本病的病理基础。气虚渐而及阳，阳虚无以化气，不能帅血循行及蒸化水液，遂变生瘀血、饮邪，导致病情加重。另外，由于阴阳互根，或原发病阴虚在先、治疗中利尿伤阴、饮食化源不足等，也可出现气阴匮乏、阴阳并损的情况。血瘀、水饮为标，是本病主要的病理因素，它在心气阳虚的基础上发生，又可促使病情进一步发展，也可直接加重患者的病痛，血瘀与水饮又互相影响。病位虽主要在心，但与肺肾关系密切，并可涉及肝脾。心与肺同居上焦，心无力推动血液运行，势必使肺的治节过劳，久则肺气自虚。心气阳虚，久必累及于肾，阳气渐衰，肾失摄纳、温煦。由于母病及子，火不生土，心病可使脾阳不振，健运失职，气虚运血无力，瘀于肝，瘀结胁下。

有学者认为"阴阳两虚，心脉瘀滞"是充血性心力衰竭的基本病机，且尤以心阳（气）亏虚、心脏鼓动减弱、营运无力为其病理变化的主要方面。因虚致瘀是充血性心力衰竭的病理特点，气虚血滞是导致体内水液潴留的始动因素，气血阴阳之虚与瘀血、水饮之实的标本虚实之间，表现为因果错杂的转化关系。

有学者认为心衰是在正虚的基础上兼有标实，气虚血瘀为最常见的证候，其他证候可由此演变而成。气虚血瘀进一步发展可致气阳两虚、阳气虚脱、水湿内停、痰浊内蕴等一系列虚实夹杂的症候群。

有学者认为心阳气虚是本病发病之本，水饮泛滥是其标，强调阳虚水泛是其病机关键。

有学者认为本病之发生与脏腑功能失司、情志失调、劳累过度及外感邪气等有关。病机总属本虚标实，本虚主要是心、肺、脾、肾亏虚，早期常以心气虚为主，进一步发展气虚及阴，表现为气阴两虚；或气虚及阳，表现为阳气亏虚，终致阴阳两虚，以阴虚为主。标实常在本虚的基础上形成，主要表现为血瘀、水停、水邪上泛。

（二）强调心力衰竭与心肾相关

有学者认为心力衰竭病机为阳气不足（以心肾两脏为主，涉及肺、脾、肝诸脏），其主要表现为血瘀、水停。根据年龄、体质及病理阶段的不同，病变脏腑可有侧重，血瘀水停可有偏胜。

有学者认为顽固性心力衰竭的患者，心衰日久，穷必及肾，肾阳不足，温煦无权，或阳虚水泛，或亡阳欲脱，均为阳气损折之证。肾虚水泛逆于肺，则肺气不降，失于通调水道之职，使肾气更虚，肾阳虚衰，不能温煦脾土，脾肾俱虚，水湿壅盛，使病情更加严重，如此恶性循环，导致顽症久治不愈。

有学者认为心肾阳虚是发病的根本，且脾肺功能失常，势必会导致或加重心肾阳虚。心气的正常功能，有赖于肺气的肃降通调、脾气的升发统摄、肾气的固纳施泄及肝气的疏泄条达等共同协调作用。脏腑间的这种密切联系，可以相互促进、相互制约，任何一个环节发生病变，都会不同程度地影响心脏功能。

有学者提出充血性心力衰竭是心肾为主的多系统虚损性改变，瘀阻水停为标，发时以标为主，平时以本虚为主。基本病理变化为因虚致实，因实虚更甚，强调心衰从心肾论治。

（三）强调心力衰竭与心脾相关

有学者认为慢性充血性心力衰竭病机与五脏相关，且脾与心的关系最为密切。心为本，他脏为标；心阳亏虚为本，瘀血水停为标；心脾功能失调则生痰生瘀，痰与瘀互为因果，共同致病，"痰多兼瘀、瘀多兼痰"。

（四）强调心力衰竭与心肺相关

有学者认为，慢性肺心病急性期中医辨病与辨证结合诊断总属本虚标实，以肺、心、脾、肾等脏虚损为其本，由虚而生痰、酿瘀，水湿停聚为其标，痰瘀是贯穿病程始终的病理因素，且随病程延长而加重。此期常因复感外邪而致痰热郁肺（呼吸道感染），诱发加重咳喘水肿，病情严重阶段可出现神昏、抽搐、急性出血、厥脱等危险证候。

有学者强调痰邪内伏是慢性心衰的基本病机，心气虚和血瘀内停都是生痰的根源，也是慢性心衰病理演变的必然结果。

（五）强调心力衰竭与五脏相关

有学者认为心衰是一个全身性疾病，病机复杂，有真阳虚衰、元气不足、水饮停留、瘀血凝聚、气机阻滞；还有水饮凌心射肺，痰热、痰湿阻肺，肝气郁结、脾失健运、胃失和降、肾不纳气、心神不安、肺失宣肃等。

有学者教授认为心衰虽是局部之病却是全身之疾。心与五脏之气相连一脉相承。慢性心力衰竭的基本病机为本虚标实，以心气耗竭为基础，进而损及肺、脾、肾、肝四脏，以致全身阴阳气血紊乱，在此基础上产生痰浊、瘀血、水湿等种种内生实邪，导致一系列的临床危急征象，如有外邪乘虚而入引动内生实邪，更进一步耗伤正气则形成内外合邪虚虚实实互为因果的危重局面,其临床表现十分复杂。临床上慢性心力衰竭以左侧心力衰竭及全心衰竭最为常见,单纯右侧心力衰竭较少见。慢性心力衰竭患者临床症状复杂多变,但不论是哪一种心衰均存在不同程度的胸闷、心悸、呼吸困难、咳嗽、咳痰、水肿。中医认为心肺同居上焦,心脉与肺相通,心脉起于心,其直者却上肺,若久患心病必将损肺,久患肺病亦损及心;心气靠宗气来供养,宗气不行,则心气无源;肺不朝百脉,则心气不通,心脉不畅,心衰就难以缓解;肺失宣发,不能通调水道,使水液内停,则心脉不畅,心脏受损。肺为娇脏,感受六淫之邪或湿热之气损伤肺体,引起肺失肃降,水气上犯于肺则咳嗽气喘;肺失治节之功,不能通调水道则水津内蓄上焦,停留于肺则生肺水,水气内结,血行不畅为瘀,水瘀互结则呼气不得出,吸气不得入,浊气内积,致使心失清气之养,病邪内陷于心则心气内闭而成心衰。心衰反复发作,迁延不愈,多有诱因,常见的诱因有劳累、精神刺激及感染,特别是呼吸道的感染。

三、辨证论治

(一)辨证要点

1. 辨病证

心力衰竭因其发病的阶段与程度之不同,其临床表现也不尽相同。若以心中悸动不安为主者,则辨证属"心悸、怔忡";若以呼吸困难、喘促不得平卧为主者,则辨证属"喘证";若以下肢水肿、尿少为主者,则辨证属"水肿"。一般心力衰竭较严重者,以上症候悉具,故其辨证当属"心悸"、"喘证"、"水肿"诸病证范畴,而侧重以"水肿"论治。

2. 辨虚实

本病病理过程较为复杂,因虚致实,正虚邪实互相影响,相兼为病,故多属本虚标实之证。本虚以气(阳)虚为主,标实为瘀血、水饮。因此,临证当分辨标本缓急,虚实轻重。一般初病或久病急性发作多以邪实为主;久病不愈,时轻时重,遇劳或感邪即发,则以正虚为主。

3. 辨阴阳

若病情进一步发展,出现反复水肿时,辨证当分阴水、阳水。凡水肿从眼睑而起,继而漫及面部、四肢及全身,兼有表、热、实证者,按阳水论治;水肿从下肢而起,渐及腹部,腰以下为甚,兼有里、虚、寒证者,则按阴水论治。

(二)治疗原则

本病的治疗,应根据其气(阳)虚为本及其正虚邪实相兼为病的病机特点,以补益心气,温通心阳为基本治则,并须结合活血化瘀、利水化饮等法,正邪兼顾,标本同治。

(三)常见症候辨证论治

1. 心肺气虚

主要症候:心悸怔忡,胸闷气短,咳嗽喘促,自汗,纳呆,神疲乏力,舌淡或青紫,苔薄白,脉弱无力或结代。

病机:久病体虚,损伤心肺,阳气不足,血运迟缓。

治法：益气养心。

主方：养心汤合补肺汤。

方药分析与运用：方中以人参、五味子、黄芪补心肺之气；熟地、当归、川芎养血活血；紫菀、桑白皮化痰清利肺气；肉桂、半夏温中健脾，助气血生化之源；茯苓、远志、酸枣仁、柏子仁、茯神养血安神。若心气虚甚者，以养心汤为主；肺气不足，咳嗽、喘促明显者以补肺汤为主；若胸闷痛甚者加丹参、赤芍药、郁金、降香等活血化瘀；汗出甚者加浮小麦、龙骨、牡蛎等养心敛汗。

2.气虚血瘀

主要症候：心悸怔忡，胸闷或痛，咳嗽气促，两颧暗红，口唇青紫，水肿尿少，舌质紫暗或有瘀斑，脉涩或结代。

症候病机：心气亏虚，气虚血瘀，水湿内停。

治法：益气活血佐以行水消肿。

主方：补阳还五汤合五苓散。

方药分析与运用：方中黄芪补脾胃之气，助心气以行血脉；当归、芍药养血活血；川芎、桃仁、红花活血祛瘀；地龙通经活络；猪苓、茯苓、泽泻淡渗利湿消肿；白术健脾运化水湿；桂枝温通助阳通利水湿。若气虚明显，短气乏力者加人参以补气；胸痛者加延胡索、郁金、田七以活血祛瘀止痛；水肿甚，尿量少者加车前子、五加皮以利水。

3.心肾阳虚

主要症候：心悸气短，形寒肢冷，面色苍白，神疲纳呆，尿少水肿，腰以下肿甚，舌淡，苔白，脉沉细或结代。

病机：心病及肾，心肾阳虚，水湿泛溢。

治法：温阳利水。

主方：真武汤合五苓散。

方药分析与运用：方中炮附子大辛大热，温肾助阳，化气行水；生姜既助附子温阳祛寒，又伍猪苓、茯苓、泽泻温化利湿消肿；白术健脾以运化水湿；白芍药养阴利尿；桂枝助膀胱气化。若气虚甚者加人参、黄芪以补气；阴寒过盛加肉桂以温肾阳；水肿甚者加北五加皮以利水消肿。

4.痰饮阻肺

主要症候：心悸气短，咳嗽喘促，不能平卧，咯吐白痰或泡沫样痰，尿少水肿，腹胀纳呆，苔白腻，脉弦滑。

病机：阳虚不运，水饮内停，上凌心肺。

治法：泻肺逐饮。

主方：小青龙汤合葶苈大枣泻肺。

方药分析与运用：方中麻黄、桂枝走表以宣肺平喘；细辛、干姜温化痰饮；半夏止咳化痰；芍药、五味子、甘草调和诸药，以防温燥伤阴损及正气；葶苈子泻肺逐水，下气平喘；大枣健脾益气以助行水消肿。若兼有气虚者加人参、黄芪以补气；若形寒肢冷者，加附子以温阳散寒。

5.阳气欲脱

主要症候：心悸不宁，喘息气促，呼多吸少，不能平卧，面色晦暗，张口抬肩，大汗淋漓，烦躁不安，四肢厥冷，尿少水肿，舌质紫暗，苔少脉微欲绝。

病机：久病不愈，真阳衰败，阳气欲脱。

治法：益气回阳固脱。

主方：参附龙骨汤。

方药分析与运用：方中人参大补元气；炮附子、干姜回阳救逆；生龙骨、生牡蛎敛阳固脱。喘甚者加五味子、山萸肉、蛤蚧以纳气定喘；阴竭者加麦冬、五味子以敛阴固脱；水肿者加北五加皮利水消肿；昏迷不醒者加苏合香以芳香开窍。

四、其他疗法

(一)中药注射液的应用

静脉输液是临床最常见的给药途径之一，在危重病抢救治疗中具有极其重要的地位和作用。在心力衰竭的抢救治疗过程中，中药注射液能发挥中西医各自的优势。

1.参附注射液

参附注射液由人参、附子两味中药的提取物混合而成。参附注射液中的人参大补元气，救气脱之危；附子辛温，挽亡阳之险，逐阴寒之水气，两药合用，相得益彰，具有温阳益气、温通心阳之功。动物实验与临床研究表明，参附注射液中所含的有效成分人参皂苷具有明显的扩张冠脉，降低心肌氧耗，增强心肌收缩力，提高心脏泵血功能；人参皂苷可阻断心肌细胞膜钙通道，减轻细胞钙负载，促进心肌细胞修复，清除自由基，减轻缺氧对心肌的损伤。参附注射液中所含的有效成分去甲乌药碱能明显提高心肌细胞搏动频率和幅度，显著增加心肌收缩力，增加心排血量，升高血压。所含有效成分去甲乌药碱对α受体和β受体均有兴奋作用，能明显升高血压，降低冠脉阻力，增加其血流量。

通过报道：96例充血性心力衰竭随机分为观察组和对照组，2组均以休息、限盐、利尿为基本治疗。观察组加用参附注射液100mL配以5%葡萄糖注射液150mL，每日1次，静脉点滴；对照组加服地高辛0.25～0.5mg。病情重者观察组静脉点滴参附注射液前静脉推注参附注射液10mL；对照组服地高辛前静脉推注毛花苷C 0.2～0.4mg。两组均2周为1个疗程，比较两组的疗效。结果：观察组疗效与对照组比较，治疗1个疗程有显著性差异($P<0.05$)；治疗2个疗程则无显著性差异($P>0.05$)；观察组对冠心病心力衰竭效果最好；对老年组患者随疗程延长，疗效增加；无不良反应。结论：参附注射液用于充血性心力衰竭起效快，疗效确切，无毒性反应，可用于充血性心力衰竭的急救及常规治疗。田氏在西药抗心力衰竭基础上加用参附注射液治疗，观察心力衰竭的血液流变学的变化及疗效。结果：治疗组血液流变学指标明显改善，治愈率与总有效率同对照组相比有明显差异。

2.生脉注射液

生脉注射液是由古方"生脉饮"制成的中药注射剂，功能益气生津、敛阴止汗。动物实验与临床研究表明生脉注射液主要通过抑制平滑肌细胞 Na^+-K^+-ATP 酶活性,影响 Na^+-K^+ 和 Na^+-Ca^{2+} 交换,使 Ca^{2+} 内流增多,增强心肌收缩力;在适当浓度下还可使心排血量增加;小剂量的参麦注射液(<1mL/kg)升高血压,而大剂量(>1mL/kg)则扩张血管使血压下降。

有学者报道:应用随机交叉对比的方法,对 16 例慢性充血性心力衰竭患者进行生脉注射液和门冬氨酸钾镁治疗比较。参麦注射液每支 10mL,含红参、麦冬各 1g,门冬氨酸钾镁为每支 10mL,含门冬氨酸镁 0.4g,门冬氨酸钾 0.452g。各组患者在服用强心(地高辛)利尿药的基础上,待病情稳定并完成各项检查(具体见观察项目)后,A 组给予生脉注射液 20mL 加入 5% 葡萄糖液 250mL 静脉滴注,每日 1 次,2 周后改为门冬氨酸钾镁 20mL 加入 5% 葡萄糖液 250mL 静脉滴注,每日 1 次,共 2 周;B 组先给予门冬氨酸钾镁,剂量、用法同上,2 周后改为生脉注射液,剂量、用法同上。结果:应用生脉注射液 2 周后,左心室射血分数由 29.5 ± 9.0 升至 36.6 ± 10.2($P<0.05$),68.75% 的患者心功能改善,未发现明显毒不良反应;门冬氨酸钾镁可使 37.50% 的患者心功能改善,但左心室射血分数无明显变化。结论:生脉注射液是治疗充血性心力衰竭的有效药物。有学者在西药抗心力衰竭基础上用生脉注射液 20~40mL 加入葡萄糖 250mL 中静滴。总有效率 91.9%,与对照组的 70.6% 比较有显著差异。有学者在常规抗心力衰竭基础上加用生脉注射液治疗充血性心力衰竭,并与常规抗心力衰竭治疗。对照结果:总有效率 92.9% 与对照组总有效率 80% 相比有显著差异,有效改善患者 SV、CO、EF,增加心肌收缩力,改善心功能。

3.川芎嗪注射液

川芎具有活血行气、祛风止痛的作用。川芎嗪是从川芎总生物碱中提取的有效成分川芎嗪,它能有效地从阻抑缺氧性肺血管收缩反应和缺氧性肺血管重建两方面预防缺氧性肺动脉高压的形成,从而减少了心力衰竭等并发症的发生。川芎嗪可促进 PGI_2 合成,抑制 TXA_2 的生成和释放,从而调节缺氧时 TXA_2/PGI_2 的平衡失调,发挥扩血管作用,防止肺动脉高压的形成。另外,肺部是血栓素 A_2(TXA_2)和依前列醇(PGI_2)合成的主要场所之一,肺部急性炎症时 TXA_2 水平增高,PGI_2 水平降低,TXA_2/PGI_2 平衡失调,促使血小板聚集,TXA_2 能使冠状动脉收缩,心肌缺血,还可促进中性粒细胞与血管内皮细胞黏附触发并加重炎症反应,引起肺血管通透性增加,肺毛细血管渗出增加,肺水肿发生。

有学者将 70 例肺心病心衰患者随机均分两组,给予有效抗炎,适当平喘、祛痰、低流量吸氧、强心、利尿作为基础治疗。治疗组静脉滴注川芎嗪 250mg,对照组给维生素 C 5.0g,治疗 14 日。结果:治疗组显效 24 例,有效 9 例,无效 2 例,总有效率 94.28%。对照组患者显效 14 例,有效 7 例,无效 14 例,总有效率 60.0%。有学者等用川芎嗪治疗肺炎及并发心衰患儿 80 例,并与对照组 38 例相比较,两组均给予青霉素、氨苄西林常规剂量抗感染,α-糜蛋白酶、地塞米松分次雾化(心衰病例均使用毒毛花苷 K,疑似心衰病例均给予镇静吸氧治疗)。除此以外,川芎嗪组加用川芎嗪注射液每日 3~5mg/kg,加入葡萄糖或盐液中分 2 次静滴,酚妥拉明组应用酚妥拉明每次 0.5~1mg/kg,每 6~8 小时应用 1 次。结果:肺炎治疗组在症状、体征消失天数及胸部 X 线片转阴率方面与对照组相比有显著差异($P<0.05$),心衰治疗组在症状、体

征消失时间方面也明显优于对照组(P<0.05 或 P<0.01)。提示:川芎嗪对治疗小儿肺炎及并发心衰疗效明显。

4.刺五加注射液

刺五加为五加科植物刺五加的干燥根及根茎,具有益气健脾、补肾安神的功效。刺五加注射液是从刺五加里提取而成的,含有刺五加皂苷、黄酮和多糖等化合物。它对中枢神经具有兴奋和抑制的双向调节功能,增加组织对缺氧的耐受性,并能扩张血管,增加冠状动脉血流量,改善血液循环,减少心肌耗氧量,提高心肌缺氧的耐受性,对心肌起到保护作用;还可降低血液黏度,减少肺小动脉微血栓及肺内DIC的形成;能减少再灌注损害作用,从而有利于心肌细胞的代谢,减轻心脏前、后负荷,降低右心室舒张末压,周围静脉血回流量增加,增加心肌收缩力,肾血流量增加,改善微循环,使心衰予以纠正。

有学者等于1998年以来用刺五加注射液治疗慢性充血性心力衰竭患者36例,临床观察取得了满意的疗效,现报道如下:全部病例住院后均停用洋地黄等强心药及扩血管药3天,给予静滴刺五加注射液250mL,每日1次,重度心衰患者可合用扩血管药物,2周为1个疗程,然后作治疗前后自身对照,详细记录治疗前后症状、体征及实验室指标,并严密观察用药后的不良反应。36例患者中,显效9例,占25.0%;有效19例,占52.78%;无效8例,占22.22%;总有效率77.78%。所有患者用药后血压无明显改变,部分患者用药后心率有所减慢。仅2例患者用药后出现轻度恶心,但无须停药,对肝、肾功能无明显影响。

5.独参汤注射液

人参大补元气、复脉固脱,对于心力衰竭而见气虚欲脱,脉微欲绝者,可用人参大量浓煎服。独参汤注射液是以红参为原料提取的人参总皂苷,药理研究证明它具有扩张血管,增加冠状动脉血流量,降低血黏度及周围血管阻力,增强心肌收缩力,同时具有降低自由基产生,较强地清除氧自由基的作用,限制了缺血时氧自由基对心肌细胞及亚细胞结构的破坏,具有稳定细胞膜,保护心肌细胞,增强抗缺氧能力和正性肌力作用。

通过报道:将心力衰竭患者分为治疗组与对照组,治疗组(69例)在常规疗法基础上加用人参注射液治疗,对照组(48例)采用单纯常规疗法。治疗方法:对照组予常规疗法(休息、限盐、吸氧、强心、利尿、扩血管等),采用口服地高辛0.125～0.250mg,每日1～2次,呋塞米20mg,螺内酯20mg,每日2次,硝酸异山梨酯10mg,每日3次,病情较重者予毛花苷C 0.2～0.4mg,呋塞米20～60mg,加入10%葡萄糖20mL中分次静脉注射。治疗组在常规疗法的基础上加用人参注射液(某院制剂,每支2mL,含红参200mg)10mL加入10%葡萄糖40mL中缓慢静脉注射,每日1次,病情较重者,每日2次。两组均以2周为1个疗程。结果:治疗组在总的临床疗效和平均疗程上均明显优于对照组(总有效率分别为91.3%和77.1%,P均<0.05);同时,治疗组对心悸、气急、腹胀、水肿和发绀等症状改善率及心功能指标的改善作用方面显著优于对照组(P<0.01～0.05)。实验室检查表明,治疗组全血比黏度、血浆比黏度、血浆凝血因子Ⅰ显著下降,而红细胞电泳率显著增快(P<0.01～0.05),疗效明显优于对照组(P<0.01～0.05),治疗组红细胞奥古蛋白显著升高,脂质过氧化物显著下降(P<0.01),而对照组无

明显变化。结论：人参注射液有明显的纠正心力衰竭、改善心功能作用，其疗效较单纯常规疗法高，可能与改善血液流变学及减轻脂质过氧化损伤有关。有学者对42例心力衰竭患者在常规治疗基础上加用独参注射液治疗2周，治疗组在对照组治疗基础上加用独参注射液（某院院内制剂，每支10mL，含生药1g）10～20mL加入5%葡萄糖溶液250mL中静脉滴注，每日1次。两组均以2周为1个疗程。观察治疗前后临床症状、体征、心功能、心电图、心脏彩色B超室壁运动状况及血液流变性等指标的改善情况，并采用常规治疗为对照组。结果：两组患者在常规治疗基本相似的情况下，治疗组显效率（61.9%）和总有效率（90.5%）均显著高于对照组（34.2%和73.2%），心电图、心脏彩色B超室壁运动状况及血液流变学的改善均较对照组为优（$P<0.05$，$P<0.01$）。结论：独参注射液对缺血性心脏病心力衰竭具有正性肌力的作用。

6. 丹参注射液

丹参为活血化瘀要药，广泛用于各种血瘀证。试验证实：丹参可以抑制血小板功能，抑制凝血功能，促进纤溶活性，降低血液黏稠度，改善微循环，加快血流速度。同时，丹参还具有扩张冠脉，增加血流，耐缺氧，改善心脏功能等。复方丹参注射液（丹参和降香）可活血化瘀，减轻血流阻力，增加肺组织的血流灌注，改善微循环，同时激活肺泡通气和换气功能，缓解低氧血症和高碳酸血症，达到纠正心肺功能的目的。据报道，复方丹参注射液还具备抑制前列腺素类缩血管物质的形成，起到扩张冠状动脉增加心肌供血供氧的作用，同时周围血管舒张可减轻心脏负荷，有利于心功能改善，进一步增加脏器组织对药物的渗透和吸收，使药物在体内治疗作用得到充分发挥。

有学者应用黄芪注射液与丹参注射液联合治疗慢性肺心病心力衰竭患者60例。并设对照组60例，两组总有效率分别为93.3%与70%，治疗组明显优于对照组。有学者在常规抗炎、氧疗、止咳平喘、强心利尿等综合性治疗的基础上，辅以复方丹参注射液治疗肺心病心力衰竭44例。对照组原则为抗感染、氧疗、止咳平喘、强心利尿及其他对症处理。治疗组除遵循上述原则外加用复方丹参注射液16mL加入10%葡萄糖液250mL中缓慢静脉滴注，每日1次，10日为1疗程。结果：治疗组44例中，显效30例，有效11例，无效3例，总有效率为93.2%。对照组40例中，显效17例，有效13例，无效10例，总有效率为75%。经检验治疗组疗效明显优于对照组（$P<0.05$）。有学者在常规治疗基础上，加用复方丹参注射液治疗慢性肺心病急性发作72例，并设对照组进行比较。对照组：休息、氧疗、控制感染、强心利尿、应用洋地黄、激素，纠正水、电解质失衡和酸碱平衡紊乱，化痰排痰，改善通气等常规治疗。治疗组：在上述常规治疗的基础上加用复方丹参注射液20mL加入5%葡萄糖（糖尿病患者用生理盐水250mL中静滴），每日1次。治疗前后查血尿常规、肝肾功能。分别于治疗第3、第7日统计临床疗效。结果：治疗组3日疗效显著，对中、重度心力衰竭疗效极显著。结论：复方丹参在慢性肺心病急性发作治疗过程中，可缩短病程，对改善中、重度心力衰竭效果突出。

7. 葛根素注射液

葛根素乃从中药葛根中提取，为4,7-二羟基8β-DC异黄酮，具有扩张冠状动脉和脑血管，改善微循环及降低心肌耗氧等作用。此外，研究表明，葛根素还有抗氧化活性。临床上，葛根素已用于治疗冠心病、心绞痛、高血压及脑梗死等心脑血管疾病。葛根素为一种单体黄酮化合物,临床和实验研究证明葛根素注射液普乐林具有扩张血管、降低外周阻力、扩张冠状动脉、改善微循环和降低心肌氧耗量的作用。同时,葛根素具有清除氧自由基和抗脂质过氧化的作用,使细胞内钙超载减轻,从而减轻细胞损伤。在心力衰竭常规治疗的基础上加用葛根素,可改善患者的自觉症状和心功能。

据报道治疗心力衰竭96例,随机分成两组,各48例。对照组行常规强心、利尿、扩血管治疗,治疗组在上述常规治疗基础上加用葛根素400mg,加入5%葡萄糖液250mL中静滴,每日1次,14日为1个疗程,观察治疗前后心功能改善情况。并采用多普勒超声心动图测定左心室射血分数及肝、肾功能和电解质、胸片等变化。结果:治疗组显效37例,有效7例,无效4例,总有效率为91.7%;对照组显效25例,有效12例,无效11例,总有效率为77.1%。

8.黄芪注射液

黄芪作为补气药一直是治疗心衰的主药,作用机制可能为增强心肌收缩力,抑制磷酸二酯酶活性;类似洋地黄作用,通过抑制Na^+-K^+-ATP酶致心肌收缩力增强,且有利尿作用。大量临床及药理证实,黄芪能改善红细胞变性能力,抑制血小板黏附,降低凝血因子Ⅰ及全血比黏度,增加奥古蛋白活性,清除自由基,减少过氧化脂质,降低心肌耗氧量,稳定细胞膜及超微结构,增强机体非特异性免疫功能,提高左心室射血功能,缩小心室容积,使左心室构型得以改善。

有学者等将充血性心力衰竭60例随机分成两组,均予强心、利尿、扩血管治疗。治疗组30例加用黄芪注射液60mL静滴,14日为1个疗程。结果:两组治疗后心率均较治疗前下降,2周后与1周后比较治疗组血压无明显变化,对照组血压下降极明显;治疗组显效率60.00%,对照组33.33%,治疗组明显高于对照组。可见黄芪注射液治疗老年充血性心力衰竭安全有效。

(二)中药雾化剂的应用

中药雾化主要用于肺、心同病的心力衰竭,如肺心病合并心衰、肺部感染合并心衰等。中药雾化剂的超声雾化吸入,其雾化产生的颗粒小,可直接到达呼吸道及肺深部至肺泡,局部药液浓度较高,起到速效和高效的作用。同时,如果呼吸道中有痰液,雾化液中的水分亦能将其稀释,使之容易排出。

1.复方丹参气雾剂并肝素雾化

复方丹参雾化吸入可直接扩张血管平滑肌,解除肺细小动脉的痉挛,从而降低肺动脉压,减轻心脏负荷。也可以扩张血管,改善肾脏及全身血管的痉挛状态,增加组织灌注及肾血流量,提高肾小球滤过率,从而达到利尿消肿的作用。肺心病患者长期缺氧和二氧化碳潴留,导致继发性红细胞增多及血液高凝状态,使微循环瘀滞,血流阻力增高,导致肺动脉高压,肝素可抑制血小板活性,降低血液黏稠度,改善微循环,降低肺血管阻力,肝素与复方丹参联合应用可以有效地降低肺动脉高压。其次,肺心病患者年老体弱,呼吸道防御机制减弱,气道感染加重,加之呼吸道每日丢失大量水分,分泌物黏稠,不易咳出,加重了呼吸道阻塞,最终导致肺动脉高压。肝素作用于支气管及肺泡局部,降低内皮细胞的通透性,与炎症介质结合而发挥其抗炎、抗过敏作用,能较快的消除气道炎症,改善肺功能,降低肺动脉高压。另外,肝素雾化吸入能较快地提高支气管及肺泡局部的肝素浓度,降低局部的变态反应,直接对抗5-羟色胺、乙酰胆碱和缓激酶所致气道平滑肌收缩。肝素能激活和释放肺泡壁的脂蛋白酶,使呼吸道黏膜的分泌物水解,对呼吸道黏膜起清洗作用。因此,局部应用肝素比静脉用药能够更加迅速有效地改善心肺功能。复方丹参气雾剂并肝素雾化吸入治疗肺心病心衰,两药联合应用,能协同降低心脏前、后负荷,解除气道痉挛,消除气道分泌物,改善通气功能,并能降低血液黏稠度,促进组织呼吸,改善低氧血症及心肺功能。气道局部应用肝素,可使肝素很快吸入血液循环,然后被血管内皮细胞和网状内皮系统摄取,从而使血药浓度稳定在一定水平,既改变了血液流变学和心肺功能,又避免了血药浓度过快增高所致的不良反应,是一种值得推广的治疗肺心病心衰的方法。

有学者将120例患者随机分为治疗组和对照组进行观察。治疗方法:两组患者住院后,均行常规综合治疗(强心、抗炎、吸氧等),在此基础上,复方丹参气雾剂吸入,每日3次,肝素50mg加入生理盐水50mL超声雾化吸入,每次15～30分钟,每日1～2次,10日为1疗程。(疗效判定显效:水肿消失,肝脏缩小2cm,两肺湿啰音消失或明显改善,心功能进步二级。有效:水肿消失,肝脏缩小1cm,两肺湿啰音减少,心功能进步一级。无效:治疗后心功能无改善。)结果:在治疗组的60例患者中,显效36例,占60.0%,有效20例,占33.3%,总有效率为93.3%;对照组60例患者中,显效者16例,占26.7%,有效28例,占46.6%,总有效率为73.3%,两组间差异具有显著性,$P<0.05$。治疗组无不良反应发生。

2.宣肺化痰、活血化瘀剂雾化

据报道用宣肺化痰、活血化瘀剂雾化治疗12例小儿肺炎并发心力衰竭。方药组成:炙麻黄5g,苦杏仁5g,玉泉散15g,赤芍9g,白芍9g,丹参6～9g,桃仁9g,陈皮5g,桔梗9g,紫苏子9g,若痰多气促,取藿香叶9g,薄荷5g,陈皮6g,竹茹15g,厚朴6g,枳壳6g,花椒5g,加水300mL煎至30mL,超声雾化吸入,每次15分钟,每日1～2次。若肺部水泡音较多,用白芥子末30g与等量面粉混合加蛋清调成糊状,纱布包裹敷背至发红,每日1次。西医治疗:抗感染,强心,吸氧,对症处理。疗效观察:心衰纠正时间1日以内9例,占75%;2日2例,占16.7%;3日1例,占8.3%;平均纠正时间1日左右。肺炎治愈时间6～10日,平均治愈时间8日左右。

(三)中药药液灌肠、中药栓剂的应用

在急重症的抢救中,中药剂型是个突出问题。传统汤药诸多不便,亦不利于保存,而中药的静脉制剂的提取和制作目前还存在不少困难。强心栓由肛门置入给药,药物通过直肠黏膜吸收,大部分不经过肝肠循环,直接进入血液循环,这种给药途径仅次于静脉给药,大大优于口服。而心衰患者多存在胃肠瘀血,消化和吸收功能低下,口服汤药常不能及时全部地发挥出所有的功效。中药强心栓的保存、使用方便,发挥作用快,无毒不良反应,克服了传统汤药剂型在抢救中的各种弊端,是治疗心衰的有效药物,它丰富和补充了当前充血性心力衰竭的治疗

方法。

1. 丹苓液保留灌肠

据报道丹苓液保留灌肠治疗心力衰竭46例，丹苓液的研制：丹参12g，茯苓15g，鸡血藤10g，当归10g，川芎10g，黄芪15g。以上药物水煎2次，取汁后，浓缩至50mL备用。治疗方法：全部病例均随机分为观察组和对照组，观察组46例，对照组54例，两组患儿病情轻重程度基本一致，两组患儿在应用西医治疗方法的同时（如抗炎、抗病毒、纠正心衰、吸氧等），观察组加用丹苓液保留灌肠。1~2岁每日50mL；2岁以上每日60mL，分2次保留灌肠。治疗结果：两组患儿治疗2日观察心衰（血瘀证）纠正情况，观察组明显优于对照组，两组症状经统计学处理，口唇发绀及面色青灰消失情况、神情烦躁消失情况、心率恢复正常情况、肝脏回缩情况均$P<0.05$，两组差异显著；而舌质紫暗消失情况$P<0.01$，差异非常显著。另外，对两组肺炎治愈所需平均天数进行了统计，观察组治愈肺炎所需平均天数为8.8日，而对照组治愈肺炎所需平均天数为10.6日，观察组治愈肺炎所需平均天数明显少于对照组。

2. 中药复方强心栓剂的应用

据报道中药强心栓治疗充血性心力衰竭45例，方药组成及制剂：强心栓由黄芪、葶苈子、桑白皮、赤芍、汉防己组成，以上五种药按1:2:1:1:1的比例配方制成药膏，药膏占生药的10.15%，然后再制成锥形栓剂、每粒强心栓重2g，含生药1g。给药方法：对于既往未用过强心、利尿和血管扩张药者，或洋地黄中毒之心衰患者入院后单独应用强心栓治疗，病情允许者先观察3日，第4日开始用强心栓治疗。入院前长期应用强心、利尿和血管扩张药心衰未能控制者，病情允许时，先维持原治疗3日，自第4日起酌情减用或停用洋地黄或利尿药，加用强心栓治疗。剂量为每日2次，每次1粒。重者每日3次，每次1粒，肛门纳入（深度约为4cm）。疗程一般为两周。合并感染者入院后即应用抗生素。临床疗效：45例患者显效14例，占31.1%，有效27例，占60%，总有效率91.1%，无效4例。

（四）心力衰竭的针灸与气功治疗

针灸治疗心力衰竭的方法多种多样，有沿用传统针法（如毫针、火针）治疗者，有按照特定部位（如耳针）治疗者，有结合药液（如水针）治疗者。这些不同的治疗手法各具千秋，各有特色，大大丰富和充实了祖国医学治疗心力衰竭的内容。

1. 毫针治疗

毫针为古代九针之一，是针灸临床应用最广泛的一种工具。在针灸治疗心力衰竭的各种方法中，毫针治疗最为常用。

(1) 慢性心衰的毫针治疗：根据各地采集的10余篇报道来看主要为针对心力衰竭症状治疗取穴。

①常用穴位

主穴：心俞、厥阴俞、内关。

配穴：神门、通里、三阴交、期门、膻中、胃俞、脾俞、肺俞、足三里、下侠白。

心动过速：内关、间使。

心动过缓：内关、通里。

肝大、肝痛：配肝俞、期门、太冲。

水肿：配肾俞、脾俞、三焦俞、膀胱俞、维道、水分、三阴交、中极、阴陵泉、复溜。

腹胀：足三里、天枢、气海。

止咳平喘：配肺俞、孔最、丰隆、止咳穴、少府、合谷、膻中。

镇静失眠：内关、间使、郄门、曲池，配安眠、三阴交、膈俞。

食欲缺乏（调节胃肠功能）：配足三里、脾俞。

按：心俞、厥阴俞为足太阳膀胱经在背部的俞穴。心俞与心相关，厥阴俞与膀胱相关。针刺此二穴可壮心阳。内关为手厥阴经络穴，别走少阳，针此能安心神，并善于调理脾胃以治本，故以此三穴为主穴。神门为手少阳心经的原穴，通里为手少阴经之络穴，三阴交为足三阴所会，针此三穴皆有清心安神的作用，并能滋养心血。郄门为手厥阴经郄穴，膻中为宗气之所聚，针二穴者能理气以治心痛。又因心脏常出现脾肺肾等症状，针肾俞补肾纳气以壮真阳；针脾俞、足三里以健脾胃而治本。肺俞是肺气所输之处，针肺俞、下侠白能宽胸理肺，并能清肃肺热。故取此诸穴为配穴。主穴与配穴可适当编组，每组3~4个穴，交替使用，如此以调整气血，强壮机体，调节机体与内外环境的统一，达到治疗的目的。

②背俞穴的针刺手法和针感

针刺手法：选准穴位后外旁开3~5分，针柄向外45°角，快速刺到皮下，然后不变角度慢慢地进针1.5~2寸，针尖遇有抵触感为止（触及横突根部），再将针提起1~2分，患者出现感应时，即可刺激。

针感特点：针刺时患者产生由背向胸前传导的麻胀感、闷压感及揪心感。

③常用手法和疗程

手法：根据患者敏感情况，使用不同手法中等刺激，留针10~20分钟，配合使用提插、捻转、刮针和抖针等。

疗程：通常每日针一组穴位，10~20次为1疗程，疗程间隔3~5日。如病情重者可每日针2次。

④辅助治疗

a.耳针：一般用于下列三种情况：配合体针加强疗效；减少体针，加用耳针，巩固疗效；病情较重暂时不能作体针治疗的患者。

主穴：心、肺、内分泌、肾上腺。

配穴：脑干、皮质下、脾、肾、小肠、神门。

耳针采用耳穴埋针的方法，有时加用电针。

b.穴位按摩：对于少数针感不好、经常晕针或不能接受针刺的老年人和小儿，采用穴位按摩，用右手拇指顶端压住穴位，逐渐加压，按照经络上下移动，使患者出现类似针刺酸麻胀的感觉。

⑤疗效观察：针刺后的疗效有以下特点：a.即时性：只要患者出现针感，心率就开始减慢，

一般在扎针后2分钟开始减慢,拔针后30分钟减慢最明显。b.针前心率越快,针后心率减慢也就越明显。c.每次针后心率减慢的时间不长,一般2小时后回升,但有"重积作用"。d.随着心率的下降,临床症状明显改善,凡有心率减慢明显的患者,临床改善就好。e.心率下降的多少与针感有直接的关系。f.合并心房纤颤的患者,常有短绌脉,针刺治疗,有减少短绌脉的现象,针刺后短绌脉的减少有三个特点:一是针前短绌脉越多,针后短绌脉减少越多;二是无论针前短绌脉多少,针后短绌脉下降的百分比大体一致,为针前的48%左右;三是少数患者中有时可使短绌脉消失,但不是很巩固。

(2)急性心衰的毫针抢救

①急性左侧心力衰竭的救治

治疗方法:取列缺、内关穴,用普通1~1.5寸长毫针快速进针。列缺穴为横刺,提插捻转轻刺激,得气后即拔针。

治疗效果:15例患者(多在夜间发病,本组多为肺心病患者,单纯肺心病者13例,合并冠心病者2例。)症状马上消失,心率减少20次/分钟者14例,症状缓解,心率减少10次/分钟者1例。其中有2例患者兼有高热,配合针刺曲池、合谷后体温降至正常。

按:列缺、内关穴均为八脉交会穴,针刺列缺、内关能运行气血,调节阴阳,疏通经络,益气升提。列缺穴为手太阴肺经络穴,通于任脉,主治哮喘,内关穴为手厥阴心包经络穴,通阳维脉。现代医学研究表明针刺内关穴对心率有双相调节作用。

②中毒性肺炎合并心力衰竭的救治

治疗方法:艾灸关元、神阙、百会,强刺人中穴约10分钟。

疗效观察:患者(男,4岁)乃中毒性肺炎合并心力衰竭,症见面色灰白,两目深陷,睛露珠呆如鱼眼,口开唇紫,潮式呼吸,口吐白沫,汗出粘手,全身四肢冰冷,指甲紫暗,两手撒开,二便自遗,舌淡胖紫,苔白根腻,脉微细而数,心率164次/分钟,呼吸42次/分钟,血压50/30mmHg,体温40.8℃,肝大胁下3cm,下肢微肿(西医抢救无效,转中医治疗)。治疗10分钟后,汗出渐减,肢冷稍温,白沫不吐;20分钟后,面色灰白已退,冷汗全止,唇绀转红,呼吸好转,心跳渐佳,血压能测;继针灸30分钟后,患者突然哭叫,神志清醒。

按:本病乃真元衰微,阳气暴脱。灸关元、神阙,温养下焦真元;灸百会益气固脱,提神醒脑;针刺人中开窍宁神。

③心力衰竭并发脚趾痉挛痛的毫针治疗

治疗方法:先取太冲,再依次取三阴交、合谷(均双侧)用补法。进针深度按常规,留针10分钟,其间行针1~2次,每日1次。

疗效观察:32例患者均为慢性心功能不全,在使用洋地黄期间出现的脚趾痉挛痛,32例中除1例治疗3次,2例治疗2次,其余均为1次即挛痛消除,住院期间不再复发。

按:此症治疗,西医则需钙剂,但钙离子会增加洋地黄的毒性,针刺治疗是一种理想的选择。

2.火针治疗

火针源于《灵枢·官针第七》"凡刺有九,以应九变……九曰焠刺,焠刺者,刺燔针则取痹也"。《黄帝内经灵枢集注·经筋第十三》:"燔针,烧针也。"《内经》时代仅用于治痹,而后多有发明,在治疗心力衰竭方面的应用亦很成功。

穴位:八风、照海、太溪、复溜、公孙、商丘、三阴交、阴陵泉、太冲、中封、陷谷、冲阳、解溪、足三里、地五会、足临泣、丘墟、阳陵泉、束骨、京骨、申脉、昆仑、委阳、委中等穴。

治法:以火针速刺。

疗效观察:患者心悸胸闷,持续性呼吸困难,夜不寐,昼夜不能平卧,时有气憋欲窒而端坐呼吸,水肿初起足跗,继之蔓延至腹胸周身,尤以足跗踝腿肿胀为甚,且麻木、冷如冰铁,肿胀昼夜不退,伴头晕恶寒、胁痛腹胀、呕恶纳呆、口渴不欲饮、两腰隐痛,尿极少色青而涩。面色黄黑枯暗,唇发绀,舌淡白暗、苔白干,脉沉细弦、结代。诊断:慢性重症心衰水肿。辨证为心肾阳衰,水寒泛滥于三焦脏腑、经络。治则:泻逐水寒,温阳扶正。火针速刺后,当即从上述针孔涌出青水夹黄红血水共约600mL,患者随即色透微红,心悸胸闷、胁痛腹胀等症大减,周身温暖轻松,片刻后,觉神疲欲寐,站坐不支。嘱其回家卧床休息,并要邻居帮助,以75%酒精消毒之塑料袋裹腿,日解下数次倒出针孔之流水,1周后复诊。2个月内未见其复诊,以为病重不测,2个月后其特来登门致谢,询问得知:针治当日回家即能安然入睡至次日中午11点,起床后,略感饥饿而能进食,口渴能饮,尿量增多色淡黄通畅,由此病情逐渐好转,裹腿之塑料袋每日接装倒出针孔流水由初始200mL而日渐减少,持续月余水肿退净而止,随之诸症几愈,近来尤感食量大增,精神体力健旺,色显红润。

按:慢性重症心衰,重伤心肾元阳,水寒不制,沉着于足踝腿跗,泛滥于三焦脏腑、经络,导致其功能严重失调,呈现水寒泛滥、阳衰困顿、正气不支的危殆局面。以火针大热、温通温补之性,速刺诸经穴位,以泻逐水寒,温阳扶正。

3.水针治疗

治疗方法选穴:常用的穴位有天突、腹中、气海、定喘、心俞、肺俞等;结合病机及症状进行辨证取穴,每次4~8个穴位;药物:当归注射液;操作方法:在选定的穴位处,用75%酒精进行常规消毒,将装有当归注射液4mL的注射器,安上5.5~6号针头对准穴位快速刺入皮下(胸背部30°~45°斜刺,四肢部位直刺),进针0.5~1cm,找到针感或得气回针无血,证实未刺入血管内,这时在每个穴位中推入0.5~1mL药液,一般患者均有酸、麻、胀、沉和传、抽的感觉,每日1次,每次4~8个穴位,7天为1疗程。

治疗结果:心力衰竭6例,有效率为100%。

按:采用针刺加穴位当归液注射,可以疏通经络、调理脏腑、补益气血、活血化瘀。

4.针刺治疗心力衰竭的机制研究

有学者对12例扩张型心肌患者随机分为针刺加埋针耳穴组和非耳穴组。

针刺和埋针方法:空位组针刺和埋针取患者右耳甲腔心穴,非穴位组采用同侧耳背非空位点。两组均首先给予手捻针15分钟,继之在刺激点埋针。

疗效观察:两组均用多普勒超声心动仪评定心功能各项指标,同时测定血肾素活性、醛固酮、心房钠尿肽、内源性拟洋地黄物质。24小时后重复评定心功能及测定内分泌各项指标。结果空位组 CO、SV、CI、ABF、EDLS 均增加($P<0.05\sim0.01$),ALD 有降低($P>0.05$)。提示针刺加埋针耳心穴对扩张型心肌病心衰患者有增强心功能作用,其作用机制可能与体液内分泌变化有关。

5.心力衰竭的气功治疗

气功作为运动养生是祖国医学的宝贵遗产之一。千百年来,人们在养生实践中总结出许多宝贵的经验,使气功不断地得到充实和发展,无论哪种功法都具有养生作用。气功讲求调息、意宁、动形都是以畅通气血经络、活动筋骨和调节脏腑为目的。新中国成立以来,在心力衰竭的治疗过程中,气功亦发挥了积极作用。下面主要介绍三种:

(1)指玄功治疗心力衰竭

练功方法:端坐盘膝,守窍(兴奋窍点:气海、涌泉、玄关等)。由降压、降阴、升阳、还原四环节组成。每日2次,上、下午各2小时,一般不得间断。

疗效观察:3例二度以上心衰者,停药时间均已达半年以上,疗效基本巩固。

(2)内气吐纳法治疗心力衰竭

功法介绍:此功法为宋朝常州天宁寺高僧广渡长老所首创,因对许多疾病疗效好而流传民间,历代不衰。

练功方法:仰卧位,全身放松,入静。思想集中膻中穴,将上肢展平,做3～6次深呼吸,接着将两手重叠,捂在膻中穴上,以此为起点,沿两侧乳房以横8字运行,每转一个8字形呼吸一次,顺逆时针各转50个8字,手掌始终距皮肤2～3cm。静息时两臂仍展平,再做3～6次深呼吸。

(3)坐卧站功治疗心力衰竭

练功方法:

(1)静坐调息法,本法又称坐势气功,首先是大脑入静,思想集中,排除杂念,意守中丹田,两眼似闭未闭,留一线之光向前平视,沉肩坠肘,含胸收腹,靠于椅子或沙发上。手伸开放在大腿上,两脚分开与肩宽,踝、膝、髋关节呈90°。病重者可盘膝坐于床上。其次是调息,有意识地调整呼吸,采用腹式自然呼吸,要求深、长、细、匀、稳、悠,呼气时轻轻用力,使腹肌收缩,腹壁凹陷,膈肌上升,以按摩胸腔内脏。腹壁鼓起,要自然柔和、缓慢松弛,避免紧张。呼气比吸气长,约3:2,每呼吸10～15分钟。每次调息时间为2次为宜。

(2)卧式调息法,一般24～48小时后病情好转,可改为卧式调息。每天2～3次,每次时间可适当调整。每分钟可呼吸10次左右。一般仰卧位。也可取右侧卧位,因为心脏在左侧。

(3)站功,患者水肿消失后,能下床活动时,可采用站桩,每分钟呼吸8～10次。

(4)动功,每天早晚各1次。原地运体调息或行走调息。坚持练动功可避免复发。同时,可配合利用自然力(日光、空气、水)。

疗效观察:治疗心力衰竭150例,基本治愈(经治疗后24小时能够平卧安睡,心率降到

70次左右,1周后恢复原工作,半年未复发)59例,占39.3%;显效(经治疗后疗效如上,但半年后复发)52例,占34.7%;有效(经坚持治疗后,能生活自理,但未能恢复工作)28例,占18.7;无效(经治疗后在24~28小时未见效)11例,占7.8%;总有效率92.7%。

第二节 冠心病

冠状动脉粥样硬化性心脏病指由于冠状动脉粥样硬化使管腔狭窄或阻塞导致心肌缺血、缺氧而引起的心脏病,简称冠状动脉性心脏病或冠心病,有时又被称为冠状动脉病或缺血性心脏病。临床上因心肌缺血缺氧的程度与速度不同,临床表现有很大差别。以心胸部憋闷、胸骨后疼痛为突出表现。本病主要发生于40岁以上的中老年人,男性多于女性,以脑力劳动者多见。近20年来发病率在我国呈上升趋势,目前在心血管病构成比中已跃居首位。据统计,自1980—2000年冠心病死亡年龄统计调整率在城乡均有增长,城市由38.6/10万升高到71.3/10万。1990—2000年城市与农村冠心病死亡率年增长分别为4.48%、4.10%(P<0.01)。北方高于南方,并有逐年增高及向年轻化发展趋向。我国近年心肌梗死发病率为20~60/10万,心肌梗死急性期住院病死率达11%~13%,近10年采用中西医结合治疗,病死率已降为5%~7%。

本病病因系由多种因素作用于不同环节引起,主要与年龄、性别、职业、不良饮食习惯、缺乏体力劳动和活动、遗传、种族、地理环境以及体内微量元素失调等有关,高血压、高脂血症、糖尿病、肥胖和吸烟为本病的易患因素。基本病理生理改变为心肌需氧与供氧的矛盾,由于动脉粥样硬化,冠状动脉被多量粥样斑块所阻塞,使管腔发生严重狭窄(超过管腔直径的50%~70%),甚至完全闭塞不通,内膜损失或斑块破裂可致局部血栓形成,从而导致心肌组织血供障碍,缺血缺氧乃至坏死,是产生心绞痛、心肌梗死、严重心律失常甚至猝死的主要原因。

本病除隐匿性冠心病外,根据不同临床表现大致可归属中医"胸痹(心痛)"、"心悸"、"真心痛"、"心衰"等病范畴。

一、心绞痛

心绞痛是由于暂时性心肌缺血引起的以胸痛为主要特征的临床综合征,是冠心病的最常见临床表现。通常见于冠状动脉至少一支主要血管狭窄,一般管腔直径狭窄在50%以上的患者,当体力活动或精神应激时,冠状动脉血流不能满足心肌代谢的需要,导致心肌缺血,从而引起心绞痛的发作。冠状动脉"正常"者也可由于冠状动脉痉挛或内皮功能障碍等原因发生心绞痛。

心绞痛属于中医"胸痹"、"心痛"范畴。

(一)病因病机

本病的发生与年老肾虚、饮食失节、情志失调、寒邪侵袭等因素引起心、肝、脾、肾诸脏的盛衰相关,兼夹痰浊、气滞、血瘀、寒凝等病变,产生不通则痛和不荣则痛的表现。

胸痹的病机较为复杂,基本病机是本虚标实,本虚以心气亏虚为主,兼有心阳、心阴、心血不足或肝、脾、肾功能失调,标实有痰浊、血瘀、气滞、寒凝等病理改变,血瘀贯穿在整个发病当中。病程日久多阴损及阳,阳损及阴,而见气阴不足、气血两亏、阴阳两亏,甚或阳微阴竭,心阳外越。邪实常见有痰瘀互阻、气滞血瘀、寒凝气滞,因体质不同痰饮又有兼寒、兼热的区别。痰热易伤阴,故阴虚与痰热常常互见。寒痰易伤阳气,阳虚与寒痰、寒饮也常互见等。总之,胸痹之病机复杂多变,临床必须根据证候变化,详审细辨。

(二)中医治疗

1.中药内治

(1)辨证论治

①痰浊闭阻

证候特点:胸闷如窒而痛,或痛引肩背,气短喘促,肢体沉重,形体肥胖,痰多。苔浊腻,脉滑。

治法:宽胸化痰,通阳泄浊。

代表方剂:瓜蒌薤白半夏汤加减——全瓜蒌20g,薤白15g,法半夏10g,茯苓15g,陈皮10g,白蔻仁15g,红花15g,丹参20g,生姜9g。

临床加减:脾虚痰盛者,加党参、石菖蒲、枳实、厚朴;痰多咳嗽者,加杏仁、前胡;舌苔黄腻,痰黄者加竹茹、胆南星、黄连;胸闷气塞较甚者,加桔梗、紫苏梗、制香附;便秘燥热者加酒大黄(酒军)、厚朴、枳实。

②寒凝心脉

证候特点:猝然胸痛如绞,形寒肢冷,感寒病作或加剧,甚则胸背彻痛,面色苍白,阵出冷汗,短气心悸,舌苔白,脉沉迟。

治法:祛寒活血,宣痹通阳。

代表方剂:当归四逆汤加减——当归12g,桂枝10g,芍药9g,甘草、通草各5g,细辛1.5g,大枣8枚。

临床加减:若寒甚腹中冷痛者,可加乌头赤石脂丸,或于上方中加制附片、蜀椒、薤白;若痛剧不减者,可予苏合香丸含服。

③心血瘀阻

证候特点:心胸疼痛较剧,如刺如绞,痛有定处。伴有胸闷、日久不愈,可因暴怒而致心胸剧痛,苔薄,舌暗红、紫暗或有瘀斑,或舌下脉络青紫,脉弦涩或结代。

治法:活血化瘀,通脉止痛。

代表方剂:血府逐瘀汤加减——当归12g,川芎12g,桃仁12g,枳壳12g,红花12g,柴胡12g,丹参30g,赤芍15g,甘草6g。

临床加减:若气滞明显,胸痛甚者,可酌加降香、郁金、延胡索、三七以活血理气止痛;血瘀明显者,可加水蛭、地龙等。

④气虚血瘀

证候特点:胸痛、胸闷,动则尤甚,休息时减轻,乏力气短,心悸汗出,舌体胖有齿痕,舌质暗有瘀斑或瘀点、苔薄白,脉弦或结代。

治法:益气活血。

代表方剂:保元汤合桃红四物汤加减——人参(另煎兑入)5g或党参30g,黄芪30g,桃仁15g,红花12g,川芎15g,赤芍15g,当归15g,生地黄15g,桂枝6g,甘草5g。

临床加减:若见心悸、盗汗、心烦、不寐等心阴虚明显者,加麦冬、柏子仁、酸枣仁、五味子;兼有小便不利,肢体水肿者,可加泽泻、茯苓、车前子。

⑤气阴两虚

证候特点:胸闷、胸痛,时作时止,心悸气短,倦怠懒言,面色少华,头晕目眩,遇劳则甚。舌偏红或有齿印,脉细弱无力,或结代。

治法:益气养阴,活血通络。

代表方剂:生脉散合人参养荣汤加减——党参15g,麦冬15g,赤芍15g,白术12g,茯苓15g,生地黄、熟地黄各12g,黄连10g,当归15g,炙远志12g,陈皮10g,五味子6g,甘草6g。

临床加减:若阴虚较甚者,可加入玉竹、制何首乌;气虚较甚,见自汗、纳呆、便溏、神倦者,去麦冬、当归、熟地黄,加山药、炒扁豆、木香;心胸疼痛,舌质紫暗者,可加丹参、红花、郁金,另给三七粉冲服,肝肾阴虚头晕、耳鸣者加知母、杜仲、桑寄生。

⑥心肾阳虚

证候特点:胸闷或心痛时作,心悸气短,面色㿠白,畏寒肢冷,神疲乏力,腰膝酸软,或下肢水肿,舌质淡或舌体胖嫩有齿痕、苔薄白,脉沉细或结代。

治法:温补心肾,调和心脉。

代表方剂:参附汤合桂枝去芍药汤加味——人参9g,附子12g,桂枝30g,炙甘草15g,生姜片6g,黄芪12g,大枣10枚。

临床加减:肾阳虚较甚,并见夜尿多者,加巴戟天、锁阳;心阳虚较甚,并见脉结代者,重用人参、炙甘草。

(2)单方验方

①冠心Ⅱ号

组成:丹参15g,赤芍10g,川芎10g,红花10g,降香10g。

用法:水煎服,每日2次。冠心片:每次4~8片,每日3次。

功效:活血化瘀,通脉止痛。

②宽胸丸

组成:荜茇、高良姜、延胡索、檀香、细辛、冰片。

用法:将荜茇、良姜、檀香、细辛提取挥发油及浸膏(挥发油与浸膏比例为1:1),装入胶囊,每个0.3g,每日3次,每次1个。

功效:温中散寒,芳香开窍,理气止痛。

③参七粉冲剂

组成:西洋参、三七粉。气虚为主西洋参与三七粉比例为2∶1或3∶1,若瘀血为主则为1∶2。

用法:将上药分别研末,过100目筛,干燥,装入较密闭的容器里,每日早、晚空腹白开水送服,每日1g。30日为1疗程。有效者给予第2个疗程,无效者改用其他药物。半年以后,服药方法简化为每周1次,每次3g以巩固疗效。服药期间可酌情配伍其他治疗冠心病的药物,并忌食萝卜、茶叶、咖啡。

功效:益气活血。

(3)中成药

①速效救心丸:具有增加冠脉血流量、缓解心绞痛的功能。适应于冠心病心绞痛,症见胸闷憋气、心前区疼痛。每次5粒,每日含服3次,急性发作时含服10~15粒。

②麝香保心丸:具有芳香开窍,益气温阳,理气止痛之功效,从而使冠心病心绞痛症状缓解,并改善心功能。发作时舌下含服2~6粒。也可每次2丸(每丸22.5mg),每日3次,口服,连服2周。

③益心舒胶囊:具有益气复脉,活血化瘀,养阴生津之效。用于气阴两虚,心悸、脉结代、胸闷不舒、胸痛及冠心病心绞痛见有上述症状者。口服,一次3粒,一日3次。

④芪参益气滴丸:具有益气通脉、活血止痛之效。用于气虚血瘀型胸痹,症见胸闷、胸痛,气短乏力、心悸、自汗、面色少华,舌体胖有齿痕、舌质暗或紫暗或有瘀斑,脉沉或沉弦。冠心病、心绞痛见上述证候者。餐后半小时服用,一次1袋,一日3次,4周为一个疗程。

⑤心悦胶囊:具有益气养心,和血之效。主要成分为西洋参茎叶总皂苷。用于冠心病心绞痛属于气阴两虚证者。口服,一次2粒,一日3次。

⑥愈心痛胶囊:具有益气活血,通脉止痛的功效。用于气虚血瘀证的劳累型冠心病心绞痛患者,症见胸部刺痛或绞痛,痛有定处,胸闷气短,倦怠乏力等。口服,每次4粒,每日3次。疗程4周。

⑦补心气口服液:具有补益心气、理气止痛之效。用于气短、心悸、乏力、头晕等心气虚损型胸痹心痛。口服,一次10mL,一日3次。

⑧芪冬颐心口服液:具有益气养心,安神止悸的功效。用于胸痹、心悸气阴两虚证,症见心悸、胸闷、胸痛、气短、乏力、失眠多梦,心烦,自汗,盗汗,病毒性心肌炎,冠心病心绞痛见上述证候者。口服,一次20mL,一日3次,将吸管插进瓶后直接口服。

⑨丹红注射液:具有活血化瘀,通脉舒络之效。用于瘀血闭阻所致的胸痹及中风,症见:胸痛,胸闷,心悸,口眼歪斜,言语謇涩,肢体麻木,活动不利等症;冠心病、心绞痛、心肌梗塞,瘀血型肺心病,缺血性脑病、脑血栓。静脉滴注,一次20~40mL,加入5%葡萄糖注射液100~500mL稀释后缓慢滴注,一日1~2次;伴有糖尿病等特殊情况时,改用0.9%的生理盐水稀释后使用。

2.中药外治

通心膏穴位敷贴。敷心俞、厥阴俞,适用于胸痹之胸闷、胸痛偏阳虚者。每次1贴,10日为1疗程。

心痛贴膏穴位敷贴。敷柱中俞、心俞,由黑顺片、干姜、肉桂、细辛、川芎、丹参、红花、三七、当归、乳香、檀香、降香、延胡索、樟脑、薄荷脑、冰片等16味中药加食醋制成。具有温阳、活血定痛之效,适用于胸痹证属心血瘀组、阴寒凝滞者。每日1次,每穴1贴,7日为1疗程。

3.针灸治疗

(1)主穴:心俞、厥阴俞。

(2)配穴:内关、足三里、间使,每次取主穴一对、配穴一对或一侧,不留针。每日1次,10~14日为1疗程,疗程间休息3~5日。

(3)手法:针斜向脊柱方向与皮肤呈45°角,迅速刺入皮肤,然后慢慢进针,深度为1.5~2寸。

4.耳针治疗

取心、小肠、交感、皮质下为主,辅以脑点、肺、肝、胸、降压沟、兴奋点、枕等。每次选穴3~5个,少数心区刺两根针。针入后接电脉冲治疗仪,留针1小时,隔日1次,12次为1疗程。

(三)生活调养

1.冠心病心绞痛患者的运动调养

冠心病患者适度、合理的运动,不仅无害,反而对冠心病患者大有帮助。因为运动能使全身肌肉协调运作,有规律地收缩、放松,从而促进身体的新陈代谢,加快血液循环,提高纤维蛋白的活性,减少血小板聚集,防止血栓形成;运动能增强心脏收缩力,提高心肌对缺氧的耐受力,改善心脏功能;运动还能减少冠心病的危险因素,如运动可以耗去过多热量,保持稳定的体重,以达到减肥的作用,因为肥胖是冠心病患者的大敌。运动不仅扩张冠状动脉,而且能促进冠状动脉侧支循环的建立,这对增加冠状动脉血流量起到重要的作用,从而缓解心绞痛。有报道,每日进行适量运动的人,平均死亡率比很少参加运动的人低1/3,可见运动对冠心病患者是十分有利的。

冠心病患者选择什么运动项目可根据体质、习惯、爱好和疾病程度,因人而异。

(1)散步:这是冠心病患者最容易接受的运动,应长期坚持下去。每日散步1~2次,每次半小时左右,以平缓、逍遥的步伐进行。

(2)慢跑:在散步的基础上可缓慢试行慢跑,开始宜时间短、速度缓慢,慢慢再增加时间与速度。如有心悸、胸闷感觉应立即停止。此锻炼方法较易收到满意效果,但也有发生猝死的报道,所以慢跑时应按上面方法及注意事项进行。

(3)太极拳、气功:它负荷强度不大,且较安全,特别适于老年人或伴有高血压的患者。它能使全身肌肉放松,排除杂念,调节气息,使血流通畅、情绪平和,达到健身目的。

(4)水平运动:近来发现水平运动更有利于冠心病患者。它使人体的各个部位承受一致的地心引力并使血液均衡分配,从而减轻心脏的负担。如爬行运动,身体平躺在地上,向前爬行

20～30分钟,这是简单可行的方法。冠心病患者久坐2～3小时后,可平卧5～10分钟,这种体位改变可改善血液循环和减轻心脏因垂悬状态的紧张程度,是十分有利的。游泳是典型的水平运动。它还可因水的刺激和压力改善血液循环。但游泳并不适合所有的冠心病患者。

(5)骑自行车、打羽毛球、乒乓球:对一些患者而言也是可以进行的运动。

2.冠心病的饮食调养

(1)应限制脂肪摄入量:为了防治冠心病心绞痛发作,每日膳食脂肪的摄入量应控制在占总热量的15%～25%以内,一般宜控制在每日每千克体重0.6～1.0g。对心绞痛伴高胆固醇血症者,应限制每日胆固醇摄入量在300mg以内,应尽量多吃低胆固醇类物质,如鱼类、瘦肉、豆制品等。

(2)蛋白质和糖类的摄入量宜适量并有选择性:冠心病心绞痛者蛋白质摄入量以约占总热量的15%为宜,每日每千克体重可供给1～1.5g蛋白质。心绞痛者,应多选用植物性蛋白质如豆制品、粮食等。特别是豆制品类蛋白质有明显的降胆固醇作用,应该多吃;而动物性蛋白质,虽有修复损伤组织、生理价值高的优点,但多食会损伤血管内壁,可加重动脉粥样硬化,于冠心病心绞痛防治不利,故每日摄入量以占蛋白质总摄入量的1/3左右为宜。冠心病肾病的患者如有血肌酐升高,应忌食豆类等粗制蛋白,改食鱼肉、瘦肉等精致蛋白。糖类的摄入量,以占总摄入热量的50%～60%为宜。应以谷类食物大米、面粉为主,应少用蔗糖、果糖、甜食等,因为他们对甘油三酯含量有增高的影响,于心绞痛防治不利。

(3)应多进含维生素C和维生素PP高的食物:维生素C因可促进胆固醇羟基化,故可减少胆固醇在血液和组织中蓄积;维生素PP能保持细胞和毛细血管壁正常的渗透性,可增加血管的韧性和弹性。新鲜水果和绿叶蔬菜中维生素C含量较高,新鲜菜汁、紫茄子、橘子、柠檬等中维生素PP含量较高,多吃些以上食物,有利于冠心病心绞痛的防治。

(4)应多吃些含碘、锌、铬高的食物:碘有抑制肠道内胆固醇吸收、减轻胆固醇在动脉壁沉积的作用,故对防治心绞痛有利。锌、铬等有防治动脉粥样硬化形成及保护血管等功用,故也对防治心绞痛有利。含碘高的食物有海带、紫菜、淡菜、海参、海蜇、虾皮等;含锌较多的食物有黄豆、小麦、小米、玉米粉、扁豆、白菜、萝卜、茄子等;含铬高的食物有啤酒、动物肝脏、牛肉、粗面粉、红糖、葡萄汁、菌类。

(5)应多吃含食物纤维高的食物:食物纤维具有降脂、降糖、通便、防治结肠癌等功用,其降胆固醇作用有助于心绞痛的防治。

(6)饮食宜清淡,忌暴饮暴食:冠心病心绞痛患者,饮食宜清淡,有条件可采用少量多餐制,晚上一餐尽量少吃为好。早上起床后,先喝一杯水,有利于稀释血液,以防止上午心绞痛发作。忌暴饮暴食,特别是暴饮暴食后马上睡觉,易诱发心绞痛,故应避免。

①冠心病心绞痛患者忌食肥甘、过咸及寒凉性食物,如肝、脑、鱼子、松花蛋、鲤鱼、肥猪肉、肥牛羊肉、羊油、奶油及各种冰镇的食品、冷饮等。

②禁烈性酒:一般烈性酒中酒精浓度在五六十度以上,酒精对人体有害,刺激心率加快,诱发心绞痛发作。病情稳定时可少量饮用酒精浓度较低的啤酒、黄酒、葡萄酒等。

③忌浓茶:浓茶内咖啡因含量过多,兴奋大脑,影响睡眠,对冠心病不利,并可诱发心绞痛发作。

④严格戒烟:烟中含有烟碱(尼古丁),能造成血管痉挛,诱发心绞痛,并促进动脉粥样硬化的发展。

⑤适量或少食河蟹、蚌、生菱角、冬瓜、葫芦、苦瓜、香蕉等性凉、损气滞血之品。

3.药膳食疗方

(1)薤白粥:粳米100g煮粥,半熟时加入薤白10~20g,同煮熟食用。有宽胸行气止痛作用。适用于冠心病心绞痛胸闷者。

(2)山药15g,粳米100g,玉竹15g,麦冬10g,共煮成粥,每日1剂。作用:健脾益气养阴。适用于冠心病胸痹心悸、口干、气短者。

(3)桃仁10g,粳米100g。先将桃仁捣烂如泥,加水研汁去渣,与粳米同煮为稀粥。用法:每日1次,7日为1疗程。作用:活血祛瘀,润肠通便。适用于高血压、冠心病、心绞痛等气短、便秘者。

二、心肌梗死

(一)病因病机

中医学认为,本病发生主要与年迈久病、饮食不节、情志失调、寒邪内侵及劳累过度等有关,其主要病机为脏腑亏虚、心之气血阴阳不足,痰浊、瘀血、寒邪等阻塞心脉。

1.年迈久病

本病多发生于中老年人及素患高脂血症、高血压、糖尿病等的患者。年老久病,肾阳虚衰,不能温暖心阳,则心阳不振,血脉闭阻;或肾阴亏虚,心脉失于滋养而挛急,血行涩滞。久病致心气亏虚,心脉不畅,若复因情志、劳倦、饱食、受寒等,致心脉闭塞,则发为本病。

2.饮食失节

久嗜肥甘厚味,损伤脾胃,脾失健运,聚湿生痰,痰浊上犯胸膈,致胸阳不宣;或痰浊凝聚血脉,致血管阻塞;或烟酒辛燥之品,消烁阴液,熬液成痰,灼血为瘀,痰瘀互结,阻塞脉络,则发为真心痛。

3.情志失调

忧患郁怒,肝气郁滞,气机郁结,血行不畅,血脉瘀滞;或木不疏土,脾运失职,湿聚为痰,痰湿闭阻心脉,若复因情志过极,内外合因,致心脉骤闭,可发为真心痛。

4.寒邪侵袭

患者素体阳虚,突受寒邪,寒凝胸中,胸阳被遏,心脏骤闭,心血不行,则发为真心痛。

(二)中医治疗

1.中药内治

(1)辨证论治

①上焦阳虚、寒凝心脉(多见于急性心肌梗死急性期)

证候特点:心前区剧烈疼痛,可放射至左臂和背部,心胸憋闷,有窒息感、濒死感、恐惧感,唇甲紫暗,出冷汗,手足不温,舌紫暗,苔薄白,脉沉弦或紧。

治法:芳香温通,散寒通痹。

代表方剂:宽胸丸加减——细辛 3g,荜茇 9g,高良姜 6g,薤白 30g,延胡索(元胡)10g,川芎 15g,红花 10g。

临床加减:寒痰凝滞者加瓜蒌、半夏;心脾阳虚脘腹冷胀者,加生姜、茯苓、桂枝。

②气虚痰瘀交阻(多见于心肌梗死急性期)

证候特点:心前区痛如刀割、憋闷、持久而剧烈、心悸气短、胃纳呆滞,或恶心、呕吐,大便不调,胸闷气短,倦怠乏力,舌质紫暗有瘀斑、苔白腻或黄腻,脉弦滑。

治法:益气通阳豁痰,活血止痛。

代表方剂:愈梗通瘀汤加减——生晒参 10~15g,生黄芪 15g,丹参 15g,当归 10g,延胡索 10g,川芎 10g,广藿香 10g,佩兰 10g,陈皮 10g,半夏 10g,大黄 6~10g。

临床加减:上述两种治法为急则治标的治法,若合并阳虚四末不温者,宜加桂枝、干姜;胸阳不振疼痛较甚者加桂枝、生姜;痞满腹胀甚者加木香、砂仁、厚朴。

③阳虚水泛(多见于心肌梗死急性期合并心衰)

证候特点:胸痛胸闷,发绀,喘促气短,心悸乏力,面色苍白,畏寒肢冷,舌淡胖有齿痕、苔滑,脉沉弦。

治法:温阳利水,活血化瘀。

代表方剂:真武汤加减——制附子(先煎)12g,茯苓 20g,白术 12g,赤芍 12g,生晒参 15g,丹参 15g,泽兰 10g。

临床加减:心痛剧烈者加乳香、没药、水蛭、地龙;腹胀满痛者加火麻仁、厚朴;烦躁大汗出者加炒酸枣仁、生黄芪、山茱萸(山萸肉);咳嗽喘满加桃仁、杏仁、党参;尿少者加车前子。

④心阳欲脱(多见于心肌梗死急性期合并休克)

证候特点:胸闷气憋,心痛频发,咳吐泡沫稀痰,喘促不已,冷汗淋漓,四肢厥冷,口唇发绀,舌青紫或紫绛,脉微欲绝。

治法:回阳救逆,益气固脱。

代表方剂:四逆汤加减——红参(另煎兑入)10g,制附子(先煎)15g,黄芪 30g,干姜 10g,枳实 10g,炙甘草 10g,丹参 15g。

临床加减:咳嗽胸闷、喘憋者加葶苈子、大枣;面浮肢肿、脘腹胀满者加大腹皮、茯苓皮、生姜皮。

⑤气虚血瘀(多见于心肌梗死恢复期)

证候特点:胸闷气短,倦怠乏力,神疲自汗,舌淡暗有瘀点、苔薄白,脉细涩或结代。

治法:益气活血,祛瘀止痛。

代表方剂:某中医的抗心梗合剂加减——黄芪 15~20g,丹参 15~20g,党参 10~15g,黄精 15~20g,赤芍 10g,郁金 15g。

临床加减:胸中刺痛、怔忡不安者加三七粉、琥珀粉;胸闷喘甚者加桂枝、五味子;自汗体倦明显者加人参、山茱萸(山萸肉);阴虚者加麦冬、生地黄、沙参;若伴身寒肢冷、夜尿频数等心肾阳虚证,酌加炮附片、肉桂、补骨脂等。

⑥气阴两虚者(多见于心肌梗死恢复期)

证候特点:胸闷隐痛,时作时止,心悸气短,倦怠懒言,面色少华,头晕目眩,遇劳则甚,口干,口苦,五心烦热,便秘,口唇青紫,舌质暗红或有瘀斑,苔薄白或少苔,舌下系带紫暗,脉细弱无力或结代。

治法:益气养阴,活血通络。

代表方剂:生脉饮加减——太子参15g,黄芪30g,麦冬15g,五味子10g,白术15g,茯苓20g,远志20g,丹参30g,桃仁20g,红花20g,枳实1g,甘草10g。

临床加减:若肝肾阴虚较甚,可加沙参、玉竹、生地黄等滋养阴液;夜寐不安者,可加酸枣仁、合欢皮、珍珠母以养心安神;若脉结代,可加炙甘草、阿胶、苦参,以益气养血,滋阴复脉。

(2)单方验方

①补气强心汤

组成:黄芪30g,党参20g,川芎20g,丹参15g,当归15g,红花15g。

用法:每日1剂,水煎2次,共取药液400mL,分早、晚服,2～4周为1个疗程。

适应证:益气强心,活血化瘀。适用于冠心病、心肌梗死患者。

②验方

组成:鸡腿肉150g,人参15g,麦冬25g,食盐、味精各少许。

用法:将洗好去皮的鸡腿肉和适量冷水同时入锅,在文火煨开10分钟后,下入洁净的药物(人参、麦冬),直煨至肉烂,加入少量食盐、味精,食用。

适应证:益气,养血,清热。适用于因心肌梗死引起的休克,具有复苏、抗应激、抗休克作用。

③验方

组成:肘子肉250g,榨菜25g,味精少许。

用法:肘子肉除掉皮及脂肪,用普通清汤制法煨制清汤,肉烂后用手撕碎,加入榨菜丝煮开,下些味精即可。

适应证:补虚益气。适用于心肌梗死后病情稳定的患者服用。

④验方

组成:丹参30g,菊花30g,黄精30g,赤芍15g,郁金15g,党参15g。

用法:水煎服。

适应证:冠心病心肌梗死。

⑤验方

组成:党参30g,黄精30g,丹参30g,麦冬20g,五味子20g,赤芍20g,三棱15g,姜黄15g,菖蒲12g,细辛3g。

用法:水煎服。

适应证:心肌梗死气阴两虚证。

⑥验方

组成：丹参 30g，红花 12g，赤芍 12g，川芎 12g，柴胡 12g，延胡索（元胡）12g，郁金 12g，全瓜蒌 20g，枳壳 15g，桃仁 10g，三七粉（另包冲服）3g。

用法：水煎服。

适应证：心肌梗死气滞血瘀证。

(3) 中成药

①参麦注射液（或生脉注射液）：益气固脱，养阴生津，生脉。用于治疗气阴两虚型之休克、冠心病、病毒性心肌炎等。静脉滴注：1 次 10～50mL 加入 5%～10% 葡萄糖注射液或盐水 250mL 中，每日 1 次，10～14 日为 1 疗程。

②丹参酮Ⅱa注射液：活血化瘀，通脉养心。静脉滴注，每次 60～80mL，入 5% 葡萄糖注射液 250mL，每日 1 次，10～14 日为 1 疗程。

③生脉注射液：具有益气复脉，养阴生津的功效。用于冠心病的治疗，有增强心肌收缩、改善心肌供血、调节血压、改善微循环等作用。静脉滴注，一般为 40～50mL 加入 5% 葡萄糖注射液 100～250mL 稀释后应用，每日 1 次，10～14 日为 1 疗程。

④黄芪注射液：益气活血。用于冠心病气虚型或气虚兼有它证者。静脉滴注，50mL 黄芪注射液加入 5% 葡萄糖注射液或 0.9% 生理盐水注射液 100mL，每日 1 次，1～2 周为 1 疗程。

⑤血栓通粉针（或水针）：活血化瘀，通脉止痛。用于冠心病心绞痛的治疗。静脉滴注，每次 450mg，加入 5% 葡萄糖注射液 250mL，每日 1 次，10～14 日为 1 疗程。

2.中药外治

穴位贴药：将活血止痛中药（大黄、牡丹皮、乳香、没药、当归、川芎、细辛、白芷等）制成膏药，贴在内关、膻中、心俞和厥阴俞，隔日 1 次，贴 24 小时，15 次为 1 疗程。

三伏贴：主要由川芎、薤白、冰片等制成膏药，有通阳散寒，活血止痛之功。故适于寒凝心脉、阳虚内寒者。一年之中三伏天为阳气最旺盛时，该贴在每伏前 3 天进行贴敷，贴在膻中、双侧心俞，每日 6 小时即可。

3.针灸

(1) 针刺膻中、内关。留针 20～30 分钟，捻转 3～5 次。

(2) 心包经及心经两经的俞穴及募穴为主穴，心包经的经穴内关为配穴。留针 20～30 分钟。

(3) 主穴：膻中透鸠尾、内关、足三里。配穴：通里、神门、曲池、间使、乳根、命门。

(4) 主穴：心俞、厥阴俞。配穴：内关、足三里、间使。

4.耳针

主穴：心、皮质下、神门、肾。配穴：枕、额、肾上腺等。

(三) 生活调养

1.休息与适量运动

急性心肌梗死和不稳定型心绞痛患者必须卧床休息，但卧床时间以多长为宜，观点并不一致。多数学者认为48～72小时即可,也有学者主张卧床2～3周。长期卧床的急性心肌梗死患者心排血量和心每搏输出量减少,运动耐量下降,对于后期的康复是不利的。长期卧床对急性心肌梗死患者可造成下列不良影响。

(1)影响呼吸功能,使通气功能降低,易致局限性肺不张和肺炎,也可造成压疮并发感染。

(2)使机体的抵抗力下降,容易引起真菌、病毒感染或二重感染。

(3)发病后卧床3周以上,活动耐量将下降20%～25%,心每搏输出量也降至最低水平,最大氧耗量从5L/min降至3.5L/min以下。

(4)长期卧床可致消化不良、胃肠道蠕动减少,从而出现腹胀、便秘、食欲下降等。

(5)长期卧床使血容量减少、血黏度增高,加之下肢活动减少,故易致下肢和肺血管血栓形成或栓塞。

故对于急性心肌梗死患者来说,在病情稳定后,应尽早在医护人员的帮助和指导下逐步进行康复活动和锻炼,循序渐进,不可操之过急。对于要求绝对卧床休息的2～3日里,应定时给患者翻身,以防止压疮的发生。翻身时应注意以下几点:翻身次数相对减少,每日2～3次;翻身动作要轻柔、协调一致,避免拖、拉、拽等暴力动作;患者不可主动用力。

2.心肌梗死的饮食调养

(1)寒冷季节:应多吃些性温且具有活血化瘀作用的食物,以预防心肌梗死的发作。深秋和冬季是心血管疾病好发的季节,心肌梗死也如此,除了保暖防寒外,还应多吃些性温而既具有活血化瘀作用又富含营养的食物,如燕麦、酸牛奶、兔肉、乌骨鸡肉、鲫鱼、泥鳅、海带、大蒜、洋葱、生姜、香菇、胡萝卜、黄酒、桃仁等。

(2)急性期:应以流质饮食为主。发病后1～3日内,必须绝对卧床休息,包括大小便、饮食等一切活动,皆应由旁人护理。此期以流质饮食为主,可给予淡鲜牛奶、豆浆、米汤、薄稀粥、果汁等;并采用少量多餐制,每日分6～7次,每次用100～150mL。每日供给总热量以2084～3349kJ为宜,24小时总补液量以1000～1500mL为宜。

(3)缓解期:以半流质饮食为主。发病后4日至4周内,随着病情的好转,可逐步改为半流质饮食,但仍应采用少量多餐制,而每日供给的总热量可适量增加至3349～4189kJ。要以高钾、低钠、低热量饮食为宜,以减轻心脏负担,防止低钾引起的心动过速、心律失常和情绪不安,从而加剧对心脏的损害。此期可进食药粥、麦片、淡奶、兔肉末、家禽肉末、鱼汤、蔬菜和水果等。

(4)恢复期:即发病4周后,随着病情稳定和活动量的增加,应逐渐调整饮食结构及饮食量。一般每日供给的总热量,可保持在4186～5023kJ。足量的优质蛋白质和维生素有利于心肌损伤的修复,日常膳食可选用乳类、蛋类、瘦肉类、鱼类、蔬菜、水果等。特别是绿叶蔬菜和水果等,因富含维生素C,起到疏利通导的作用,宜常用。注意,饮食中还应保持一定量的粗纤维的摄入,以利于保持大便通畅,以防大便用力而使病情加重。

(5)平时饮食宜清淡:避免吃过冷、过热、过量、过咸食物,忌用辛辣刺激性食物如浓茶、浓咖啡、辣椒等,以免加重和诱发心肌损害。

(6)饮食禁忌:除心绞痛的饮食禁忌外,还应注意:避免暴饮暴食和刺激性饮料。暴饮暴食会加重心肌耗气,加重或诱发心肌梗死。特别是高脂饮食后,还易引起血脂增高,血液黏稠度增高,局部血流缓慢,血小板易于聚集凝血,而发心肌梗死;少食易产生胀气的食物(如豆类、土豆、葱、蒜)及过甜食物;禁食辛辣刺激性食物,如浓茶、白酒、辣椒、可可粉、咖啡等以免心肌受到不良刺激;肥胖者忌食或少食白鲢鱼、黄花鱼等助湿、壅滞之品。

3.药膳食疗方

(1)参果茶:丹参10g,山楂10g,麦冬5g,沸水浸泡,闷30分钟,代茶频饮。功能活血化瘀。防治冠心病。

(2)当归米酒饮:当归60g,米酒1000g,当归浸于米酒内,7日后饮。功能活血通络。适用于胸部瘀血作痛。

(3)乌豆圆肉大枣汤:乌豆50g,桂圆15g,大枣50g,将乌豆洗净,放入砂锅内,煮至六成熟时,加入桂圆、大枣,煮至枣熟即成,分早晚2次服。功能活血通脉,养血安神。适用于心血瘀阻、心悸不安、胸闷不舒等症。

(4)桃仁粥:桃仁10g,粳米50g,先将桃仁去尖,研烂,煮取汁和粳米一同煮粥,经常食之。适用于心脉瘀阻者。

第三节 心律失常

心律失常是指心脏激动的起源、频率、节律、传导速度和(或)传导顺序等异常。在多数情况下,心律失常并不是一种独立的疾病,而是众多心内外疾患或生理情况下的一种特殊临床表现,在少数情况下,心律失常以综合征的形式出现,如预激综合征、病态窦房结综合征和Brugada综合征等。心律失常的原因及诱因除最常见的心源性疾病以外,也可见于非心源性内科其他系统疾病及医源性因素如药物不良反应或中毒、介入性心脏疾患诊断与治疗、围手术期与麻醉等,日常生活因素如情绪激动、睡眠障碍、饮浓茶、咖啡、吸烟、酗酒等也是导致心律失常的重要原因。

本病属于中医的"心悸"、"怔忡"、"心动悸"等范畴。

一、病因病理

本病的病因很多,主要有外邪侵袭、七情刺激、饮食失节、体质虚弱等原因所致,其病位在心,与肝、脾、肾、胃等脏腑关系密切。心失所养、心脉瘀阻、脏腑功能失调是其基本病变,心悸、怔忡、脉律失常是其共同表现。

1.药食不当

摄入不足,气血生化乏源,血不养心、心神失养;或嗜食膏粱厚味,煎炸炙博,蕴热化火生痰,痰火扰心,发为心悸;或烟、酒、浓茶、咖啡不良刺激及药物过量或毒性较剧,损及于心,可致心悸。

2.情志所伤

惊则气乱,恐则气下,平素心虚胆怯,暴受惊恐,易使心气不敛,心神动摇,惊悸不已;除过喜可以直接损伤于心之外,大怒伤肝,大恐伤肾,怒则气逆,恐则精却,阴虚于下,火逆于上,亦可动撼心神,而发惊悸;思虑过度,劳伤心脾,不仅暗耗阴血、又使生化之源不足,心失所养,发生心悸;长期抑郁,肝气郁结,气滞血瘀,心脉不畅,心神失养,引发心悸。

3.感受外邪

外邪之中以热毒之邪以及风寒湿热之邪最易犯心,温邪上受,首先犯肺,病邪可以顺传由卫入气,由气入营血,热传心脉,心脉受邪而致病;温邪上受亦可以逆传直犯于心或者由于热邪羁留不去,耗伤气阻,内损于心而成本病。风寒湿热之邪亦可合而为痹,痹阻经脉、肌肉、关节的病邪,在一定条件下也可内犯于心,正如《黄帝内经》指出的"脉痹不已,复感于邪,内舍于心"。

4.体质虚弱

禀赋不足,年老体弱,或大病久病诸因导致脏腑亏虚,心失所养;或心阳受损,失其温煦;或虚及脾肾之阳,水湿不得运化,酿痰成饮,上逆于心;或肾阴不足,水不济火,心火独亢等皆可致心悸。

部分患者可随着基础病愈重,病程久延,由一脏累及多脏,一损再损,内生之邪,瘀血、痰浊、水气则日复加重,正气愈虚,病势日深,甚则导致心气衰竭,心阳暴脱,阴阳离决而猝死。

二、鉴别诊断

各种类型的心律失常因临床症状及体征多无特异性,因此主要通过各种心电图、必要时心腔内电生理检查来鉴别。

三、并发症

功能性心律失常多预后良好,临床无明显并发症,伴有器质性心脏病的心律失常其并发症的发生常与基础心脏病有关,严重缓慢性心律失常及严重而持久发作的室性心动过速、室上性心动过速、房颤等可出现心绞痛、心力衰竭及昏厥、休克甚至猝死,持久性房扑、房颤心房内常有血栓形成,可发生肺、脑、肢体等处栓塞。

四、中医诊治枢要

心律失常是心脏搏动频率与节律的异常,所以不同种类的心律失常必然出现反映各自根本特点的脉象,如窦性心动过速呈现的多为数脉,阵发性室上速多为疾脉,早搏基础心率快者多为促脉,基础心率慢者多为结脉,心房纤颤心率慢者多为涩脉,心率快者则多为三五不调之脉或鬼祟脉等,这些相应的主脉成为临床辨证的客观依据,如数脉、疾脉、促脉多主热,或兼阴血不足,迟脉、结脉多为气阳不足或兼瘀血,临床辨证时应弄清脉象,抓住大纲,才不会被患者所出现的非本质表现所迷惑,造成阴阳颠倒、寒热反谬的错误。

中医对心律失常的处理主要是采取辨证施治的方法,区别心气阴不足、心肾阳虚、心阳欲脱、心血瘀阻、水气凌心等不同病机，分别采用益气养阴、温补心肾、回阳固脱、活血化瘀、化气行水等治法，在此基础上，可结合辨病和现代药理研究加用具有抗心律失常作用的药物，同时部分心律失常并不存在明显的虚实偏盛，而主要是气血失调，因此调和气血应是其有效治法。

中药治疗心律失常力求做到整体调节与强化针对性的最大统一，凡临床症状多、证候典型者当以整体调节为主，酌参中药抗心律失常药理作为选择依据，无症状或证候不典型者可以经验治疗为主，探索中药抗心律失常作用。由于复方与单味、单体、总提取物等药理的差异、毒不良反应的不同，应遵循中医药传统理论，辨证施治，重视整体配伍，须防一味堆砌，苦寒伤胃，并防止过量中毒。

五、辨证要点

1. 辨惊悸、怔忡

一般认为，惊悸较轻，怔忡较重；怔忡可由惊悸发展而来。惊悸常因外界刺激而发病，发时心悸阵作，甚至有欲厥之状，而发后除倦怠、乏力外，可无特殊不适。怔忡则无惊自悸，经常自觉惕惕悸动不安，稍劳则甚，多有脏腑气血亏损之象，时有痰饮、血瘀夹杂。

2. 辨病变的虚实兼夹

惊悸、怔忡的病变特点多为虚实相兼，所谓虚系指五脏气血或阴阳的亏虚，实则多指痰饮、血瘀、火邪之夹杂。痰饮、血瘀、火邪既属病理产物，在一定情况下又可成为惊悸、怔忡的直接病因。在辨证时不仅要辨虚实，而且要分清虚实之程度。其正虚程度与脏腑虚损的多寡有关，一脏虚损者轻，多脏亏损者重。邪实方面，一般来说，单见一种夹杂者轻，多种夹杂者重。

3. 辨脏腑的虚损程度

由于本病以虚为主，而其本虚的程度又常与脏腑虚损的多寡有关，故应详辨。脏腑之间相互联系，互相影响。心脏病变可以导致其他脏腑功能失调或亏损，同样他脏病变亦可以直接或间接影响于心。如肾水不足，可致心肾不交；肝血亏虚不能养心致心血虚；脾肾阳虚致心气虚弱等。在一般情况下，仅心脏本身虚损而致病者病情较轻，夹杂证少，其临床表现仅以心悸、心慌、胸闷、少寐为主；而与他脏并病，兼见肾虚、脾虚、肝火或肝阴不足证候者，病较重。初发多轻，以单脏病变为主；病久则重，多为数脏同病。

4. 辨脉象

心律失常者脉象变化较大，有快、慢及三五不调之异，观察脉象变化是心律失常辨证中的重要依据。脉细数者，为心阴不足之征；脉迟者，多由心肾阳虚，无力鼓动心脉所致；其脉三五不调者，常为气血两亏，阴阳俱虚之候。

六、治疗原则

心律失常的治疗原则可以概括为以下五个方面。

（一）整体论治

整体观念是中医诊病的特色，中医学认为人体经络脏腑与情志是有机联系的，人与自然界、社会也是不可分割的整体。生命现象的运动变化与自然界、社会乃至人类情志变化息息相关。

心律失常,归属于中医心悸、怔忡范畴,其病位主要在心。然而中医诊治并非单从心脏本身着眼,心与脾、肾、肝、肺诸脏关系甚为密切,健脾、补肾、和肝、理肺均可达到治疗心脏病之目的。临床亦有从情志着眼,辨治心律失常者,均为中医整体观念的体现。

临床辨治心律失常必须考虑心病与自然的关系。人体有适应外界环境变化、保持正常生理活动的能力,但如果气候变化过于急剧,超过人体调节功能或人体调节功能失常,就会发生疾病。特别是原有心脏病的患者,心律失常会复发或加剧。《素问·脏气法时论》曰"合人形以法四时五行而治",因此治疗心律失常用药应注意季节因素。地形高寒和卑湿是自然环境的具体表现,因地制宜在心律失常用药上也有很大差别。如所居地势高的患者,多寒在外而热在内,治时应散外寒;居于地势低热地带的患者多气泄于外,寒在其中,治时宜收敛其气。

(二)调理阴阳

《素问·至真要大论》所说"谨察阴阳所在而调之",是治疗心律失常立法、遣方用药的总原则,"以平为期"则是治疗的目的。

阴和阳的过盛(有余),或为阴盛,或为阳盛。阴盛则寒,阳盛则热,阴盛还可转化为水湿痰饮,阳盛也可转化为瘀滞燥结。故泻其有余,有温、清、利、下之不同。

阴或阳的偏衰(不足),或为阴虚,或为阳虚,阳虚则寒,阴虚则热。故补其不足,也有温补、清补的区别。对于阳虚而寒者,不宜用辛温发散药以散阴寒,须用"益火之源以消阴翳"的方法,补阳即所以制阴;对于阴虚而热者,一般不能用寒凉药物直折其热,须用"壮水之主以制阳光"的方法,补阴即所以制阳。

机体阴精与阳气虚损到一定程度时又常相互影响。阴液亏损日久,累及阳气生化不足或无所依附而耗散,可形成以阴虚为主的阴阳两虚证;阳气虚损,累及阴液生化不足,从而在阳虚的基础上也可导致阴虚。这两种变化都属"阴阳互损",治疗应阴阳双补。如急性病毒性心肌炎所致的心律失常,其病开始多为气阴两虚,继则阴损及阳,导致阴阳两虚,故治疗在育阴的同时,宜注意助阳。而某些阳损及阴致阴阳两虚的病证,如心力衰竭伴发的心律失常等,多以阳虚为本,当病情发展到一定程度时,会出现阳损及阴,最后成为阴阳俱损,治疗在补阳的同时,宜酌加育阴之品。

阴阳是互根互用的,故临床调整阴阳偏衰时还应注意"阳中求阴"和"阴中求阳"。所谓阳中求阴,即在补阴时适当配以补阳药,通过补阳来促进阴精的生化。如窦性心动过缓,出现头晕眼花、健忘、失眠、面色不华等血虚证,常在补血的同时酌加黄芪等补气之品,取"气能生血"之意。阴中求阳即在补阳时适当配以补阴药,通过补阴为阳气的生化补充物质基础。如病态窦房结综合征因心肾阳虚,阴寒内聚,凝结不解,阳气失展,而出现心悸气短、畏寒肢冷、腰酸腿软、眩晕耳鸣、舌淡苔白、脉结代等证,常在使用温补心肾阳气药物(附子、肉桂、仙茅、巴戟天等)的同时,佐以滋养阴液之品。

阴阳偏衰至极可致阴阳亡失,出现亡阴或亡阳。亡阴治当救阴固脱,常用独参汤或生脉散加味。亡阳是指机体阳气突然脱失致使全身功能骤然严重衰竭的病理状态，治当回阳救逆，予四逆汤或参附汤等。对这类病证应根据阴阳互根的原理，予以救阴与回阳同施并用，但要注意区分主次从而各有偏重。

（三）扶正祛邪

心律失常的基本病机为本虚标实，本虚主要指脏腑气血阴阳亏损，标实则多指痰饮、瘀血、气滞、寒凝、火邪等，同时情志也可影响脏腑气血阴阳的变化，因此益气养血、滋阴温阳、化痰涤饮、活血化瘀可概括为本病的基本治疗原则。本病的发生发展过程，从正邪关系来讲，就是正气与邪气相互斗争的过程。邪正斗争的胜负，直接决定着疾病的产生与否和进退，从这个角度来讲，可将心律失常分为三大类型：虚证类、实证类、虚实错杂类，与之相应的治疗原则阐述如下。

1. 扶正

适用于以正气虚为主要矛盾，邪气也不盛的虚性病证，补虚即为其基本治则。当视脏腑亏虚情况的不同，或补益气血之不足，或调理阴阳之盛衰，以求阴平阳秘，脏腑功能恢复正常，气血运行条畅。心主血脉，血脉应冲和通利，故补不应滞，补中应寓通。

2. 祛邪

适用于以邪实为主要矛盾，但正气未衰的实性病证。本病之邪，以痰饮及瘀血最为常见，故化痰涤饮、活血化瘀为常用治则。若属于气滞血瘀者，当理气活血化瘀；胸阳不振，痰浊阻滞心脉而致心悸怔忡者，宜通阳宣痹，豁痰化浊；卒遇寒邪，心脉挛急而胸闷、心悸者，当芳香温通。值得注意的是，祛邪要中病即止，祛邪不伤正，慎用峻猛攻下药。又因惊悸、怔忡以心中悸动不安为主要症状，故常在补虚或祛邪的基础上，酌情配伍养心安神或镇心安神的方药。

3. 扶正祛邪

本病临床见证多标本夹杂、虚实互见，治疗亦须扶正与祛邪合用。但在临证应用时，又须根据正邪的主次强弱而采取不同治法。如心律失常属心肾阳虚者，以心悸气喘、恶寒肢冷、面色苍白等阳虚表现为主证，但也每见小便不利、肢体浮肿、胸闷憋气等水瘀互阻的邪实症状，治疗应在益气温阳的同时佐以活血利水；气虚血瘀者，既有心悸、怔忡、乏力气短、面色苍白等心气虚损症状，亦有心前区刺痛、舌质紫黯等血瘀之症，治疗宜在补益心气的基础上佐以活血化瘀。

（四）辨证与辨病相结合

辨证与辨病结合，即以中医阴阳、脏腑、经络、病因等学说为理论基础，以四诊收集的症状、体征与现代医学实验室检查结果为依据，协同寻求疾病的本质。因为心律失常可以发生于任何年龄段的患者，可由多种疾病引起，并且重症、急症较多，辨病、辨证不确切或处理不当，常可延误治疗，甚至危及生命。所以对患者辨证论治首先要做出明确的现代医学诊断，明确病因和预后。对严重危及生命的心律失常，应结合现代医学抢救措施。

（五）三因制宜

心律失常的发生、发展与转归，常常受时令气候、地理环境等多方面因素的影响，尤其受体质因素的影响更大。因此,治疗应根据不同的季节、地理环境,以及不同的年龄、体质、职业等而制定适宜的治疗措施。

七、辨证施治

(一)心胆(气)虚怯证

主症:心悸不安,善惊易恐,坐卧不安,梦多易醒,恶闻声响,苔薄白舌淡红,脉细弱,或有结代。

治法:镇惊定志,养心安神。

处方:安神定志丸等加减。

人参10g(另炖),磁石30g(先煎),龙齿30g(先煎),茯神15g,石菖蒲12g,远志10g,柏子仁12g,琥珀1.5g(冲服),炙甘草12g。

阐述:方中人参益气养心,磁石龙齿琥珀镇惊宁神,茯神、石菖蒲、远志、柏子仁、琥珀、炙甘草安神定志。方中通常可用东北红参或高丽参,冬天寒冷季节或不能耐受红参者则改用西洋参。现代研究表明人参所含人参皂苷(Re)具有浓度依赖性抑制心肌细胞ICaL作用。若无人参则用党参30g替代;若有自汗、盗汗者,可加黄芪25g,牡蛎30g以益气敛汗;胃肠不适、便溏者去远志、柏子仁,加益智仁12g、白术15g以行气健脾。本证成方可选用"补心气口服液"、"参松养心胶囊"、"稳心颗粒"等。

(二)心脾(气血)两虚证

主症:心悸头晕,面色少华,气短乏力,健忘失眠,纳呆腹胀,或有便溏,苔薄舌嫩淡红,脉细弱,或有结代。

治法:健脾养心,补益气血。

处方:归脾汤加减。

人参30g,黄芪30g,白术12g,当归15g,茯神12g,远志10g,炒枣仁30g,龙眼肉12g,木香6g,炙甘草10g。

阐述:气血互根,心脾相关,病则互相影响,常同时受累,本方重在补益心脾,健旺气血,从而使心脉得养,方中当归、龙眼肉补养心血,黄芪、人参、白术、炙甘草益气生血,茯神、远志、酸枣仁宁心安神,木香行气,使补而不滞。若食少便溏,脾气虚甚,去当归,加炒苡仁15g;血虚甚者加阿胶15g、地黄10g滋阴养血;善惊易恐者,加生龙骨、生牡蛎各30g;食欲缺乏、饭后胃脘撑胀者,加焦山楂10g,鸡内金10g。心脾两虚证以虚证为主要,如兼有痰瘀之象,祛痰不宜峻剂,宜和脾化痰;化瘀不宜猛剂,宜益气行瘀。本证成方可选用"补心气口服液"、"心达康"、"稳心颗粒"等。

(三)气阴两虚证

主症:心悸怔忡,气短乏力,汗多口干,虚烦少寐,苔薄或露质,舌嫩红少津,或有齿印,脉细或数或有结代。

治法：益气养阴，养心安神。

处方：生脉饮、炙甘草汤加减。

炙甘草10g，人参10g，麦冬12g，五味子5~10g，生地黄15g，阿胶15g（烊化），桂枝10g，麻仁10g，大枣10g，枚生姜5g。

阐述：本方益气滋阴，补血复脉。方中炙甘草益气，为治心动悸、脉结代之君药，人参、大枣补气益胃，以资脉之本源，桂枝、生姜行阳气，调营卫，地黄、阿胶、麦冬、麻仁滋阴补血，以养心阴。现代研究证实炙甘草汤可以通过抑制细胞去极化过程中的 Na^+ 内流，促进 K^+ 外流，减少0相最大上升速率和降低其自律性，使得4期自动去极化速率减慢，自发放电频率减慢等来实现其抗心律失常作用的。临床运用时若气虚偏甚，气短乏力较甚者，加黄芪30g；阴虚烦热者加黄连10g；胸闷胸痛者加葛根30g、川芎10g；若肾阴不足，症见腰酸膝软，目眩耳鸣者，加山萸肉15g、龟甲20g（先煎）。本证成方可选用"稳心颗粒"、"生脉饮"、"滋心阴口服液"、"参松养心胶囊"等。

（四）阴虚火旺证

主症：心悸怔忡，心烦失眠，五心烦热，盗汗，口干，大便偏艰，苔少舌瘦质红，脉细或数，或有结代。

治法：滋阴降火，养心安神。

处方：黄连阿胶汤加减。

黄连5g，阿胶10g（烊化），黄芩10g，白芍20g，生地黄15g，炒枣仁10g，柏子仁12g，珍珠母20g（先煎）。

阐述：本方滋阴降火，交通心肾，清心定悸。方中黄连、黄芩清心火，阿胶、芍药、生地黄滋阴养血，加炒枣仁、柏子仁、珍珠母以加强安神定悸之功。失眠重者加山栀10g、淡竹叶10g、莲子心5g以清心火，宁心神；大便干者加玄参30g；口干口渴甚者加麦门冬30g，葛根30g；若阴虚夹瘀者加丹参10g、赤芍10g、知母10g清热凉血，活血化瘀。本证成方可选用"朱砂安神丸"、"知柏地黄丸"、"天王补心丹"等。

（五）心阳不振证

主症：心悸怔忡，形寒肢冷，胸闷气短，乏力，面色㿠白或有浮肿，苔薄舌淡胖嫩，脉沉细或迟或结代。

治法：温补心阳，宁心安神。

处方：桂枝甘草龙骨牡蛎汤加减。

桂枝15g，炙甘草10g，生龙齿30g，生牡蛎30g，生晒参10g，黄芪30g，白术15g。

阐述：本方温补心阳，镇心安神，方中桂枝、炙甘草温补心阳，生龙齿、生牡蛎安神定悸，加生晒参、黄芪、白术益气以振奋心阳。若腰膝冷痛，加杜仲10g、补骨脂10g；若胸痛、舌质紫黯，加细辛3g、当归10g、红花10g；若见浮肿者加益母草20g、泽兰20g；以心动过缓为著者酌加炙麻黄10g、炮附子10~15g，并重用桂枝20~30g。温补心阳同时宜兼顾心阴，以免耗伤心阴，致心阴心阳平衡失调。本证成方可选用"心宝丸"、"中汇川黄液"、"稳心颗粒"等。

(六)水饮凌心证

主症:心悸怔忡,眩晕恶心,或吐痰涎,咳喘动则尤甚,胸脘痞满,渴不欲饮,尿少浮肿,形寒肢冷,苔白滑舌淡红,脉象沉细或弦或滑,或结代。

治法:化饮利水,振奋心阳。

处方:苓桂术甘汤加减。

茯苓15g,桂枝10g,白术12g,炙甘草6g,泽泻12g,半夏12g,陈皮12g。

阐述:本方通阳利水,方中茯苓、泽泻淡渗利水,桂枝、炙甘草通阳化气,白术、半夏、陈皮健脾祛湿。如肾阳虚衰,不能制水,水气凌心,症见心悸喘促,不能平卧,小便不利,浮肿较甚者,宜用真武汤,若心脾阳气虚弱,水饮停聚,水气凌心,症见心悸水肿,倦怠乏力者,可用春泽汤。本证成方可选用"宁心宝胶囊"、"参松养心胶囊"等。

(七)痰火扰心证

主症:心悸、心跳易快,胸闷烦躁,寐差梦多,口黏口苦,苔黄腻,舌红,脉滑数或结代。

治法:清化痰热,宁心安神。

处方:黄连温胆汤加减。

黄连6g,半夏10g,橘皮10g,竹茹12g,枳实15g,甘草5g。

阐述:本方清心降火,化痰安中,方中黄连苦寒泻火,清心除烦,半夏辛温,和胃降逆,燥湿化痰,橘皮理气和胃,化湿祛痰,竹茹甘寒,涤痰开郁,清热化痰,枳实下气行痰,甘草和中。若痰火较甚加山栀15g、黄芩15g、陈胆星15g以加强清火化痰之功;痰火互结,大便秘结者加生大黄15g;心悸重症加远志15g、菖蒲15g、酸枣仁15g、生龙齿15g、生牡蛎15g以镇心安神。本证成方可选用"黄连素片"、"玉丹荣心丸"等。

(八)心血瘀阻证

主症:心悸,心痛或胸闷间发,面唇晦暗,舌质黯紫或有瘀点、瘀斑,脉涩或结代。

治法:活血化瘀、宁心安神。

处方:血府逐瘀汤加减。

桃仁12g,红花10g,川芎10g,赤芍10g,当归12g,柴胡10g,枳壳10g,牛膝12g,桔梗6g,延胡索10g,炒枣仁30g,甘草6g。

阐述:方中桃仁、红花、川芎、赤芍活血化瘀,柴胡、延胡索、枳壳、桔梗理气通脉,牛膝、当归养血和血,炒枣仁、甘草宁心安神。若伴气短、乏力、倦怠者,加黄芪30g,党参30g;兼阳虚、畏寒肢冷者,加桂枝10g。本证成方可选用"血府逐瘀口服液"、"通心络胶囊"等。

第二章 消化系统常见疾病中医诊疗

第一节 反流性食管炎

反流性食管炎是由于酸性胃液或碱性肠液长期反复逆流入食管内所致之食管黏膜的慢性炎症。主要临床表现为烧(灼)心,反流严重者可出现胸痛、吞咽困难和 Barrett 食管等并发症。

本病属于中医学"泛酸""嘈杂""噎膈""反胃"等范畴,现称"食管瘅"。

本病诊断主要依据烧心、酸水反流、反胃等症状。食管镜见黏膜糜烂、溃疡,黏膜活检有慢性炎症,并可见到病理反流或(和)酸灌注试验、酸反流试验阳性。本病重者、病久者可出现 Barrett 食管(食管下段黏膜的鳞状上皮为柱状上皮取代,可发生食管狭窄、溃疡、出血和食管腺癌)。

一、病因病机

情志不遂,肝胆失于疏泄,横逆犯胃;饮食不节,烟酒无度灼伤胃经,胃气不和;平素脾胃虚弱,脾虚湿滞,浊阴不降,胃气反逆,素患胆病,胆热犯胃,上逆呕吐;各种因素导致脾气当升不升,胃气当降不降,肝不随脾升,胆不随胃降,以致胃气上逆,上犯食管而形成本病。本病的病位在食管和胃,与肝、胆、脾关系密切,基本病机概括为肝胆失于疏泄,胃失和降,胃气上逆。

1.胃失和降,胃气上逆是反流性食管炎的基本病机

食管的功能是通过蠕动将食物送入胃中,为传化物而不藏,肝为刚脏,性喜条达而恶抑郁,主疏泄,肝气郁结,失于疏泄,肝木乘土,横逆犯胃,胃气失和,气逆于上而出现泛酸、反胃、嗳气。脾胃同居中焦,互为表里,脾主升,胃主降,为人体气机升降之枢纽,若损伤脾胃,脾失健运,水湿不化,气机不畅,木不疏土致使肝胃不和。胃气上逆而出现泛酸、嗳气不止。临床上胃食管反流多与肝气犯胃,胃气因之逆而不降,胆腑因之失于中正清净,于是胆汁、胃酸随胃气而逆升,烧心、泛酸随之而作,正如《临证备要·吞酸》"胃中泛酸,嘈杂有烧灼感,多因于肝气犯胃"。

2.肝胃郁热是反流性食管炎的发病关键

肝为刚脏,体阴而用阳,一旦气机郁滞,易于生热化火,胃为阳明燥土,喜润恶燥,凡病邪踞之容易化热。肝气犯胃,易从热化,导致肝胃郁热。胃热郁而上犯作酸,正如明·秦景明在《症因脉治》中论曰:"呕吐酸水之因,恼怒忧郁,伤肝胆之气,木能生火,乘胃克脾,则饮食不能消化,停积于胃,遂成酸水浸淫之患矣。"

3.痰瘀互结是反流性食管炎的后期病理变化

反流性食管炎多因于肝气犯胃,肝气久郁,既可出现化火伤阴,又能导致气郁生痰,痰瘀交阻互结,脾胃同居中焦,为胃行其津液,久病伤脾,健运失职,脾不化湿,聚湿生痰,痰浊壅滞,阻于食管。痰浊与瘀血互结,更加重气机郁滞,阻滞食管,渐致食管狭窄不通。

二、辨证施治

1.肝胃不和证

主要证候:①胸部不适连及胁肋,泛酸。②脉弦。③舌淡红,苔薄白。

次要证候:①胃镜示胆汁反流。②善太息,嗳气。③腹胀。④大便不爽。

证型确定:具备主证2项加次证1项,或主证第1项加次证2项。

治法:疏肝理气,和胃降逆。

方药:柴胡疏肝散加减。柴胡15g,香附10g,郁金15g,延胡索10g,白芍15g,川芎10g,枳壳10g,佛手10g。

加减:若胸骨后灼热频作,伴口苦,泛酸者,加炒黄连3g,吴茱萸10g。

2.肝胃郁热证

主要证候:①泛酸不止。②烧心。③胸痛连及胁肋。④胃脘灼痛。⑤脉弦数,舌红,苔白或黄。

次要证候:①胃镜下食管黏膜充血糜烂。②心烦失眠。③小便黄,大便干,口干。④嘈杂,纳差。

证型确定:具备主证2项加次证1项,或主证第1项加次证2项。

治法:疏肝泄热,和胃降逆。

方药:化肝煎合左金丸加减。牡丹皮15g,栀子10g,白芍15g,黄连3g,吴茱萸10g,青皮10g,陈皮10g,柴胡15g,泽泻20g,竹茹10g。

加减:若见胃脘烧心、嘈杂泛酸者加海螵蛸15g,瓦楞子15g;痛甚者可加川楝子10g,延胡索10g,佛手10g,加强理气止痛。

3.痰气瘀阻证

主要证候:①头眩泛恶,咽喉不适,如有痰梗,吞之不下。②咽痛,吞咽困难,声音嘶哑,半夜咳呛等。③脉弦滑,舌苔白腻。

次要证候:①食管及胃十二指肠受损的黏膜糜烂程度严重,溃疡。②大便不爽,口干不欲饮。③舌暗红,脉弦涩。

证型确定:具备主证2项加次证1项,或主证第1项加次证2项。

治法:宽胸理气,祛痰化瘀。

方药:半夏厚朴汤合启膈散加减。半夏10g,厚朴10g,茯苓15g,紫苏10g,陈皮10g,丹参15g,砂仁10g,郁金15g,贝母6g。

加减:化热者可加竹茹10g,瓜蒌15g,黄连3g,黄芩10g;瘀甚者可用血府逐瘀汤加减。

4.脾胃虚弱证

主要证候：①泛酸，泛吐清水，胃脘冷痛。②舌淡，苔薄。③脉细弱。

次要证候：①贲门松弛甚则形成裂孔疝。②胃痞胀满，纳谷不振。③嗳气频频，神疲乏力。④大便溏薄。

证型确定：具备主证2项加次证1项，或主证第1项加次证2项。

治法：益气健脾，和胃降逆。

方药：香砂六君子汤加减。木香6g，砂仁10g，陈皮10g，茯苓15g，白术10g，半夏10g，党参15g。

加减：胃脘冷重者加干姜10g，丁香10g，附子6g；呃逆者可加旋覆花15g，代赭石15g。

5.肝胃阴虚证

主要证候：①胸部隐痛。②饥不欲食，消瘦乏力。③口燥咽干，五心烦热，口渴欲饮。④舌红少津。⑤脉细数。

次要证候：①目睛干涩，头昏眼花。②大便干结。③腰膝酸软。

证型确定：具备主证2项加次证1项，或主证第1项加次证2项。

治法：滋阴疏肝，益胃止痛。

方药：一贯煎加减。麦冬15g，沙参15g，生地黄10g，枸杞子10g，当归12g，川楝子10g，玉竹10g，石斛10g。

加减：阴虚火旺者，用六味地黄丸加减；胃脘灼痛、嘈杂泛酸者，用左金丸加海螵蛸制酸止痛。

三、中医通用良方

反流性食管炎病位虽在食管，究其原因却缘于胃，胃失和降，气机上逆是其主要的病理机制。盖胃为阳腑，其气以和降为顺，由此来完成受纳、运化水谷之功能，无论起病是由于肝失疏泄，还是湿热郁结，抑或是脾气虚弱，最终都是导致胃失和降，气机上逆，酸水上泛，从而发生反流性食管炎，故胃失和降，气机上逆是其主要的病机基础，治疗时和胃降逆是根本原则。此外，需辨病之寒热虚实属性，初期多为实证，以肝胃不和、肝胃郁热证为多，后期则往往郁热伤阴，久病损伤脾胃之阳气，久病入络成瘀，出现胃阴亏虚、脾胃虚寒、瘀血阻络的病理变化。总的原则为谨守病机，分型证治，虚则补之，实则泻之，以降为和，以通为用。

1.半夏泻心汤

组方：法半夏10g，黄连5g，黄芩10g，干姜3g，党参10g，炙甘草6g，大枣6g。

功效：辛开苦降，和胃降逆。

主治：胃食管反流病。症见心下痞硬，胃脘胀痛，恶心或呕吐，嗳气。舌质红，苔腻，脉弦细。

加减应用：气滞甚者，加柴胡10g，香附10g，枳壳10g，川芎10g；寒甚者，去黄芩，加吴茱萸6g，干姜10g；热甚者，去干姜，加黄连至6g，蒲公英15g；痛甚者，加延胡索10g，丹参15g；嗳腐纳少者,加莱菔子10g,鸡内金10g,焦三仙各10g。

用法:每天1剂,水煎,分2次服。

2.健脾降逆汤

组方:党参15g,白术15g,山药10g,香附10g,丁香10g,紫苏梗10g,柴胡10g,佛手10g,甘草9g,煅瓦楞子15g,煅海螵蛸20g。

功效:健脾助运,和胃降逆。

主治:胃食管反流病。症见烧心,胃脘隐痛,胃中胀闷或嘈杂,泛酸,嗳气,呕逆,食欲差,大便溏滞不爽,或肠鸣腹泻,舌质淡红,苔黄腻,脉弦细。

加减应用:疼痛严重者加延胡索10g,川楝子10g;胸胁胀满,口苦心烦易怒者加黄连3g,栀子10g;食欲缺乏者加砂仁10g,鸡内金10g。

用法:每天1剂,水煎,分2次服。服药期间忌食辛辣、刺激、生冷食物,定时定量饮食。

3.制反方

组方:法半夏12g,黄连12g,瓜蒌20g,黄芩12g,干姜12g,党参12g,茯苓15g,瓦楞子30g,延胡索12g,白及15g,大枣4枚,甘草10g。

功效:疏肝利胆,和胃降逆。

主治:胃食管反流病。症见胃脘隐痛胀满,间断性烧灼感,伴泛酸、恶心、嗳气,舌淡红,苔薄黄,脉弦缓。

加减应用:胃热偏重,大便干结者,加大黄6g,枳实12g;嗳气呃逆者加沉香10g,厚朴花12g;咽干、口渴者加天花粉15g,芦根20g;腹满便溏者加白术20g,藿香15g。

用法:每天1剂,水煎,分2次服。

4.黄连汤

组方:黄连9g,炙甘草9g,干姜9g,桂枝9g,人参6g,法半夏6g,大枣12枚。

功效:平调寒热,和胃降逆。

主治:胃食管反流病。症见胸中有热,胃中有邪气,腹痛,欲呕吐。

加减应用:偏热者去桂枝、干姜,加蒲公英15g;偏寒者干姜炮制,加砂仁6g;饮食停滞者加鸡内金15g;胃气上逆者加代赭石15g,旋覆花9g。

用法:每天1剂,水煎,分2次服。

5.银翘清膈汤

组方:金银花30g,连翘20g,黄芩8g,桔梗10g,延胡索10g,枳壳9g,乌药12g,甘草6g。

功效:清热泻火,理气活血。

主治:胃食管反流病。症见烧心,胸闷痛,大便干结,小便黄,舌质红,苔黄,脉弦数。

加减应用:胸痛甚者加瓜蒌12g;大便秘结者加大黄10g;小便热涩者加土茯苓12g;咳嗽者加贝母10g。

用法:每天1剂,水煎,分2次服。

6.三子养亲汤

组方:紫苏子15g,白芥子12g,莱菔子15g。

功效:降气消食,温化痰饮。

主治:胃食管反流病。症见痰多胸痞,食少难消,咳嗽喘逆,舌苔白腻,脉滑等。

加减应用:痰多而稀、胃气不降、恶心呕吐者,加法半夏10g,降香3g,生姜9g,砂仁6g;肺气上逆见胸满气促、咳喘较重者,加杏仁10g,厚朴10g;食积较甚见食后脘胀,舌苔腐腻者,加神曲10g,麦芽15g,谷芽20g,焦槟榔10g。

用法:每天1剂,水煎,分2次服。

7.噎膈消煎剂

组方:柴胡12g,瓜蒌12g,葛根12g,香附6g,枳实6g,甘草6g,白芍15g,蒲公英15g,大黄3g,桔梗10g,白及10g,蒲黄10g。

功效:疏肝解郁,活血解毒。

主治:胃食管反流病。症见吞咽梗阻,嗳气呃逆,呕吐痰涎,胸膈痞满,甚则疼痛,大便干结,舌红,苔厚腻,脉弦。

加减应用:泛酸明显者加煅瓦楞子30g;灼痛甚者加浙贝母10g,栀子10g;呕恶食少者加陈皮10g,焦三仙各10g。

用法:每天1剂,水煎,分2次服。

8.大柴胡汤

组方:柴胡12g,黄芩9g,芍药9g,法半夏9g,生姜15g,枳实9g,大枣4枚,大黄6g。

功效:和解少阳,内泻热结。

主治:胃食管反流病。症见往来寒热,胸胁苦满,呕吐不止,郁郁微烦,心下痞硬或心下满痛,大便不解或协热下利,舌苔黄,脉弦数有力。

加减应用:泛酸者加煅瓦楞子15g,海螵蛸15g,黄连6g,吴茱萸3g;嗳气频频者加旋覆花6g,紫苏梗9g;便秘者加枳实9g,厚朴9g;痛甚者加延胡索15g,川楝子15g。

用法:每天1剂,水煎,分2次服。

四、中医特色治疗

反流性食管炎可用下列中医特色疗法诊治:①针刺疗法。②注入式埋线疗法。③药穴指针疗法。④灸法。⑤烫熨疗法。⑥穴位贴敷疗法。

对应各证型可选择穴位如下。

肝胃不和证:肝俞、太冲、期门、中脘、足三里、内关等穴位。

肝胃郁热证:足三里、内关、太冲、中脘等穴位。

痰气瘀阻证:心俞、脾俞、内关、通里、丰隆、百会、足三里等穴位。

脾胃虚弱证:中脘、气海、关元、天枢、肝俞、胆俞、脾俞、胃俞、三焦俞、肾俞、气海俞、大肠俞等穴位。

肝胃阴虚证：中脘、胃俞、章门、脾俞、足三里、血海、三阴交等穴位。

穴位贴敷疗法：取附子、肉桂、吴茱萸、丁香、花椒、小茴香等中药各适量，研磨成粉，水调糊状，外敷相应穴位。

五、预防调护

1.食物的选择

（1）戒酸性食物：酸性较高的水果，如：凤梨、柳丁、橘子等，最好饭后摄食，对溃疡患者不会有太大的刺激，无须忌食。

（2）戒刺激性的食物：咖啡、酒、肉汁、辣椒、芥末、胡椒等，这些食物会刺激胃液分泌或使胃黏膜受损，应避免食用。每个人对食物的反应都有其特异性，所以摄取的食物应该依据个人体质的不同而加以适当的调整，毋须完全禁忌。

（3）戒产气性食物：有些食物容易产气，使患者有饱胀感，应避免摄食。食物是否会产气而引起不适，因人而异，可依个人的经验决定是否摄食。

（4）炒饭、烤肉等较硬的食物，年糕、粽子等糯米类食品，各式甜点、糕饼、油炸食物及冰品类食物，常会导致患者产生不适，应留意选用。

2.注意事项

（1）吃饭应定时定量，进餐应细嚼慢咽，且心情放松，饭后略作休息再开始工作。

（2）少食多餐：少食多餐可避免胃胀或胃酸过多，胃酸过多可能会逆流至食管，刺激食管黏膜。

（3）食用温和饮食：每餐从六大类食物中广泛摄取各种食物，以获得均衡营养，不可纯吃淀粉含量高的食物。

（4）饭后忌立即躺下休息。卧躺时床头应垫高15～20cm（非枕头），可减轻夜间胃液反流。

（5）改变不良睡姿。有人睡眠时喜欢将两上臂上举或枕于头下，这样可引起膈肌抬高，胃内压力随之增加，使胃液逆流而上。

3.生活方面

不抽烟、不喝酒。生活要有规律，不要熬夜，减少无谓的烦恼，心情保持愉快。睡前2～3小时忌进食。

4.情志调护

肝气犯胃型患者受情绪影响大，肝属木，脾胃属土，木盛克土，所以调畅情志可以使肝木平和。护理时应使患者心情平和，避免使用不当语言刺激患者，将病情的发展预后告之患者，使之减少心理负担，安心养病，肝气调达，达到治愈疾病的目的。

总结：饮食调补起到至关重要的作用。中医讲"脾主运化""脾胃为后天之本"，调补脾胃对于治疗反流性食管炎意义重大。首先，要做到低脂肪饮食，脂肪能够刺激引起胃内容物反流，脂肪的摄入过多也可导致胃排空速度降低，加重病情，所以清淡饮食很重要。其次，精神压力过大，不良情志刺激，可使反流加重。对于反流性食管炎的治疗，应做到具体分型，因人制宜，采用中西医结合的治疗方法以及饮食的调补，调畅情志，必可达到事半功倍的效果。

第二节 胃炎

一、急性胃炎

急性胃炎指各种外在和内在因素引起的急性广泛性或局限性的胃黏膜急性炎症。急性胃炎的症状体征因病因不同而不尽相同。其病因多样,包括急性应激、药物、缺血、胆汁反流和感染等。临床上将急性单纯性胃炎分为急性糜烂性胃炎、急性化脓性胃炎、急性腐蚀性胃炎,以前两种较常见。据统计,所有上消化道出血病例中,由急性糜烂性胃炎所致者占10%~25%,是上消化道出血的常见病因之一。

急性胃炎中医属于"胃脘痛""呕吐"等范畴。"胃脘痛"之名最早记载于《内经》,《灵枢·邪气脏腑病形》指出:"胃病者,腹胀,胃脘当心而痛",并首次提出胃痛的发生与肝、脾有关,唐宋以前文献多称胃脘痛为心痛。《证治汇补·胃脘痛》对胃痛的治疗提出"大率气食居多,不可骤用补剂,盖补之则气不通而痛愈甚。若曾服攻击之品,愈后复发,屡发屡攻,渐至脉来浮大而空者,又当培补",值得借鉴。《医学正传·胃脘痛》曰:"古方九种心痛,……详其所由,皆在胃脘,而实不在于心也。""浊气在上者涌之,清气在下者提之,寒者温之,热者清之,留者行之。"《医学正传·心腹痛》还指出了应从辨证去理解和运用"通则不痛"之法,书中说:"夫通者不痛,理也。但通之之法,各有不同。调气以和血,调血以和气,通也;上逆者使之下行,中结者使之旁达,亦通也;虚者助之使通,寒者温之使通,无非通之之法也",为后世辨治胃痛奠定了基础。

(一)病因病机

胃痛的发生,主要由外邪犯胃、饮食伤胃、情志不畅和脾胃素虚等,导致胃气郁滞、胃失和降,不通则痛。常见病因如下。

1.外邪犯胃

外感寒、热、湿诸邪,内客于胃,皆可致胃脘气机阻滞,不通则痛。其中尤以寒邪为甚,如《素问·举痛论》曰:"寒气客于肠胃之间,膜原之下,血不能散,小络急引,故痛"。

2.饮食伤胃

饮食不节,或过饥过饱,损伤脾胃,胃气壅滞,致胃失和降,不通则痛。五味过极,辛辣无度,肥甘厚腻,饮酒如浆,则蕴湿生热、伤脾碍胃,气机壅滞。《医学正传·胃脘痛》曰:"致病之由,多由纵恣口腹,喜好辛酸,恣饮热酒煎煿,复餐寒凉生冷,朝伤暮损,日积月深……故胃脘疼痛。"

3.情志不畅

忧思恼怒,伤肝损脾,肝失疏泄,横逆犯胃,脾失健运,气机阻滞,均致胃失和降,而发胃痛,如《沈氏尊生书·胃痛》中曰:"胃痛,邪干胃脘病也。……唯肝气相乘为尤甚,以木性暴,且正克也。"气滞日久或久痛入络,可致胃络血瘀。如《临证指南医案·胃脘痛》中曰:"胃痛久而屡发,必有凝痰聚瘀。"

4.素体脾虚

若素体脾胃虚弱,运化失司气机不畅,脾胃为仓廪之官,主受纳及运化水谷不足,中焦虚寒,失其温养而发生疼痛或中阳。

(二)辨证施治

1.寒邪客胃证

主要证候:①胃痛卒发,痛无休止,得温则减,遇寒加重。②呕吐清水。③嘈杂泛酸。④脉沉迟。

次要证候:①胃黏膜急性活动性炎症。②畏寒怕冷,手足不温。③有受凉或饮食生冷病史。④舌苔薄白或白腻。

证型确定:具备主证2项加次证1项,或主证第1项加次证2项。

治法:温中散寒,和胃止痛。

方剂:良附丸合桂枝汤加减。高良姜200g,香附200g,桂枝15g,炒白芍15g,炙甘草6g,姜半夏10g,荜茇6g,生姜10g。

加减:如兼见恶寒、头痛等风寒表证者,可加紫苏叶、藿香。若见胸脘痞闷、胃纳呆滞,嗳气或呕吐者,为寒夹食滞,可加枳实、神曲、鸡内金、制半夏。

2.肝郁气滞证

主要证候:①胃脘胀满,攻撑作痛,痛及两胁,情志不畅时更甚。②嗳气频作,饮食减少。③呕吐吞酸。④脉弦。

次要证候:①胃黏膜急性活动性炎症。②胆汁反流。③舌质淡红,苔薄白。

证型确定:具备主证2项加次证1项,或主证第1项加次证2项。

治法:疏肝理气,和胃止痛。

方剂:柴胡疏肝散加减。柴胡12g,陈皮12g,川芎10g,白芍10g,枳壳10g,香附10g,甘草6g。

加减:痛甚者加延胡索、川楝子;嗳气者加旋覆花、沉香;若气郁化热,宜加栀子、牡丹皮、蒲公英;若肝火灼伤阴液者可加百合、生地黄。

3.胃热炽盛证

主要证候:①胃脘疼痛,胀满,痛处灼热感。②口干舌苦。③恶心、呕吐,吐出物为胃内容物,有酸异味或苦味。④舌质红,苔黄厚或黄腻。

次要证候:①胃黏膜急性活动性炎症,充血糜烂明显。②大便干结,小便黄。③脉弦滑。

证型确定:具备主证2项加次证1项。

治法:清热止痛,降逆通便。

方药:大黄黄连泻心汤。大黄12g,黄连10g,黄芩10g。

加减:湿偏重者加苍术、藿香、佩兰、砂仁;热偏重者加蒲公英、黄芩;伴呕吐者加竹茹、橘皮;湿邪阻碍气机引起腹胀者加厚朴、枳实等。若胃镜下可见胃黏膜充血、水肿,甚至糜烂溃疡,此时应选用蒲公英、连翘、金银花、虎杖等中药以清热解毒。

4.食滞胃脘证

主要证候:①胃脘胀满,疼痛拒按。②口干舌苦。③呕吐酸腐及不消化食物,吐后痛减,食后加重。④舌质淡红,苔厚腻。

次要证候:①嗳气泛酸。②大便不爽。③脉滑实。

证型确定:具备主证2项加次证1项。

治法:消食导滞,和胃降逆。

方药:保和丸加减。神曲30g,山楂60g,莱菔子15g,陈皮10g,茯苓15g,连翘10g,半夏6g。

加减:若为伤食,可加焦三仙、槟榔;气机郁滞,加半夏、厚朴。

5.瘀血停滞证

主要证候:①胃脘疼痛,痛有定处而拒按,或痛有针刺感,食后痛甚。②吐血、便黑。③舌质紫暗。

次要证候:①胃黏膜急性活动性炎症,充血糜烂明显。②脉涩。

证型确定:具备主证2项加次证1项。

治法:活血化瘀,理气止痛。

方药:失笑散合丹参饮加减。蒲黄15g,五灵脂15g,丹参30g,檀香6g,砂仁10g。

加减:若血瘀而兼血虚者,宜合四物汤等养血活血之味;若血瘀而兼脾胃虚弱者,宜加炙黄芪、党参;若因气滞而致血瘀者加砂仁、木香。

(三)中医通用良方

中医学认为,此病乃因外邪犯胃、饮食伤胃、情志不畅、湿热中阻和脾胃虚弱等,导致胃气郁滞、胃失和降及胃络失养而发病。病变部位在胃,但与肝、脾的关系极为密切。辨证以虚实为纲,虚证以脾胃虚弱为主,治以健脾益气,和胃止痛;实证可见饮食伤胃、外邪犯胃、肝气犯胃及湿热中阻等证,分别予以消导行滞、祛邪解表、疏肝理气及清热化湿为治则。各证往往不是单独出现或一成不变的,而是互相转化或夹杂兼证。因此,诊治时宜把握病机,据病情轻重程度及发病特点辨证论治,以获得满意的临床效果。

1.加味清胃散

组方:黄连6g,当归尾15g,生地黄9g,牡丹皮9g,防风6g,荆芥3g,石膏9g。

功效:清胃泻火,凉血消肿。

主治:急性胃炎。症见胃痛灼热,口干舌渴,或牙痛龈肿,恶热喜凉,口气热臭,舌红苔黄,脉洪滑数。

加减应用:嗳腐吞酸者,加海螵蛸9g,瓦楞子9g;咽喉肿痛者,加射干9g,玄参9g;伴呕血、黑便者,加白及9g,仙鹤草9g。

用法:每天1剂,水煎,分2次服。

2.六和连黄汤

组方:藿香10g,厚朴10g,杏仁8g,白蔻6g(后下),木香6g(后下),苍术10g,姜半夏10g,

扁豆 12g,黄连 6g,吴茱萸 3g,茯苓 12g,炙甘草 5g,生姜 3 片,大枣 3 枚。

功效:健脾消食,行气除满,制酸止呕。

主治:急性胃炎。症见泛酸呕吐,胃脘胀满,舌淡红苔黄腻,脉濡数者。尤对暴饮暴食酗酒致病者疗效显著。

加减应用:疼痛较甚者,加白芍 15g,延胡索 10g;嗳腐吞酸者加焦三仙各 10g,鸡内金 10g。

用法:每天 1 剂,水煎,分 2 次服。

3.加味半夏泻心汤

组方:黄芩 15g,黄连 5g,干姜 5g,党参 15g,法半夏 15g,枳实 15g,白及 15g,大枣 10g,生甘草 5g。

功效:辛开苦降,调畅气机。

主治:急性胃炎。症见纳食骤减,伴腹胀、恶心呕吐、泛酸、恶寒、发热、身倦乏力等,舌红,苔黄或黄腻,脉滑数。

加减应用:黄芩、黄连剂量宜重,一般为黄芩 15g,黄连 5~10g;干姜则根据湿热程度而定,热重者以 5g 为宜,热轻寒重者以 5~10g 为宜,伴有恶心、呕吐时加少许生姜;泛酸明显者,白及剂量以 20~30g 为宜。对于大枣,不少医家认为其性壅塞,湿重者宜去之,但学者以为脾喜燥恶湿,其湿重必致脾阳受困而不振,胃气必虚,故加用大枣调和脾胃实属必要,同时亦需加适量党参。此外,根据腹胀程度决定枳实用量,通常剂量为 10~20g。

用法:每天 1 剂,水煎,分 2 次服。

4.平胃散

组方:苍术 120g(去黑皮,捣为粗末,炒黄色),厚朴 90g(去粗皮,涂生姜汁,炙香熟),陈橘皮 60g(洗净,焙干),甘草 30g(炙黄)。

功效:燥湿运脾,行气和胃。

主治:急性胃炎。症见脘腹胀满,不思饮食,口淡无味,恶心呕吐,嗳气吞酸,肢体沉重,怠惰嗜卧,常多自利,舌苔白腻而厚,脉缓。

加减应用:证属湿热者,单剂宜加黄连 6g,黄芩 10g,以清热燥湿;属寒湿者,加干姜 9g,草豆蔻 10g,以温化寒湿;湿盛泄泻者,加茯苓 15g,泽泻 10g,以利湿止泻;兼感外邪者加藿香 12g,防风 12g,紫苏叶 15g,桂枝 10g;胃痛胃胀者加枳壳 10g,白芍 12g,延胡索 15g,大腹皮 15g;寒湿偏重者加白豆蔻 10g,佩兰 10g,砂仁 6g(后下);纳呆、厌食者加鸡内金 10g,山楂 10g,谷芽 10g。

用法:古代用法:上为散。每服 6g,水一中盏,加生姜 2 片,大枣 2 枚,同煎至 6 分,去渣,餐前温服。现代用法:作汤剂,取散剂 1/6 量,每天 1 剂,水煎,分 2 次服。

5.竹茹清胃汤

组方:竹茹 12g,芦根 30g,蒲公英 15g,枳壳 10g,石斛 10g,麦冬 15g,薄荷 6g,白芍 12g,甘草 6g。

功效:轻清凉润,理气止痛。

主治：急性胃炎。症见胃脘疼痛，咽干口苦，舌红，苔黄，脉弦数，胃无大热，服清胃散太过者。

加减应用：胃脘痛甚者，加芍药30~60g（重用），甘草10g，延胡索15g；十二指肠溃疡者去石斛，加儿茶10g，瓦楞子粉15g；口渴者加石膏15g，渴止即去之；便秘者加全瓜蒌20~30g；呕吐者加生姜10g。

用法：每天1剂，水煎，分2次服。

6.白螺壳丸

组方：螺蛳壳60g（墙上年久者，烧），滑石60g，苍术60g，栀子60g，香附60g，胆南星60g，枳壳15g，青皮15g，木香15g，半夏15g，砂仁15g（后下）。

功效：化痰清热，行气止痛。

主治：急性胃炎。症见胃脘作痛，痞闷噫气，吞酸吐苦，或呕吐涎液，纳差少食，腹胀便溏，舌红苔黄厚腻，脉弦滑或数。

加减应用：春加川芎；夏加黄连；秋、冬加吴茱萸25g；有痰者，用明矾熔开，做丸如鸡头子大，每服1丸，热姜汤送下。

用法：古代用法：上为末，生姜汁浸饼为丸，如绿豆大。每服三四十丸，生姜汤送下。现代用法：每天1剂，水煎，分2次服，用量按原方比例酌减。

7.兰洱延馨饮

组方：佩兰10g，普洱茶5g，延胡索10g，素馨花12g，厚朴5g，炙甘草5g。

功效：芳香解郁，行气止痛。

主治：急性胃炎。症见胃脘灼热疼痛，胁胀嗳气，食欲缺乏，舌淡苔白厚腻，脉弦等。

加减应用：痛甚者加白芍15g，广木香6g；胁肋胀痛者加炒麦芽15g，郁金12g；泛酸嗳气者加佛手花10g；纳食不馨者加炒谷芽15g，鸡内金10g。

用法：每天1剂，水煎，分2次服。

8.肠胃舒缓汤

组方：焦神曲10g，半夏10g，连翘10g，莱菔子10g，焦山楂9g，陈皮9g，茯苓15g。

功效：健脾和胃，行气消滞。

主治：急性胃炎。症见腹痛、腹胀、腹泻、呕吐以及黑便等。

加减应用：食滞郁积，大便泻而不爽者加枳壳10g，厚朴10g，槟榔10g，以行气消滞；食积化热者加黄芩10g，黄连6g，以清热泻火；胃中积热呕吐者加代赭石10g（先煎），竹茹10g，以和胃降逆。

用法：每天1剂，水煎，分2次服。

（四）预防调护

急性胃炎是由各种不同因素引起的胃黏膜甚至胃壁的急性炎症，病因明显，常以恶心、呕吐和腹痛为主要表现。

现代急性胃炎的发病率呈上升趋势。现就急性胃炎的饮食保健提出建议如下。

(1)吞服腐蚀剂者应立即给予牛奶、蛋清和豆浆,以中和酸或碱,保护胃黏膜。

(2)发病期间最好禁食或者少食,饮食宜清淡,勿过冷过热,避免刺激性,应多喝水。

(3)病后宜缓慢增加饮食,以避免反复发病。

急性胃炎是一种限性的病理过程,病程短,去除致病因素后可以自愈,故除个别由于大出血偶尔可造成严重后果外,即使不经治疗,一般预后良好。

急性胃炎主要是通过外源及内源性刺激因素损伤胃黏膜而导致的。因此在日常生活中尽可能避免这两种因素的作用,必须注意饮食卫生,不得暴饮暴食、进不洁食物或酗酒、服刺激性药物。此外,对于可产生内源性刺激因素的原发病给予足够的重视,彻底治疗及清除之。本病病程较短,系自限性疾病,数天内可恢复,一般不需做特殊检查。但病情严重者,如合并脱水、酸中毒、休克及消化道出血者,必须积极处理。

在饮食中应注意:淡、衡、软、温、缓、细等六宜。

宜淡:即多食清淡饮食,少食肥甘厚味之品,避免酸、甜、苦、辣、咸的强烈刺激。泡菜、辣椒、白酒要节制,以免损伤脾胃,致使病情迁延不愈。

宜衡:每天三餐或多餐应定时定量,防止过饱过饥,多食富含维生素的食物,如胡萝卜、青菜、猪肝、番茄、鸡蛋等,有利于提高胃黏膜的修复能力,促进胃愈合。

宜软:烹饪应采用蒸、煮、熬、烩,忌用油煎炸食物。对坚硬、粗糙、纤维素过粗过多的食物,宜少食或不食。

宜温:生冷食物宜少吃,水果适量,食物不宜热,以防损伤胃黏膜。

宜缓:进食应细嚼慢咽,使食物在口腔与唾液充分混合,有助于消化与减少对胃的刺激。

宜细:主食最好选择含纤维素较多的面粉。细纤维素对慢性胃炎的病灶有保护作用,但不宜吃得太精细和单一。最好主食以细为主,细粗搭配,副食有荤有素。

患者忌食刺激性食物,如辣椒、胡椒、咖喱、芥末、过浓的香料等辛辣物品,以及香烟、浓茶、烈酒、咖啡、可可等,这些都会对胃产生刺激,不利于患者的康复。

患者还应忌食不易消化的食物。一些难以充分咀嚼的坚硬、粗糙食物,如花生、蚕豆、腰果、黄豆、芹菜、毛笋、韭菜等不宜食用。煎炸的食物,如炸猪排、烤羊肉等,还有韧性的食物,如田螺、蚌肉、海蜇,未煮熟的猪脚、鸡爪、牛肉等,这些食物都是不容易消化的,食后会加重胃的负担和损伤胃黏膜,须忌食。

为此,胃炎患者最好选择稀饭、烂面条、馄饨等易消化的主食,以及鸡蛋汤、鲫鱼汤、鸡汤、红枣汤、莲子汤等清淡而富有营养的食品。而甘蔗汁、橙汁、生梨等,也属于可助消化的食品,患者可以选择食用。

饮食原则:急性胃炎发作时最好饮食清流质食物,如米汤、杏仁茶、清汤、淡茶水、藕粉、薄面汤、去皮红枣汤,应以清淡食物为主,待病情缓解后,可逐步过渡到少渣半流质食物,尽量少用产气及含脂肪多的食物,如牛奶、豆奶、蔗糖等。

严重呕吐腹泻患者,宜饮淡盐水,补充水分和钠盐。具体方法是:用温淡盐水(开水、粗盐)、淡红茶水、煮菜水交替饮用。一般每小时1次,每次饮150～200mL。多饮水还有利于排泄毒物。若因呕吐失水及电解质紊乱时,应静脉注射葡萄糖盐水等溶液。

二、慢性胃炎

慢性胃炎是由各种病因引起的胃黏膜慢性炎症。慢性胃炎分为非萎缩性胃炎和萎缩性胃炎两类,按照病变部位分为胃窦胃炎、胃体胃炎和全胃炎。有少部分是特殊类型胃炎,如化学性胃炎、淋巴细胞性胃炎、肉芽肿性胃炎、嗜酸细胞性胃炎、胶原性胃炎、放射性胃炎、感染性(细菌、病毒、霉菌和寄生虫)胃炎和 Menetrier 病。

本病分属于中医的"痞"、"痞胀"、"胃脘痛"等多种病证范畴。

(一)病因病理

脾胃禀赋不足,或久病脾胃内伤,或长期饮食不节或不洁,过食生冷,偏食酒茶辛辣,饥饱失宜,或年高体衰者脾胃功能减退,胃的黏膜老化,或药物所伤,均可导致脾胃气虚,运化失司,无力运转气机、水湿,进而导致气滞,痰湿内阻,并由此促进血瘀的形成。气虚日久可致阳虚,阳虚则生寒,湿从寒化则生寒湿,湿邪郁久可化热而成湿热,脾胃气虚,无力消磨谷食,则成食积。

七情刺激,尤其"思则气结"、"忧思伤脾"、"怒则伤肝",恼怒忧思使肝气郁结,横犯胃府,均可影响肝的疏泄和胃气升降,导致肝胃气滞或肝胃不和之征。脾胃已虚,肝旺则更受其犯,可导致肝郁脾虚,肝脾不和证。肝郁化火化热,夹湿犯胃,可导致肝胃郁热或中焦脾胃湿热。郁火或湿热伤阴耗津,又易导致阴虚。

体瘦质燥之性,或邪热久病耗阴;或过用苦燥、香燥之品;或偏嗜辛辣炙煿、烟酒过量;或老年人胃的分泌功能减退,阴津亏耗;或肝胃郁火与湿热伤阴耗津,胃失濡润,均可导致胃阴不足证。阴虚则生内热;阴虚润降失司,影响通降功能;或阴虚脉络枯涩、营阴不畅。从而导致阴虚内热、阴虚气滞、阴虚血瘀等证。阴虚络热,尚可迫血妄行。津不化气,或气不化津,故有时与气虚并见,甚至阴损及阳,形成气阴两亏或阴阳两虚证。

肝郁气滞日久,或久病胃络痹阻,或气虚不能行血,或阴虚、营阴不畅,或平素嗜酒,情志久郁,或血证后留瘀为患,均可形成血瘀或气滞血瘀证。

在脾阳虚基础上,可因情志郁结化热,或外邪化热、湿热犯中,或胃酸、胆汁、辛辣、辛热药物等刺激,或痰湿蕴久化热,形成寒中有热,寒热错杂,虚实并见之象。

慢性胃炎初病在胃在肝,久病多在脾;初病在气,久病可入络;初病多实,久病转虚或虚中夹实。

慢性浅表性胃炎多热,多湿热、多气滞;萎缩性胃炎多气虚,多气阴两虚,多虚中夹实。虚实之间,气虚与阴虚、阳虚之间,以及实邪与实邪之间,诸如气、瘀、痰、湿、寒、热、积等,均存在先后、因果或并存的关系,使慢性胃炎在证候表现上呈现出错综复杂状态。

(二)中医证治枢要

慢性浅表性胃炎以实证居多,萎缩性胃炎以虚证和虚中兼实证为多,这是大体状况。临床尚需根据实际症情,审症求治,灵活施治。不宜见"炎"消炎。

胃炎多以痞胀为主症,部分患者并有胃痛和其他不适,胀比痛难治。痞胀的产生与情志忧郁多虑与饮食关系较密切,药治以外,要配合心理、饮食调护。痞要分辨实痞、虚痞加以调治。

萎缩性胃炎的逆转不宜过多依赖所谓辨病治疗,活血化瘀和清热解毒作为主要措施,在大多数情况下是不适宜的。应坚持辨证为主,辅以辨病。只有在症状获得改善,脾胃恢复正常功能状态的前提下,才有可能获得病理的逆转。

中虚气滞证在萎缩性胃炎中占有较大的比重,健脾行气为常用大法,是补为主,还是行气消导为主,补宜温补、平补还是清补,应结合患者体质和具体病情而定。

(三)辨证施治

1.中虚气滞

主症:胃脘痞满堵闷,食后为甚,自觉饭后堆积胃脘,不易下行,或隐痛绵绵,伴纳少乏力,少数可见胃部怕凉,便溏。舌质淡或淡黯,脉细、软、弱。

治法:益气健脾,行气散痞。

处方:香砂六君子汤合黄芪建中汤加减。

党参10~15g,白术10g,当归10g,炙黄芪15g,陈皮6g,半夏10g,木香3~6g,砂仁3~6g,桂枝6g,白芍10g,鸡内金6~10g,甘草3~6g。

阐述:本证在萎缩性胃炎中约占半数左右,疗效较其他证型好。所谓中虚,实则指脾胃气虚或兼阳虚,不包括脾胃阴虚。治疗一般要求甘温补中,少佐辛散行气,使既能健运中土,又能缓中行气止痛,使气转痞消,中焦阳气得振。不可见胀而一味行气消胀。行气过度,一可以伤脾,二可以暗耗胃阴。即使可收暂时之功,但旋即复胀,盖行散过度复伤其本也。少数患者越行散,胀越甚,此所谓逼气下行。故掌握健脾与调气的药物和剂量比重往往是取效关键。

胃有寒象,脘腹冷痛,可加高良姜10g、吴茱萸2g;胀重或便干,去参、芪,加槟榔10~15g、全瓜蒌15~30g,枳实10g,以导气下行;便溏加炮姜炭6g、肉桂3~6g,去当归;苔腻、纳呆,可去党参、当归、白芍,加川连、藿香、炒建曲;苔黄腻或淡黄腻,去参、术、桂枝,加川连、黄芩、苡仁;如痞胀明显,补药暂可不用,以防壅满滞气;胃虚上逆,见呕吐清水或酸水,加吴茱萸2g、肉桂3g、生姜二片、苏叶5g。

2.肝胃不和

主证:胃脘胀痛,有时连及胁背,嗳气或矢气则舒,病发与情志有关,或伴吞酸,口苦。苔薄或薄黄,脉弦或小弦。

治法:疏肝和胃,行气消胀。

处方:四逆散合柴胡疏肝饮化裁。

柴胡6~10g,枳壳10g,香附10g,当归10g,白芍10g,木香6g,延胡索10g,佛手6g。

阐述:一部分肝胃不和证患者系精神负担重,忧虑过甚所引起,给治疗带来一定困难。本证临床亦较多见。

夹瘀,见舌黯或有瘀斑点,胃痛不易止,疼痛固定或有固定压痛点的,加炙五灵脂10g、广郁金10g、丹参15g、制乳没各6g,甚者可加三七粉3g(分冲)、九香虫6g、炙刺猬皮6g;若肝热犯胃,或肝胃气郁化热,见胃脘灼痛、烧心、泛酸、口苦、嘈杂、心烦易怒的,则以左金丸合金铃子散加蒲公英、青木香、山栀、丹皮为主,少佐川芎、香附、柴胡、薄荷,取"火郁则发之"之义。若郁火伤阴,或胃阴不足,肝气横逆,见舌红口干,脘胁灼痛等症,去木香、香附等香燥之品,加丹皮、瓦楞子、北沙参、麦冬、广郁金;若肝热犯胃,胃失和降,症见呕恶,心中燥热,便干结,用旋覆花10g(包煎)、代赭石15～30g、川连3g、吴茱萸2g、蒲公英15g、酒军6～10g、炒决明子30g合温胆汤以苦辛通降。邪在胆,逆在胃,见口苦呕苦,胃镜见胆汁反流明显的,多以旋覆代赭汤、黄连温胆汤合小柴胡汤加减化裁。

肝胃不和证在治疗时,要注意有无郁火、阴伤、气虚。有郁火的宜清火散郁,有阴伤的不宜过分疏调气机,有气虚的不宜过用开破,适当加用补气健脾药配芍药甘草汤,使散中有收,柔肝安脾,缓急止痛。

3.中焦湿热

主症:胃脘疼痛或灼痛痞满,或嘈杂不适,口臭,干呕,胸闷纳呆,口黏苦,有时腹胀便溏,尿黄。苔黄腻,脉濡数。

治法:清化开泄,和中醒脾。

处方:三仁汤合连朴饮加减。

川连3g,黄芩10g,白蔻3～6g,清半夏10g,山栀10g,川朴8g,生薏仁15g,通草6g,茯苓10～15g。

阐述:此证多见于浅表性胃炎,与胃炎急性活动期、感受外邪或暴饮暴食、酒食伤胃等有一定关系,辨证正确多能获效。

上方以连、芩、山栀清化湿热;以白蔻、川朴、半夏开泄气机,且能化湿;茯苓、薏仁、半夏和中醒脾化湿,茯苓、通草、生薏仁渗湿于下,且能运脾。全方组成严密。

中焦湿热重者,可加淡竹叶、茵陈、藿香;并见下焦湿热者,加滑石、泽泻;脘痞明显者,加香橼皮、枳壳;大便滞下不畅者,加全瓜蒌、杏仁;有胃痛,可加广郁金及少量桂枝。

4.阴虚胃热

主症:胃脘隐痛或灼痛,嘈杂似饥,口干心烦,便干纳少。舌红少津,苔薄黄或苔净,或光剥,脉细或细数。

治法:甘凉益胃,清热生津。

处方:叶氏益胃汤合化肝煎、玉女煎,芍药甘草汤加减。

北沙参10g,麦冬10g,生地10～30g,白芍10g,石斛10g,天花粉10g,生石膏15～30g(先下),知母10g,丹皮10g,黄连3g。

阐述:阴虚胃热证在萎缩性胃炎中并不少见。在浅表胃炎中见之不多,多与体质和兼夹的慢性疾病,以及情志化热,外邪化热内侵有关。胃热可加重阴虚,阴虚又易生内热,在治疗上,养阴热热兼顾。治疗原则是清热不用苦燥,养阴不过滋腻。清热较易,但阴虚的恢复有时较慢,在治疗过程中也容易出现新的矛盾。如养阴药过重,容易碍脾滞气,行气药过多又会耗阴,阴虚常与气虚并见,养阴则伤脾等等。

兼脘痞气滞的,宜用行气药中之润药,如佛手、绿萼梅、厚朴花、枳壳等,不宜用香燥破气药,以防燥伤阴分,甚至伤络动血;夹湿,见舌红苔腻者,加佩兰、冬瓜子、生薏仁等芳化宣开;舌光红无苔,或兼烧心者,去黄连,加玄参、乌梅;纳少恶心者,去石膏、知母、生地、丹皮、天花粉等寒凉药,加竹茹6g,荷叶6g,陈仓米10g,生熟谷芽各10g;兼有气虚,呈气阴两虚的,症见纳少脘痞、乏力、便溏、舌红或嫩红、舌津少,或口、唇、咽干燥,但不欲饮,脉虚细,去石膏、知母、黄连、天花粉,加生白术、白扁豆、生薏仁、怀山药;胃脘有烧灼感,加吴茱萸2g,瓦楞子15~30g,浙贝母10g;大便干结者,加火麻仁15g,玄参10g,决明子30g。阴虚胃热证改善后,舌质多由红转淡或淡红、嫩红,舌上可生一层薄白苔,此时应逐渐减少甘凉滋阴药,适当以甘平药为主,逐渐恢复胃的润降功能。必要时,养阴药可注意配伍乌梅、枸杞子、女贞子、当归、丹参等以酸甘化阴,养阴和络。使脉充络润,以防出现出血等并发症。

5.气滞血瘀

主症:胃胀胃痛,部位固定不移。舌质黯或有瘀斑点,脉细弦或细涩。

治法:行气和络,养血和血。

处方:丹参饮、香苏饮合桃红四物汤加减化裁。

丹参15g,当归10g,白芍10g,白檀香6g,砂仁3g,香附10g,苏梗10g,陈皮6g,红花6g。

阐述:气滞易致瘀,血瘀多夹气,临床要区别气滞与血瘀的孰主孰从,灵活用药。要注意血中之气药,气中之血药的选用,如当归、香附、延胡索、郁金等。

如疼痛明显,加木香6~10g、延胡索10g、郁金10g、三七粉3g(分冲);如气胀疼痛明显,暂去养血和血药如当归、丹参、红花等,加青皮10g、木香10g、三棱10g、莪术10g、枳实10g;夹痰湿,舌黯苔腻,脘腹痞胀刺痛,呈痰瘀互结者,改用半夏10g、橘皮络各6g、全瓜蒌15g、桂枝6g、当归10g、桃仁10g、红花10g、五灵脂10g、郁金10g;平日嗜饮,酒湿伤胃,胃络不和,舌紫黯苔腻,去当归、白芍、丹参,加枳椇子10g、葛花10g、茯苓15g、白豆蔻6g、半夏10g;便血或吐血,改用生大黄6~15g、黄连3g、阿胶10g、生地榆15~30g、炮姜炭6g、花蕊石10~15g、三七粉3g(分冲);疼痛久治不止,考虑久痛入络者,加炙刺猬皮6g、炮山甲10g、制乳没各6g。

6.寒热错杂

主症:除见上述中虚症状外,兼见烧心或泛酸、口苦黏,以烧心而恶寒凉饮食为突出表现。苔腻或黄腻,或淡黄腻,脉象细弱。

治法:寒热并用,辛开苦降。

处方:半夏泻心汤、连理汤合左金丸化裁。

川连3g,吴茱萸2g,半夏10g,干姜6g,黄芩6~10g,党参15g,甘草3g。

阐述:寒热错杂证总是在久病脾胃亏虚的基础上,或因情志化火,或因外邪化热入里,或因虚火内灼而引起,虚实寒热并见。因此在药物选择和剂量掌握上要依据寒与热,虚与实的主次进行细心调治。寒重于热,可重用吴茱萸至3~6g,黄芩减为6g,黄连减为2g,取反左金丸意;热重于寒,如系外邪入里,可加柴胡、连翘;如情志化热,可加柴胡、丹皮;如胃酸、胆汁逆胃,可加瓦楞子30g、代赭石10~30g、竹茹6g、枳实10g、茯苓10g,取温胆汤意。

脾虚证明显,加焦白术;苔腻口水多,加茯苓15g、砂仁6g、炒苍术10~15g、益智仁10g;寒痛者,加桂枝10g、高良姜10g、荜茇10g;纳少,加焦神曲12g、焦白术10g、砂仁3~6g。

(四)中西医优化选择

由于对慢性胃炎的病因未完全搞清,故西医药尚缺乏特效治疗。目前只能限于对症处理,而对症的疗效也欠理想,如稀盐酸既不能增加胃酸,又不能减少因胃酸低,细菌过多繁殖引起的腹胀、腹泻。碱性药物对部分患者可改善症状,但对已经偏低的胃酸分泌,抗生素尚不能完全解释其作用机制,因为慢性胃炎并非主要由生物致病菌所致,而且疗效也不够理想。因此慢性胃炎的治疗主要冀于中医。

中医辨证施治,对消除胃症状,除了极少数,如顽固性胃胀、胃灼热外,大多有良好的效果,而且对改善脾胃消化功能,有较明显的效果。在辨证施治基础上基本控制症状后,再以适证的中成药如三九胃泰、香砂养胃丸、香砂六君子丸等进行巩固治疗,可使胃炎逐渐趋于稳定,减少复发,增强胃抵御饮食不慎和寒冷等诱因的促发作用。而且辨证中药对机体整体也起到很好的调整、调理作用。萎缩性胃炎经过中医药治疗,部分患者可获病理逆转,尽管尚缺少严格的科学对比观察,如活检部位、块数、前后的可比性等,但萎缩性胃炎经中药治疗是可以逆转的,这是客观事实,已有为数甚多的临床资料报道。中医药辨证施治和周到的配伍处方,可能对胃炎病因中的多方面起综合协调作用。因此,对慢性胃炎主张以中医辨证施治为主,汤剂与成药配合或交替使用,只有在效果不理想时,才考虑配合西医药治疗。

(五)饮食调护

饮食调护的主要原则是少食多餐,稀软易消化,清淡而富于营养,避免辛辣炙煿、肥腻、煎炸和生冷食物,饮食不过烫,忌浓茶、浓咖啡,忌烟酒。一般应根据患者的饮食习惯和经验,在注意上述饮食调护原则前提下,总结出适合自己的饮食规律。

清淡易消化的食物有:大米粥、玉米粥、细挂面、稀藕粉、黄豆芽、西红柿、菠菜、香菇、木耳、豆浆、豆腐脑、鸡蛋羹、鹌鹑蛋、牛奶、烂牛肉、鹌鹑、兔肉、鱼肉等。

可结合体质类型和辨证特点选择适宜的食物,如属脾胃气虚或脾胃阳虚的,可食用面粉制品如豆蔻馍等;蔬菜类如圆白菜、蒜苗、胡萝卜、韭菜等;肉类如鸡肉、羊肉等。肉类以清炖、清蒸等方法为主,少用熏烤、油炸的烹调方法。如素体阴虚内火,胃阴不足者,可多进食些蔬菜水果,主食可食用小米粥、大米小米混合粥,蔬菜如黄瓜、茄子、冬瓜、藕等,肉类如猪肉、鸭肉、鹅肉、蟹、虾等。胃酸缺乏的,可多食酸梅、山楂等,也可饮醋。便秘者可多食用芹菜、豆芽菜、黄花菜、竹笋、茭白、海带、银耳、蜂蜜等含粗纤维丰富,或具有养阴润燥功能的食品。

第三节 功能性消化不良

功能性消化不良(FD)系指除外器质性疾病而见有持续性或反复发作性上腹部疼痛、食后饱胀、腹部胀气、嗳气、早饱、厌食、恶心等上腹部不适症状的一组临床综合征。本病发病率高,国内人群中患病率为10%~30%,占消化科门诊就诊人数的40%左右。

中医虽然没有功能性消化的病名,但其可归属于"痞满"等范畴,痞满病名首见于《黄帝内经》,在该书中称为痞、满、痞膈等,在《伤寒论》中确定了其概念:"但满而不痛者,此为痞"。《伤寒论·辨太阳病脉证并治篇》,《景岳全书》中以"痞满"名立专篇进行论述,此后该病名渐趋一致。《素问·太阴阳明论》说:"饮食不节,起居不适者,阴受之,阴受之则入五脏,入五脏则填满闭塞。"《素问·异法方宜论篇》曰"脏寒生满病"。《素问·至真要大论》中说"太阳之复,厥气上行,……心胃生寒,胸膈不利,心痛痞满。""诸湿肿满,皆属于脾。"张仲景对痞满的病因病机更进一步地具体化,如《伤寒论》中说:"伤寒中风,医反下之,其人下利,日数十行,谷不化,腹中雷鸣,心下痞硬而满。""太阳病,医发汗,遂发热恶寒,因复下之,心下痞。"《金匮要略·腹满寒疝宿食证治第十》中说:"夫人绕脐痛必有风冷,谷气不行,而反下之,其气必冲,心下则痞。"

一、病因病机

胃痞发病原因可有感受外邪、食滞中焦、痰湿阻滞、情志失调。脾胃同居中焦,表里相互络属,脾主升清,胃主降浊,清升浊降,中焦气机条畅,若感邪或脾胃虚弱,健运失职,气机升降失调、气机滞塞中焦而发为痞满。肝主疏泄,中焦气机升降有赖于肝气条达,肝气郁滞,克犯脾胃,也可导致痞满。该病病位在胃脘,涉及肝脾。感受外邪:风寒暑湿之邪或秽浊之气袭表,治不得法,滥用攻里泻下,伤及胃腑,外邪内陷,结于心下胃脘,中焦气机阻塞,升降失常,发为胃痞;食滞中焦:暴饮暴食,或嗜食生冷肥甘,或食谷不化,阻滞胃脘,痞塞不通发为痞满;痰湿阻滞:脾胃健运失调,酿生痰浊,痰气交阻,中焦气机阻塞,升降失常,发为胃痞;情志失调:忧思恼怒,五志过激,气机逆乱,升降失职,肝气横逆犯脾,肝脾不和,气机郁滞,发为痞满;禀赋不足,脾胃虚弱:素体脾胃虚弱,中气不足,或饮食不节,损伤脾胃,脾失健运,气机不利发为痞满。临床有实痞与虚痞之分。

(一)实证

胃脘痞满,病势急迫,按之满甚,食后加重。兼见咽干口苦,渴喜冷饮,身热汗出,大便干结,小便短赤,舌红苔黄,脉滑数,属邪热内陷;伴见恶心呕吐,嗳腐吞酸,厌食,大便不调,舌淡,苔白腻,属饮食停滞;若胸膈满闷,头重身体困倦,头晕目眩,咳嗽痰多,恶心呕吐,不思饮食,口淡不渴,小便不利,舌质淡胖,苔白腻,脉沉滑,属痰湿内阻;兼胁肋胀满,心烦易怒,喜叹息,情绪不调加重,舌质淡红,苔薄白,脉弦,属肝郁气滞。

(二)虚证

胃脘痞满闷胀,病势缓,或时缓时急,喜温喜按,不欲进食。多见乏力纳差、便溏。如胃脘冷甚,手足不温属脾阳不振。

二、辨病

(一)症状

该病常见自觉胃脘部痞满不舒,闷塞不痛为主的症状,触之无形,按之柔软,压之无痛,望无胀大,伴胸膈满闷,得食则胀,嗳气则舒。

(二)体征
患者大多无明显体征。

三、类病鉴别

1.胃脘痛

两者病变部位相同,均在胃脘部。胃脘痛以疼痛为主,兼有胀满;胃痞以满闷为主症,时有隐痛;胃痛,胃脘部有压痛,胀较甚,胃痞,胃脘部无压痛,而以痞闷胀满不舒的自觉症状为主。胃痛起病急;胃痞起病缓。在胃病的发生、发展过程中,胃痛及胃痞在某一阶段表现程度不一,或以胃痛为主,或胃痞较为明显,需依据症候鉴别辨证。

2.臌胀

与胃痞均有腹部胀满之候,但两者病位不一样,胃痞病位在胃脘,臌胀病位在大腹;臌胀外形腹部胀大如鼓,皮色苍黄,脉络暴露,而胃痞腹部外形无异常;臌胀按之胀急,久病腹部可有癥积,胃痞无胀急,触之无有形积块。

3.胸痹心痛

两者症状时有互见,胸痹时伴有脘腹不舒,胃痞也常兼见胸膈不适。胸痹以当胸闷痛,气短如窒,疼痛可牵及左臂,起病急骤,为心脉瘀阻、心失所养所致,胃痞为胃脘痞塞满闷不痛,起病缓,为脾胃虚弱、健运失职、气机升降失调气机滞塞中焦所致。两者应审慎鉴别。

四、治疗

(一)论治原则

根据本病病因及病机,论治原则本着实者泻之,虚则补之,据辨证实证分别予泻热、消食、化痰、理气;虚证给予温补脾胃,辅以通导行气之品调畅中焦气机。

(二)分证论治

1.邪热内陷

胃脘痞满,病势急迫,按之满甚,食后加重,舌淡,苔白腻,脉弦。

治法:泻热消痞,和胃开结。

主方:大黄黄连泻心汤加减。

药物:大黄、黄连、枳实、木香、炒厚朴。

2.饮食停滞

胃脘满闷,伴见恶心呕吐,嗳腐吞酸,厌食,大便不调,舌淡,苔白腻。

治法:消食和胃,行气消痞。

主方:保和丸加减。

药物:焦山楂、神曲、炒莱菔子、茯苓、半夏、陈皮、连翘。胀满加枳实、厚朴;大便干结加玄明粉、大黄、槟榔；舌苔白腻加用炒苍术；脾虚便溏加黄芪、炒白术。

3.痰湿内滞

胃脘痞满，食后加重，反酸咳吐，食少纳呆，大便干稀不调，舌淡，苔白腻，脉弦滑。

治法：化痰除湿，理气宽中。

主方：二陈汤或三仁汤。

药物：半夏、炒苍术、茯苓、陈皮、炒厚朴、桔梗、枳实。暑湿加滑石15g（包煎），木通6g，薏苡仁30g，蔻仁6g，杏仁12g，淡竹叶10g。

4.肝郁气滞

胃脘痞满，咽干口苦，心烦易怒，大便干结，小便短赤，舌红苔白或黄腻，脉滑数。

治法：疏肝解郁，行气消痞。

主方：柴胡疏肝散或越鞠丸。

药物：柴胡、枳壳、白芍、川芎、炙香附、陈皮、甘草。郁而化热加黄连、吴茱萸、栀子。

5.脾胃虚弱

治法：益气健脾养胃。

主方：补中益气汤。

药物：人参、黄芪、炒白术、当归、陈皮、炙升麻、柴胡。腹冷喜温按，手足不温，加附子、干姜，或用理中汤、大建中汤温中补虚。

（三）中医特色治疗

1.中成药

(1)邪热内陷：雪胆素胶囊、三九胃泰颗粒、肠胃舒胶囊。

(2)饮食停滞：保和丸、克痢痧胶囊、气滞胃痛颗粒、胆胃康胶囊。

(3)痰湿内滞：香砂平胃颗粒、延胡胃安胶囊。

(4)肝郁气滞：舒肝片、气滞胃痛颗粒、逍遥丸、胆胃康胶囊等。

(5)脾胃虚弱：温胃舒、养胃舒、胃康胶囊、健胃消食片、香砂养胃丸。

2.其他中医综合疗法

(1)针灸治疗：是古老中医传统外治方法之一，安全、方便、经济、实用，与内服中药相辅相成。体针取穴中脘、内关、胃俞、足三里；寒湿加下脘、天枢、公孙、三阴交；湿热加合谷、至阴、承山；肝胃不和加肝俞、太冲；脾胃虚弱加脾俞、气海；虚证用补法，其余证型用平补平泻，每日或隔日1次，10次一疗程。

(2)穴位贴敷：用专用穴位贴贴敷于关元、足三里、神阙、上脘、中脘、下脘等，消胀除满，对改善胃肠功能有较好的辅助治疗作用。

(3)腹部湿热敷：针对虚证、寒证具有温胃助运、理气止痛功效。

(4)耳穴：取穴脾、胃肠、内分泌、交感。

3.药膳疗法

(1)甜橙皮30g切丝，山药200g切片，加水文火共煮成粥，加入饴糖，空腹食用，治疗胃痞腹胀纳呆。

(2)莱菔子 15g 洗净加水 300mL,煎煮半小时,取汁与粳米 100g 同煮成粥,分次服食,针对慢性胃炎腹胀、饮食停滞。

(3)猪肚 1 具,洗净与黄豆 100g,加水 500mL,先武火煮沸,改用文火煮至酥烂,加盐调味,分次食用,治疗胃痞脾胃虚弱,脾胃虚寒加生姜、胡椒同煮。

(4)佛手、元胡各 6~10g,煎水代茶饮,治疗肝胃气滞胃痞。

五、预防调护

(1)调摄饮食,按时进食,以新鲜、清淡为宜,忌油腻,忌暴饮暴食,忌烟酒、浓茶、肥甘厚味;勿过于辛辣刺激、过烫、过冷、过于粗糙;多食蔬菜、水果,少吃煎、炸、腌、烤食物。

(2)起居有常,忌贪凉感寒、感暑湿之邪。避免过度劳累,熬夜,适当运动,勿久坐、久卧。

(3)调摄情志,防止五志过激,避免精神高度紧张。

(4)口腔卫生,积极治疗口腔疾病,如有牙齿缺失,应及时安装义齿,保证正常咀嚼功能。

(5)积极治疗,定期复查,特别是慢性萎缩性胃炎有肠上皮化生者、伴反复出血者应动态复查胃镜或上消化道钡餐。

第四节 消化性溃疡

消化性溃疡是指有胃酸和胃蛋白酶的胃液解除的消化道组织黏膜被腐蚀形成的创面,就是慢性溃疡。由于溃疡最常见于胃及十二指肠,故又称为胃十二肠溃疡。临床上以反复发作,节律性上腹部疼痛为临床特点,常伴有吞酸,嘈杂,甚至呕吐,便血等症。X 线钡餐检查发现龛影即可确诊。胃镜对诊断消化性溃疡,和鉴别良性溃疡及恶性溃疡很有价值。本病的并发症可以穿孔,出血,幽门梗阻,癌变,这都可以出现重急表现的腹部体征及全身症状。

胃和十二指肠溃疡是现代医学病名。从本病临床表现看,属中医的胃脘痛,肝胃气痛,心脾痛,心气痛食瘅,吞酸,嗳气,嘈杂等病症的范畴。由于疼痛与饮食消化有密切关系,故称消化性溃疡,应当作为脾胃的病症看待。脾胃是"仓廪之官","后天之本"根据内脏相关的理论。脾胃病变与其他脏腑的病变可互相影响。那么本病又应看作是全身性的病症,不能孤立地看成是胃或肠的局部病变,临床时首先应明确这一基本观点。

一、病因病机

本病的致病因素:①精神因素:主要是情志失调,怒气郁逆,恼怒过度则伤肝,怒则气上,肝气过亢则木横乘土,伤及脾胃。临床上所见的"肝气犯胃""肝胃不和"等肝气型证候,多因此而得。②饮食因素:如暴饮暴食,饥饱失节,冷热所伤,五味偏嗜,均能使脾胃受病。③劳倦因素《内经》指出:"饮食劳倦则伤脾。""劳役过甚,中气受伤,食下不运……。"说明脾胃病变不少可因劳倦而得。④脏腑因素:除了中气虚弱,痰湿困脾引起外,由其他脏腑的疾病的影响而致者,亦属累见。上述四种因素，均可使脾胃升降失调，气机阻碍，气滞血瘀，营气不从，瘀积日久，阴血暗损，局部便形成溃疡的病变。

二、辨证施治

1.脾胃虚寒

主症：空腹胃痛，得食则缓，胃部怕冷，喜温喜按。气候转冷易诱发胃痛，不敢进生冷。舌质多淡或淡黯，脉细或沉细。

治法：建中温阳止痛。

处方：黄芪建中汤合良附丸。

炙黄芪15～30g，桂枝10g，白芍10～30g，炙甘草6g，生姜3片，大枣5枚，高良姜10g，香附10g，乌贼骨15～30g，饴糖30g（冲入）。

阐述：此证临床最常见，除十二指肠溃疡外，还包括十二指肠炎、十二指肠过敏症、球变形等，占80%以上。以上方药改善疼痛症效果明显，每在2～7天内获控制。但对胃脘冷感仅有好转，根除需长期坚持服药，但仍不免有反复，似较西医复发率低。高良姜为止痛要药。白芍根据具体情况增减剂量，如苔白润伴脘痞属寒湿者量宜少，6～10g即可；如苔少或净，胃痛有拘紧感，可用至15～30g。饴糖在便溏或湿重时不宜用。乌贼骨为必用之品，加强止酸，即使没有吞酸症。

如血虚面色无华，加当归10g、党参15g或参须6g，取归芍六君子汤意。便溏则不宜用当归。便溏者加煨肉蔻10g、焦白术10g、炮姜炭10g。寒痛重者加荜茇10g、丁香3g、川椒6g、吴茱萸3g，甚者加附子10～30g、细辛6g，止痛效果好。个别也有药后疼痛者，可能与大辛大热刺激溃疡局部末梢神经有关。黑便者加伏龙肝30g、熟附片10g、炮姜炭10g、生地榆15g、侧柏炭15g、阿胶10g。脘腹作胀加木香6g、甘松10g、小茴香6g。外寒诱发者加苏叶10g、吴茱萸3g。泛吐清水者加姜半夏10g、吴茱萸3g、苏叶6g。阳虚饮停，辘辘有声，改用苓桂术甘汤加吴茱萸3g、川椒10g、姜半夏10～20g，重用生姜10～15g。脾胃气虚证明显，但阳虚不著时，可改用香砂六君子汤或归芍六君子汤。不能偏信朱丹溪"痛无补法"之说。"若属虚痛，必须补之"（程钟龄语）。生冷伤脾见脘胀腹痛，可用强中汤或扶阳助胃汤。

2.脾虚肝郁（热）

主症：胃痛无规律，饭前饭后皆可疼痛，痛连胸胁背，伴脘腹胀、吞酸，脘宇怕冷，但口苦，偶或烧心，情绪变化易诱发胃脘痛胀。苔薄白或薄黄，脉弦。

治法：疏肝健脾，行气止痛。

处方：逍遥散、四逆散合柴胡疏肝散合方化裁。

肝气为主：柴胡10g，郁金10g，白芍10g，香附10g，青陈皮各10g，川芎10g，瓦楞子15～30g，川楝子10g。

脾虚为主：上方酌减2～3味，加白术10g，茯苓10g，党参10g。

气郁化热：主方加丹皮10g，山栀10g，青木香10g，川连3g，吴茱萸2g。

阐述：此证多见于胃溃疡活动期，或伴胃炎、胃肠功能失调、慢性胆道疾患者，女性相对多见。用药要灵活，根据肝郁和脾虚或肝热（包括湿热）的主次调整药物，疗效差别较大，部分原因取决于患者的精神情绪状态。对气郁化火者要注意"火郁发之"原则的运用，取柴胡、川芎、香附、桑叶、丹皮、山栀、薄荷、吴茱萸等，火郁易耗阴，阴耗则肝气易急，故宜酌配白芍、木瓜、枸杞子、稽豆衣、沙参、麦冬、当归等以敛肝柔肝止痛，此时白芍量宜大。止酸用瓦楞子、乌贼骨。气郁日久，久痛入络则夹瘀，轻则脘胁刺痛或隐痛，每用疏肝调气而痛不止，重则舌黯有瘀斑点，宜加延胡索、炙五灵脂、三七粉，一般不用川楝子，因该品含苦楝素，有小毒，能直接刺激胃肠黏膜，导致炎症、水肿，加重溃疡，并可有引起呕吐、腹泻之虞。故有活动性溃疡、脾虚或胃肠功能薄弱者不宜用此药。瘀痛较重，加丹参饮，甚者加手拈散。肝胃火盛，见口臭龈痛便干，加黄芩、生石膏、酒军、蒲公英。若胆火上炎、胆汁逆胃，见呕苦、口苦、泛酸等，如《灵枢》所说"邪在胆，逆在胃"者，当清胆和胃，改用黄连温胆汤、小柴胡汤、旋覆代赭汤化裁以清降之。或选张锡纯的镇逆汤。常选川连、黄芩、柴胡、清半夏、茯苓、竹茹、生赭石、白芍、龙胆草等。兼呕恶，可改用连苏饮小量疏和，如川连1.5~2g、白蔻2~3g、竹茹3g、苏叶3g，有时可收功。在应用疏肝法治疗本证时，要注意"疏肝不忘和胃，理气还防伤阴"和"忌刚用柔"的使用原则，尤其伴有火郁和阴伤者。疏肝而不伤阴的药物有：佛手、香橼皮、白蒺藜、枳壳、郁金、木蝴蝶、绿萼梅、醋柴胡等，可供选择。

3.胃阴不足

主症：胃脘隐痛或灼痛，嘈杂，烧心，便干少纳。口干咽燥，易生口疮，舌红或嫩红，或有裂纹，苔少或净，或苔剥，脉细。

治法：和阴止痛。

处方：芍药甘草汤合一贯煎、沙参麦冬汤加减。

白芍15~30g，生甘草6~10g，北沙参12g，麦冬10g，枸杞子12g，当归10g，丹参10~20g，石斛10~15g，玉竹10~15g，瓦楞子15~30g，青木香10g。

阐述：此证在溃疡病中较少见。阴虚证在使用上述方药后，部分患者舌转淡红、嫩红，部分舌质转淡，前者反映了阴虚好转与原有的气虚之本兼见，呈气阴两虚证，宜转手调补气阴，选用太子参、生白术、山药、扁豆、苡仁、石斛、玉竹、沙参、麦冬、莲肉等甘平之剂以调补巩固之；后者阴虚好转后呈现素有的气虚、阳虚之本象，在此转化之际，必须药随证变，或养阴与温阳药同用，或甘平剂缓图其功。

阴虚兼气滞，加佛手、香橼皮、白蒺藜、绿萼梅等理气而不燥之品；阴虚夹湿，见舌红苔腻，不可过用辛苦燥，宜芳化淡渗和养阴并用，选用藿香、佩兰、荷梗、冬瓜子、芦根、白芍等；兼呕恶，加赭石、牡蛎、竹茹、芦根以育阴平肝和胃；阴虚虚火内灼，加蒲公英、生地。

4.气滞血瘀

主症：气滞为主：胃脘胀痛，胀甚于痛，或胀甚则痛，往往兼血瘀征象，如舌质黯滞等；血瘀为主：多呈刺痛，部位固定，舌黯有瘀斑点。

治法：气滞为主，宜行气和络止痛。血瘀为主，和营止痛或化瘀止痛。

处方:气滞为主:香苏饮合丹参饮加减。

香附 10g,苏梗 10g,陈皮 6g,丹参 10~15g,砂仁 3g,白檀香 6g,当归 10g,延胡索 10g,枳壳 10g。

血瘀为主:

血瘀轻症:桃红四物饮加失笑散、丹参饮化裁。

当归 10g,桃仁 10g,红花 6~10g,丹参 10~20g,赤芍 10g,川芎 10g,延胡索 10g,五灵脂 10g,香附 10g,瓦楞子 15~30g,生蒲黄 10g,檀香 6g。

血瘀重症:猬皮香虫汤(董建华教授方)、活络效灵丹合五香丸、手拈散化裁。

炙刺猬皮 6g,九香虫 6g,延胡索 10g,五灵脂 10g,制乳没各 6g,炮山甲 10g,赤芍 10g,当归 10g,丹参 15g,香附 10g,三七粉 3g(分冲)。

阐述:气滞与血瘀互相影响,每多兼见,要分清气滞与血瘀孰者为主,还要注意血瘀证之轻重。此证临床可单独出现,也可见于其他证型中,故可以与其他治疗法则配伍应用。溃疡病一般均或多或少存在血瘀证。气滞血瘀往往是导致胃脘痛的直接病机,不通则痛,故应重视。瘀血征除了通常人们所了解的之外,下列情况对血瘀证起提示作用:①性情善郁;②"宿有嗜饮,必有蓄瘀"(张石顽语);③病程久或久治少效,对理气药反应差;④疼痛无规律,持续时间长;⑤痛而拒按,压痛部位固定而局限;⑥有反复胃出血史或新近便血后仍有胃痛;⑦舌底舌背青筋显露,舌质黯红瘀滞、映紫;⑧只痛不胀;⑨胼胝样溃疡或反复发作的慢性溃疡、复发性吻合口溃疡。

胀痛明显属实者,加三棱、莪术、八月札。脐腹作胀,适当重用枳实、槟榔、全瓜蒌、大腹皮,有较好的通便排气作用。气滞夹湿的加川朴 6~10g、白蔻仁 3~6g。

使用活血化瘀药应注意:①化瘀药不宜久用,一旦痛止,当以养血和血、益气健脾法巩固之,如当归、丹参、地黄、党参等;②适当配行气药以加强止痛效果;③化瘀药性多偏润,故有脾虚便溏者可暂缓或少用,或适当选用性温之活血药;④便黑有块夹瘀者,当以祛瘀止血、养血和血为主,具有祛瘀止血作用的药物如:制军、丹皮、花蕊石、蒲黄炭、三七粉、茜草、丹参等,可以选用。

5.寒热错杂

主症:即脾胃虚弱或虚寒证兼见胃经郁火证。见烧心吞酸,但不敢进凉食,喜温喜按。舌多淡胖,苔薄黄或淡黄腻,脉细。本证与脾虚肝郁证有近似处,不同之处是脾虚肝郁证有肝郁征象和痛无规律。此二证在胃溃疡多见,尤其溃疡活动阶段。

治法:辛开苦降,寒热并用。

处方:诸泻心汤、左金丸、连理汤、黄连汤等化裁组方。

黄连 3~6g,熟附片 6~10g,吴茱萸 1.5~3g,黄芩 10g,党参 10g,干姜 6g,炙甘草 6g。

阐述:此证患者多为素体脾胃虚寒,每因气郁、食积、胃酸增多、胆汁反流或伴发胃炎糜烂,或情志因素等诱发。治疗切不可见有烧心而过用寒凉,否则痛愈甚,烧心反不止,用温阳健脾和中药或酌配川连、左金丸等能较快消除烧心感,而于脾寒之本亦有裨益,可注意适当加用止酸剂。温阳药还可选加公丁香、肉桂、寒凉药仅作反佐，少许川连、淡芩即可。烧心重者可再加蒲公英，凉而不伤胃。

三、饮食调护

溃疡病急性发作期：严格限制对胃黏膜有机械性刺激的食物如生、硬食物和化学性刺激食物和药物，包括辛辣刺激性食物、烈酒、酸性饮食、浓茶、咖啡以及易致溃疡的化学药物，以保护胃黏膜。给予适量蛋白质和糖，脂肪量可稍高，尽可能补充各种维生素，但属虚寒者不宜吃梨、柿等凉性水果。采用对胃液分泌作用较弱的食品和不含植物纤维的食物，如牛奶、牛奶大米粥、鸡蛋羹、蛋花汤、藕粉、蜂蜜、杏仁霜、果汁等。限制肉汤、鸡汤、鱼汤，因含氮高能强烈刺激胃液分泌，增加胃的代谢负担。清淡饮食，易于消化，每日进餐6～7次。每隔2小时进餐一次。使食物常与胃酸结合，以缓解症状，促进溃疡愈合。

好转愈合期：逐渐过渡到锻炼性饮食，日餐5～6次。主食可用烤馒头片、面包干、大米粥、细面条、面片等，蛋白质、糖、脂肪量和盐可适当增加。

恢复期：日进餐4～5次。仍以清淡饮食和易消化饮食为主，忌煎炸厚味及辛辣刺激性食物，避免采用强烈促进胃液分泌的食物如酒、咖啡、汽水及芹菜、茴香、青葱、辣椒等，忌用能加重胃负担的含嘌呤较多的豆类、动物内脏和菠菜等。食疗方可采用：花生米50g、鲜牛乳200mL、蜂蜜30mL。将花生米浸清水中30分钟，取出捣烂，将牛乳先煮开后倒入捣烂的花生米，再煮开，取出待凉，加入蜂蜜。每日睡前一次服用。

第三章 血液系统常见疾病中医诊疗

第一节 再生障碍性贫血

再生障碍性贫血(简称"再障")是由多种原因引起的造血组织减少,造血功能衰竭,以全血细胞减少和贫血、出血、感染为主要临床特征的一组综合征。根据临床表现、血象、骨髓象及预后,国内将其分为急性型和慢性型。国外标准分为极重型、重型和非重型。急性再障也称为重型再障Ⅰ型,慢性再障进展成为急性再障表现的称为重型再障Ⅱ型。

慢性再障起病缓慢,贫血、出血及造血组织的破坏程度相对较轻,属于中医学"虚劳""血虚""虚损"的范畴。急性再障发病急,进展快,贫血呈进行性加剧,常伴有严重的感染和内脏出血,造血组织短期内广泛破坏,造血功能极度衰竭,治疗难度大,属于"急劳髓枯""温热""血证"的范围。目前国家中医药管理局中医血液病重点专科协作组将其命名规范为"髓劳病",急性再障为"急髓劳",慢性再障为"慢髓劳"。

一、病因病机

本病多因先天不足,劳倦内伤,情志失调,饮食不节,感受邪毒,引起脏腑亏虚,肾精匮乏,生髓无力;或药毒、疫毒直中骨髓而成。肾主骨,生髓,藏精,化血,因先天不足,久病劳伤,房事过度,损伤肾脏,精不化血,精亏血少,阴阳失衡发为髓劳,心主血脉,脾主生血,肝主藏血,或因忧郁思虑,损伤心脾,或因情志不遂,肝郁脾虚,均可致气血阴阳虚衰而发为髓劳;热毒、疫毒(多为肝炎病毒)、药毒等原因直中骨髓,导致骨髓受损,脏腑虚衰,气血阴阳亏虚发为髓劳。在诸多病因之中,先天不足、药毒、疫毒为主要病因。本病之根在肾,病位在骨髓。而肾虚火衰,温养他脏失职,累及心、肝、脾,其主血、藏血、统血功能亦相受损。

急性再障乃造血之源肾精枯竭,髓枯精竭血少加之外感温、热、毒邪而发病,短期之内血虚之象进行性加剧。邪毒内蕴,交阻髓道,耗损肾精,伤及肾气,髓不生血,精不化气,无以化生血液,进一步加重血虚;邪毒燔灼,灼伤营阴,深陷血分,伤精耗髓,下及肝肾,可出现反复高热、出血表现,类似温病热入营血之动血、耗血。

慢性再障病程漫长,病久不复,以肾虚为本,脾肾虚损为主。《灵枢》载:"人始生,先成精,精成而脑髓生,骨为干,……血气乃行"。可知,血气之形,成始于精,而"肾藏精,主骨生髓",故"精血同源"。此外脾胃为后天之本,肾精有藏必赖于后天水谷精微的不断充养。后天脾之化源匮乏,血不得赖气化生则血亏,先天肾水阴亏则精不足,骨髓枯竭、精不化血、脾肾不得相协,肾阴亏则阴不敛阳,相火妄动,热从内生,热入阴血,迫血妄行而血从外溢或瘀血留滞,病久阴损及阳或阳损及阴,引起肾阴、阳俱损,出现气血亏虚,阴阳失调。

二、临床表现

(一)重型再障(SAA)

起病急,进展迅速,常以出血和感染发热为首发主要表现。几乎所有患者均有出血倾向,皮肤黏膜广泛出血而严重,且不易控制,皮肤瘀点、瘀斑。60%以上有内脏出血,主要表现为消化道出血、血尿、女性月经过多、眼底出血和颅内出血。颅内出血是本病的主要死亡原因。感染及发热严重,病程中几乎均有发热,体温常在39℃以上,常见皮肤感染、肺部感染、口咽部感染等,严重的可导致败血症。感染的细菌以大肠杆菌、绿脓杆菌等革兰阴性杆菌、金黄色葡萄球菌及真菌为主。感染是本病的另一死亡原因。贫血初期不明显,但呈进行性加重。

(二)非重型再障(NSAA)

起病和进展缓慢,以贫血为首发和主要表现。若治疗得当,可能长期缓解以至痊愈。出血较轻微,多限于皮肤黏膜,内脏出血较少见。可并发感染,但常以呼吸道为主,一般较轻,出现较晚,容易控制。少数到后期出现SAA表现。

三、诊断与鉴别诊断

(一)诊断要点

(1)全血细胞减少,网织红细胞绝对值减少,淋巴细胞相对增多。

(2)一般无肝脾肿大。

(3)骨髓检查显示至少一部位增生减低或重度减低(如增生活跃,巨核细胞应明显减少),骨髓小粒成分中应见非造血细胞增多(有条件者应做骨髓活检等检查)。

(4)能除外其他引起全血细胞减少的疾病,如阵发性睡眠性血红蛋白尿、骨髓增生异常综合征、急性造血功能停滞、骨髓纤维化、急性白血病、恶性组织细胞病等。

(5)一般抗贫血药物治疗无效。

(二)分型标准

1.SAA

发病急,贫血进行性加重,严重感染和出血。血象具备下述三项中两项:①网织红细胞绝对值<15×10^9/L;②中性粒细胞<0.5×10^9/L;③血小板<20×10^9/L。骨髓增生广泛重度减低。

2.NSAA

指达不到SAA诊断标准。

(三)鉴别诊断

1.阵发性睡眠性血红蛋白尿(PNH)

本病可伴有全血细胞减少,但出血和感染较少见,脾脏可能肿大,骨髓可增生减低,溶血发作时出现黄疸及酱油色尿;网织红细胞高于正常,骨髓或外周血可发现 $CD55^-$、$CD59^-$ 的各系血细胞。再障与本病有时可同时存在或互相转化。

2.骨髓增生异常综合征(MDS)

本病分为五型,常有慢性贫血,可有全血细胞减少,但本病骨髓增生活跃或明显活跃。血象和骨髓象三系中均可见到病态造血,表现为粒细胞系核分叶过多,核异常等;红细胞系核浆成熟分离,有核异常,呈多核、核破裂;巨核细胞系有小巨核细胞,分叶过多的巨核细胞和巨大血小板。MDS 早期髓系细胞相关抗原(CD13、CD33、CD34)表达增多,造血祖细胞培养集簇增多,集落减少,染色体核型异常。

3.低增生性白血病

本病多见于老年人,常有贫血、出血和发热,血象有全血细胞减少,骨髓增生减低,肝、脾一般不肿大,血象中可有幼稚细胞,但骨髓象有原始或幼稚细胞增多,原始细胞的增多达到白血病诊断标准。

4.其他疾病

如血小板减少性紫癜、粒细胞缺乏症、脾功能亢进等,经仔细检查及骨髓检查一般不难鉴别。

四、证候特点

急性再障(急髓劳)以起病急骤,病势凶险,进展迅速,病死率高为特点,辨证为急劳髓枯温热证,多以面色苍白,壮热不退或低热持续,皮肤大片瘀斑瘀点,斑色红紫,鼻衄齿衄,口腔血疱,烦躁口渴,便干尿黄,头晕乏力等为证候特点。

慢性再障(慢髓劳)起病较缓,多以面色苍白、唇甲色淡、耳鸣、心慌、气短、乏力、腰膝酸软、皮肤散见瘀点瘀斑等为主症。据其病机,临证多分为肾阴虚、肾阳虚、肾阴阳两虚证。肾阴虚证伴见五心烦热、虚烦失眠、潮热盗汗、腰膝酸软、齿鼻衄血、咽干耳鸣等阴虚内热之症;肾阳虚证伴形寒肢冷,腰膝酸懒、食少便溏、面目虚浮、小便清长或频数、虚汗自出等温煦失司,命门火衰之症;肾阴阳两虚证者以阴虚、阳虚症状同时存在或不典型的阴虚症状与阳虚症状交替出现为特点。

五、辨证论治

急性再障治疗治标为要,法以清热解毒、凉血止血,重在祛热毒之燔灼以防髓枯精竭,病情稳定后可按慢性再障辨证分型论治;慢性再障治疗补肾填精益髓治本为要,据其病机,或滋阴补肾,或温补肾阳,或滋阴济阳。

1.急劳髓枯温热证(急髓劳)

主症:起病急骤,面色苍白,壮热不退或低热持续,头晕目眩,心悸气短,全身泛发紫癜,斑色红紫。

兼症:齿、鼻衄血,尿血,便血,妇女月经过多或淋漓不断,甚则神昏谵语。

舌脉象：舌红绛，苔黄或黄腻，脉洪大数疾。

治则：清热解毒，凉血止血。

处方：验方凉血解毒汤。羚羊角粉 1.0g 冲服，牡丹皮 12g，生地黄 15g，麦冬 20g，女贞子 20g，茜草 15g，板蓝根 15g，黄芩 10g，贯众 12g，地肤子 10g，生龙牡各 30g，白芍 10g，琥珀 1.0g 冲服，三七粉 3.0g 冲服。

加减：若壮热口渴者加生石膏、知母、花粉清热生津；低热明显者加地骨皮、白薇、青蒿以滋阴清虚热；大便干结加生大黄以清脏腑实热；鼻衄不止者加辛夷、苍耳子；出血明显者加仙鹤草、白茅根以凉血止血。

方药阐述：本证为本虚标热，方中羚羊角粉、牡丹皮、生地黄清热凉血；女贞子、麦冬、白芍滋肾阴清虚热；贯众、黄芩、板蓝根、地肤子清热散风解毒；辅以茜草、三七、琥珀止血；甘草调和诸药；诸药合用共奏滋阴补肾，清热解毒，凉血止血之功。

中成药

①羚黄凉血颗粒：(某院方：羚羊角粉、牡丹皮、生地黄、女贞子、白芍、天冬、麦冬、黄芩、板蓝根、甘草)12g/次，每日 3 次，或遵医嘱，口服。

②江南卷柏片：5～6 片/次，每日 3 次，口服。

2.慢髓劳

共分三种证型，依据其肾虚为本之病机，自拟参芪仙补汤系列方序贯治疗。

主症：面色苍白，唇甲色淡，耳鸣，心慌、气短、乏力，腰膝酸软，皮肤散见瘀点瘀斑。

舌脉象：舌质淡，苔白，脉或细，或沉，或浮大，但均呈虚而无力之象。

治则：补肾填精益髓。

处方：参芪仙补汤基本方。人参 6～10g，黄芪 20～30g，仙鹤草 20～30g，补骨脂 10～15g。

加减：人参因其温燥，临床应用中多根据具体辨证特点而选择不同种类的其他参品，阴虚内热者多用西洋参；气阴两虚者多选用太子参、党参；阴阳两虚或阳虚者则多选人参；峻补可选红参或野山参。

方药阐述：人参、黄芪共为君药，重用人参以大补元气，温肾阳、固肾气，补先天而防气血进一步耗散；重用黄芪以大补中气，温脾阳、益脾气，以生化气血。二者相须为用，先天、后天同补，正所谓"有形之阴难于速生，无形之阳所当急固"。仙鹤草一药兼具凉、散、敛、清等作用，为臣药，本方用之重在凉血、散瘀、收敛、清热而针对再障之出血为治，同时配伍参、芪以益气敛血，以防气随血脱。补骨脂重在温补脾肾、补骨生髓，直达再障骨髓造血衰竭之病灶，为佐助药，助参、芪益气填精生髓。诸药合用，共奏补肾填精益髓之功。

(1)肾阴虚证

主症：面色苍白，唇甲色淡，指甲枯脆，肌肤不泽，低热盗汗，手足心热。

兼症：鼻衄、齿衄，心烦口渴，两目干涩，眩晕乏力，失眠多梦，便干尿黄。

舌脉象：舌红，少苔，脉细数。

治则：滋阴补肾，填精益髓。

处方:参芪仙补1号方。太子参10g,黄芪20g,补骨脂10g,仙鹤草30g,女贞子20g,墨旱莲15g,麦冬15g,阿胶10g烊化,知母10g,黄柏10g,生地黄15g,生龙牡各30g。

加减:口干渴甚者加沙参、天花粉、芦根以滋阴生津;出血者加白茅根、藕节、三七粉、侧柏炭以凉血止血;阴虚内热明显者加青蒿、地骨皮以清虚热;少寐多梦者加炒酸枣仁、夜交藤以养血安神;盗汗明显者加煅牡蛎、白芍、麻黄根以滋阴敛汗。

方药阐述:此证型多见于慢性再障之初,伴随造血功能减退和全血细胞减少而出现代偿性功能亢进的不同程度的阴虚表现。方中太子参、黄芪、补骨脂补益气血,填精益髓;仙鹤草凉血止血;麦冬、生地黄、女贞子、墨旱莲滋阴补肾;知母、黄柏滋阴降火,清肾经虚热,以防肾阴耗散;龙骨、牡蛎收敛固涩,以敛肾阴、固肾精;阿胶养血滋阴润燥。诸药合用共奏滋补肾阴,填精益髓之效。

中成药

①仙芪生血颗粒:(某院方:太子参、生地黄、天冬、阿胶、女贞子、墨旱莲、黄芪、补骨脂、知母、黄柏、仙鹤草、黄精)15g/次,每日3次,口服。

②生脉注射液:40~60mL,每日1次,静脉滴注。

(2)肾阴阳两虚证

主症:面色苍白,倦怠乏力,腰膝酸软,头晕耳鸣。

兼症:自汗、盗汗,时有畏寒肢冷,或五心烦热。

舌脉象:舌质淡,苔薄白,脉细弱或细数。

治则:滋阴济阳,填精益髓。

处方:参芪仙补2号方。党参10g,黄芪30g,补骨脂15g,仙鹤草20g,女贞子15g,墨旱莲15g,龟甲10g先煎,黄精15g,生地黄、熟地黄各20g,何首乌10g,当归10g,阿胶10g烊化,鹿角胶10g烊化。

加减:若出血明显者加蒲黄炭、侧柏炭、三七粉凉血止血。

方药阐述:此证型有别于传统中医之阴阳两虚见证,多见于慢性再障中期,经滋补肾阴施治后,阴虚火旺证候渐除,患者病情相对稳定,阴虚证已不明显;或不典型的阴虚症状与阳虚症状交替出现或同时存在;亦有疾病初起即为肾阳虚者。方中党参、黄芪、补骨脂填精益髓,补益气血;仙鹤草凉血止血;女贞子、墨旱莲滋阴补肾;龟甲、黄精、生地黄滋阴填精;熟地黄、何首乌、阿胶、鹿角胶温阳补肾养血;佐以当归养血活血;诸药合用有滋阴济阳,填精益髓之功。

中成药

①仙芪生血颗粒:15g/次,每日3次,口服。

②参胶生血颗粒:(某院方:红参、熟地黄、黄芪、附子、肉桂、淫羊藿、肉苁蓉、补骨脂、山茱萸、鹿角胶、黄精、当归)15g/次,每日3次,口服,或遵医嘱。

③黄芪注射液:40~60mL,每日1次,静脉滴注;联合生脉或参麦注射液:50~100mL,每日1次,静脉滴注。

(3)肾阳虚证

主症:面色苍白或面目虚浮,头晕乏力,虚汗自出,畏寒肢冷。

兼症:气短懒言,腰膝酸软,齿鼻衄血,肌衄发斑,妇女月经过多,小便清长,大便不实。

舌脉象:舌质淡白,胖嫩,苔薄白,脉沉细无力。

治则:温补肾阳,填精益髓。

处方:参芪仙补3号方。人参10g先煎,黄芪30g,仙鹤草10g,补骨脂20g,全当归10g,菟丝子10g,淡附片10g先煎,巴戟天10g,肉桂6g,砂仁6g,熟地黄15g,枸杞子10g,鹿角胶10g烊化。

加减:若纳食不佳者加炒白术、焦三仙健脾理气;失眠多梦者加炒枣仁、合欢皮以养血安神。

方药阐述:此证多见于慢性再障中后期。方中人参(或党参)、黄芪、补骨脂益气养血,填精益髓;配肉桂、附子温肾阳,使阳生而阴长;仙鹤草凉血、收敛止血;菟丝子、巴戟天、熟地黄、鹿角胶温阳补肾养血;当归活血养血;佐以砂仁行气健脾,以防滋腻。诸药合用温补肾阳,填精益髓且不滋腻碍胃。

中成药

①参胶生血颗粒:15g/次,每日3次,冲服。

②参耳生血颗粒:(某院方:人参、马钱子、地耳草)10g/次,每日3次,口服,或遵医嘱。

③参附注射液:20~40mL,每日1次,静脉滴注。

六、并发症

1.出血

出血于急、慢性再障各证型中均可见,轻者皮肤瘀点瘀斑,重者融合成片或皮下血肿、口腔血疱、齿鼻衄血不止,甚或便血、颅内出血,常为再障患者死亡诱因之一。关于再障出血,病机不外乎血热妄行(实热)、阴虚内热(虚热)、脾虚失其统摄之权,血溢脉外所致。治疗应在补肾基础上,注重清热凉血、滋阴止血、补气止血之品的应用。实热出血,方用黄连泻心汤、龙胆泻肝汤、犀角地黄汤等化裁。阴虚内热出血,方用大补阴丸、茜根散化裁。气虚出血酌配补气升提之品,如升麻、黄芪之类。另外,结合出血部位配用止血药,头面部的出血多因血热或虚火上迫,用大黄、黄芩、代赭石、生甘草等。下部出血酌加白茅根、小蓟、黄柏炭等。古人云"血见黑则止",大多具止血作用的药物,炒黑成炭只要存其性,则止血功效尤佳。十灰散即是代表,常用于治疗急性出血,即使慢性出血,亦可从中选择2~3味于当用方中,对止血甚有助益。云南白药虽然色白,但止血之力强,无论急、慢性出血皆可用之。

验方:凉血解毒汤,针对急劳髓枯的病本选用《卫生宝鉴》补肾泻火的三才封髓丹;针对标证的上焦外感温热多伴齿鼻衄血的特点,投《济生方》的苍耳子散;针对温热之邪内陷营血,取《千金要方》的犀角地黄汤。三方合用,合理化裁,功能清热解毒,凉血止血,针对急性再障毒热炽盛之出血疗效颇佳,可有效降低病死率,减轻感染、出血等并发症。

本病病程漫长，久病多瘀，治疗时凡所出之血紫暗或成块，且有瘀滞征象者，当以活血止血为法，选用蒲黄炭、茜草炭、三七粉等活血止血之品，使瘀血去则络脉通，血归于常道，则出血自止，所谓"筑堤坝不如疏浚道"。此法多用于急性出血的后期阶段，或慢性出血日久络脉阻滞者。

2.发热

关于再障发热的治疗，对辨证为阴虚内热或血虚发热的非感染性发热，除按基础方参芪仙补汤合大补阴丸外，可选用含微量元素钙、铬、锂、锶较丰富的地骨皮、当归、青蒿、龟甲、玄参、知母、黄柏等。对辨证为实热的感染性发热多因外感温热毒邪所致，可在凉血解毒汤基础上按卫气营血辨治，随证处方用药。高热神昏者可予安宫牛黄丸1丸/次，每日1次，口服；或紫雪散1支/次，每日2次，口服；清开灵注射液20~40mL，每日1次，静脉滴注等。

七、转归及预后

慢性再障起病相对缓和，并发感染、出血等症状较轻，但治疗显效较慢，予以补肾填精益髓中药和（或）雄激素治疗，大部分患者可使病情缓解，有效率在80%左右，预后良好。但若失治或调养不当，可迁延不愈，甚可转为重型再障，严重影响患者的生存质量。急性再障是一组发病急、进展快、病势凶险的骨髓衰竭性疾病，常伴内脏出血、严重感染，可危及生命，预后不良；近年在治疗上予以清热解毒、凉血止血为治则，积极配合现代医学的成分血输注、广谱抗生素、丙种球蛋白、造血刺激因子等支持疗法，或配合免疫抑制药、骨髓移植等治疗，有效率可达70%。

八、饮食调护

再障患者全血细胞减少，易发生出血及感染，故应慎起居，调情志，避免劳累，尤其是急性再障患者初治阶段要绝对熟食，保持无菌饮食。饭前饭后漱口，保持大便通畅，每天以温开水洗肛门，床单、内衣均须勤换，避免交叉感染。保持心情舒畅，紧密与医务人员配合，坚定战胜疾病的信心。

饮食方面忌辛辣刺激、动火动血之品，如戒烟戒酒，提倡清淡多汁易于消化饮食，慎勿滋腻难化，如咸肉、肥肉、羊肉等力当避免，可多食一些清养之品，鸭肉、甲鱼等，有热者可食荸荠、蔗汁、梨汁、萝卜、芹菜、冬瓜、菠菜、藕汁、荠菜花等，对于康复均大有裨益。

食疗方

（1）猪肝绿豆粥汤（《本草纲目》）：绿豆50g，大米100g。淘净加水适量煮粥，快熟烂时，加入洗净切碎的猪肝100g，猪肝熟透即可食用，不宜加盐。适用于各型再障。

（2）归参炖母鸡（《乾坤生意》）：母鸡1只去毛去内脏，洗净，腹腔内装当归、党参各15g，葱、姜、黄酒、食盐少量，把鸡放在砂锅内，加水，小火煨炖，熟烂即可。适用于面色苍白、乏力、心悸、气短之血虚为主者。

（3）羊脊粥（《太平圣惠方》）：羊脊骨一具洗净剁碎，肉苁蓉30g，菟丝子3g以纱布包，加水适量,共煮炖4小时,取汤适量,煮大米成粥分次服。适用于肾阳虚型再障。

(4) 出血过多者,除用止血药物以外,常取鲜藕 500~1000g,洗净、捣烂、用纱布包,绞取藕汁 1~2 碗,代茶饮之。可加强清热、凉血、止血之功效。

第二节 白细胞减少及粒细胞缺乏症

白细胞减少症是由于多种病因引起的一组临床综合征,一般外周血白细胞低于 $4.0 \times 10^9/L$ 者称为白细胞减少症。因粒细胞在白细胞中占绝大多数,尤其是中性粒细胞,故白细胞减少通常是因中性粒细胞减少引起,且大多数也表现为中性粒细胞比例的降低,因此白细胞减少通常指的是中性粒细胞的减少。外周血中性粒细胞绝对值在成人低于 $2.0 \times 10^9/L$、10~14 岁儿童低于 $1.8 \times 10^9/L$、10 岁以下儿童低于 $1.5 \times 10^9/L$ 称为中性粒细胞减少症。严重者低于 $0.5 \times 10^9/L$ 称粒细胞缺乏症。

据其发病原因多分为原发性和继发性两大类。常见病因包括各种致病微生物感染、多种药物诱发、化学物质中毒、放射线损伤、造血系统疾病和累及骨髓的恶性疾病、脾功能亢进以及部分先天和遗传性疾病或获得性疾病等,均可引起白细胞的生成和破坏的动力学变化,而发生本症。

本病中医学尚无统一病名,根据其乏力、头晕、发热及病程多迁延难愈的临床特点,可归属于中医学的"眩晕""虚劳""温病"等病证范畴。

一、病因病机

本病的致病因素较多,诸如先天禀赋不足、后天失调、久病失养或某些药物及化学物质中毒等。禀赋不足、后天失调或劳倦过度,可致脾肾亏虚,气血生化不足;大病、久病失养,或放、化疗后及某些毒物又可致元气亏损,精血虚少,脏腑功能衰遏正虚于内,卫外不固则外邪易袭而反复发热。总之,本病所见虚证为本,或因虚致病,因病成劳;或因病致虚,久虚不复成劳。其病机变化虽多,但不外气血亏虚、阴阳失调、心、肝、脾、肾功能受损,其中脾肾两虚为其发病关键,虚、热、瘀、湿为其主要病理表现。近年来因放、化疗所致白细胞减少症比例增多,故病因应重视热、毒等外邪相关因素。

二、证候特点

本病证型不同,其临床表现不一,且缺乏特异性,少数患者可无症状,多以自觉乏力、头晕、倦怠、发热等症状为主证。临床辨证论治多分为正虚邪恋、气血两虚、脾肾阳虚、肝肾阴虚、肾虚毒瘀五型。正虚邪恋型多见于外感后期见白细胞减少者,常伴有面色㿠白,头晕,乏力,恶风,口苦,咽干,咳嗽等表现。气血两虚型多见于年老体弱或后天失养、脾胃虚弱者,常伴有面色无华,失眠多梦,心悸气短,纳呆食少等表现;脾肾阳虚型多见于元气亏损,脏腑功能衰退者,常伴有面色㿠白,或面目虚浮,畏寒肢冷,气短懒言,自汗,溲清便溏或完谷不化,腰膝酸软,或见阳痿、滑精等表现;肝肾阴虚型多见于精血虚少,脏腑功能虚亢者,常伴有形瘦神疲,耳鸣,腰膝酸软,失眠健忘,潮热盗汗,烦躁易怒,五心烦热,尿赤便干等表现;肾虚毒瘀型多见于肿瘤或血液恶性疾患或因放、化疗所致白细胞减少者,在脾肾阳虚、气血两亏等表现基础上,常伴有口唇暗红,舌质瘀点、瘀斑,或伴癥瘕等痰瘀互阻,毒邪内蕴之表现。

三、辨证论治

本病辨证论治一般不出心、肝、脾、肾四脏,其中脾肾两虚为其发病关键,按虚则补之的原则调治,常为补阴和补阳,补气和补血的有机结合,体现阳生阴长之意。气血两虚,阴阳失调,脏腑功能失常为本,正虚不固,六淫外袭而反复发热、感染为标,故治疗当以扶正兼祛外邪为基本法则。

1. 正虚邪恋证

主症:低热,乏力,汗出,口苦,咽干。

兼症:面色㿠白,头晕,恶风,咳嗽,纳差或伴心烦。

舌脉象:舌质淡,苔薄白或薄黄,脉弦或浮而无力。

治则:益气固表,和解表里。

处方:玉屏风散合小柴胡汤加减。柴胡10g,黄芩10g,清半夏10g,生甘草6g,党参10g,黄芪30g,白术10g,防风10g,生姜6g,大枣4枚(去核)。

加减:营卫不和者加桂枝、白芍;风热者加金银花、连翘;咽痛者加牛蒡子、山豆根;咳白痰者加杏仁、桔梗;咳黄痰者加浙贝母、鲜竹沥。

方药阐述:本证多见于外感后期见白细胞减少者。既有外邪余邪未清,又存在正虚无力托邪外出。玉屏风散益气固表敛汗,治虚人腠理不固,易感风邪。小柴胡汤中柴胡质清味薄,能疏少阳之郁滞;黄芩苦寒,清少阳相火;半夏和胃降逆;党参、大枣、甘草益气和中,扶正祛邪,以防邪气深入,全方寒温并用,攻补兼施,升降协调。外证用之,重在和解少阳,疏邪透表;内证用之,还能达疏利三焦、调达上下、宣通内外、和畅气机之效。

中成药

(1)地榆升白片:2~4片/次,每日3次,口服。

(2)玉屏风胶囊:2粒/次,每日3次,口服。

2. 气血两虚证

主症:倦怠乏力,面色无华,头晕目眩。

兼症:失眠多梦,心悸气短,纳呆食少。

舌脉象:舌质淡,苔薄白,脉细弱。

治则:补气养血。

处方:八珍汤或十全大补汤加减。人参9g(另煎兑入),炙黄芪30g,白术10g,肉桂5g,当归10g,茯苓10g,白芍10g,熟地黄15g,远志10g,陈皮6g,甘草6g,大枣4枚(去核),焦三仙各10g。

加减：若偏于脾气虚，证见食后腹胀、腹泻便溏者可去熟地黄、白芍滋阴养血之品，加用白扁豆、山药、砂仁等以健脾和胃止泻；若患者反复低热，又无外感之证，倦怠多汗，此为气虚发热，可选用"甘温除热"法以补中益气汤加减治疗。

方药阐述：此证是本病的常见证型。本方用人参、黄芪大补元气；辅以当归、熟地黄、白芍以养血白术、陈皮以健脾理气，使补而不滞；茯苓、远志以养心安神；焦三仙、甘草、大枣和胃健脾，以资生化；肉桂温运心阳亦利生血。

中成药

(1) 地榆升白片：2～4 片/次，每日 3 次，口服。

(2) 黄芪注射液：40～60mL，每日 1 次，静脉滴注；联合参麦注射液 50～100mL，每日 1 次，静脉滴注。

3. 脾肾阳虚证

主症：面色㿠白，或面目虚浮，畏寒肢冷，头晕目眩。

兼症：气短懒言，自汗，溲清便溏或完谷不化，腰膝酸软，或见阳痿、滑精。

舌脉象：舌质淡胖，边有齿痕，苔白，脉沉细弱。

治则：温补脾肾。

处方：右归丸加减。党参 10g，黄芪 30g，焦白术 10g，鹿角胶 9g（烊化），附子 10g（先煎），菟丝子 10g，山萸肉 30g，怀山药 30g，熟地黄 15g，当归 10g，杜仲 10g，炙甘草 6g。

加减：若腹中冷痛者加高良姜、吴茱萸以散寒止痛；如患者腹胀食少，一味补益恐难生效，故应加用砂仁、木香以理气畅中；大便溏泻者去当归、熟地黄等滋腻之品，而加肉桂、补骨脂以温脾涩肠；阳痿、滑精者可加巴戟天、紫河车、肉苁蓉、桑螵蛸以补肾固涩；阳虚水泛，尿少浮肿者加茯苓、车前子、桂枝以利水消肿，平冲降逆。

方药阐述：方中以党参、黄芪、白术、甘草健脾益气；附子、菟丝子、杜仲温补肾阳；鹿角胶乃血肉有情之品温补肾阳；与熟地黄、山药、当归、山萸肉配伍，在温肾壮阳之中，兼能填补肾精，取补阴以配阳之意，正如张景岳曰："善补阳者，必于阴中求阳，则阳得阴助而生化无穷。"

中成药

(1) 参鹿升白颗粒：（某院方：人参、鹿茸、黄芪、补骨脂）10g/次，每日 3 次，口服，或遵医嘱。

(2) 金匮肾气丸：水蜜丸 4～5g（20～25 粒）/次，大蜜丸 1 丸/次，每日 2 次，口服。

(3) 参附注射液：20～40mL，每日 1 次，静脉滴注。

4. 肝肾阴虚证

主症：形瘦神疲，眩晕耳鸣，腰膝酸软。

兼症失眠健忘，潮热盗汗，烦躁易怒，五心烦热，尿赤便干，男子或见遗精；女子或见月经不调。

舌脉象：舌红少苔或无苔，脉细数。

治则：滋养肝肾。

处方：杞菊地黄汤或左归饮加减。枸杞子 10g，菊花 10g，生地黄、熟地黄各 15g，怀山药

10g,山茱萸10g,牡丹皮10g,菟丝子15g,鳖甲15g(先煎),女贞子15g,墨旱莲15g,茯苓10g,龟甲胶10g(烊化),生龙牡各30g,甘草10g,太子参10g,焦白术10g。

加减:若虚火上炎,口舌生疮可去熟地黄,并加知母、黄柏、牛膝以清虚热、坚肾阴,引火下行。

方药阐述:肝肾阴虚,阴虚内热是本证的主要病机。治疗当以调补肝肾,滋阴清热为法则。方中生地黄、熟地黄、女贞子、墨旱莲、山茱肉、枸杞子、龟甲、鳖甲滋肾阴养肝血;菊花、牡丹皮清肝降火,生龙牡以敛肾精。治疗时应注意滋阴易滞气,寒凉易碍胃,故予太子参、白术益气健脾补后天滋先天,联合山药、茯苓以健运化。随着阴虚症状改善,可逐渐减少寒凉药或减轻药量,并辅以补阳药,借阳药的温运,以制阴药的凝滞,使之滋而不滞,阴有所化。

中成药

(1)参芪清热颗粒:(太子参、黄芪、女贞子、黄精、陈皮、葛根、虎杖、白花蛇舌草、薏苡仁等)10g/次,每日3次,口服,或遵医嘱。

(2)生脉注射液:40~60mL,每日1次,静脉滴注;联合杞菊地黄丸口服。

5.肾虚毒瘀证

主症:此证多见于肿瘤或血液恶性疾患伴有癥瘕痞块(肝脾肿大)。

兼症:面色无华,头晕耳鸣,乏力,气短,心悸,腰膝酸软。

舌脉象:舌质淡暗或紫暗,或有瘀点、瘀斑,脉弦细涩。

治则:补肾培元,化瘀解毒。

处方:金匮肾气丸加减。炙黄芪30g,熟地黄15g,白芍10g,当归10g,山药15g,山萸肉15g,杜仲10g,附子10g(先煎),白花蛇舌草10g,穿山甲10g,鸡血藤15g,益智仁10g,桃仁10g,炙甘草6g。

加减:若以气血两虚为主兼夹瘀血,可选用八珍汤、十全大补汤或归芪建中汤加减。日久瘀血内停证见腹部肿块增大、肌肤甲错、面色黧黑、潮热羸瘦、经闭不行等可选用大黄䗪虫丸活血逐瘀,通经消癥。

方药阐述:此证为本病特殊类型。临床以气血虚衰伴癥瘕为主证,其病位在脾肾,从阳虚毒瘀论治,采用温补脾肾、化瘀解毒法治疗,能够取得较满意疗效。以金匮肾气补肾培元,以固其本;白花蛇舌草清热解毒抗癌;穿山甲、鸡血藤、益智仁、桃仁活血消癥。全方有补气而不留邪,行瘀而不伤正之功。

中成药

(1)参芪扶正注射液:250mL,每日1次,静脉滴注;消癌平注射液20mL,每日1次,静脉滴注。

(2)癥瘕瘀血明显者可予丹参注射液20mL,每日1次,静脉滴注。

四、并发症

发热是本病最常见的并发症,发生概率与粒细胞缺乏程度成正比。临床宜辨外感、内伤之不同。

临床所见外感者多,外感发热是指感受六淫之邪或温热疫毒之气,导致营卫失和,脏腑阴阳失调,出现病理性体温升高,伴有恶寒、面赤、烦躁、脉浮数等为主要临床表现的一类外感病证。感受风寒者可选桂枝汤敛阴和营,解肌发汗,或荆防败毒散疏风散寒,夹湿者九味羌活汤加减,中成药可选感冒清热颗粒、感冒软胶囊等感受风热者,卫分证者银翘散加减或银翘解毒片口服,气分证者麻杏石甘汤、白虎汤加减,热入营血者犀角地黄汤加减,中成药可选用双黄连粉针、清开灵注射液、喜炎平注射液等静脉输注,咳痰黄稠者可选痰热清注射液滴注。

内伤发热是指以气血阴阳亏虚,脏腑功能失调为基本病机所导致的发热。一般起病较缓,病程较长,热势轻重不一,但以低热为多,或自觉发热而体温并不升高。尽管属内伤者少,但在处理原则上与感染性发热是绝然不同的,需参考李东垣"甘温除热"的治则,选用补中益气汤或人参养荣丸治疗。如果误以内伤发热为外感发热,过用表散、清解药物,则易犯虚虚之戒。

多数白细胞减少症患者,发热既有外邪侵袭,又存在正虚无力托邪外出,宜选小柴胡汤加减。

五、转归及预后

本病10%～25%患者可能出现血流感染,其中大多数为有长期或严重中性粒细胞缺乏的患者,而血流感染的实际发生率可能更高。近年来由于肿瘤患者增多,放化疗普遍开展以及各种化学制剂和化学药物的广泛应用,使白细胞减少症发病率明显增多,为临床常见急症之一。中华医学会血液学分会、中国医师协会血液科医师分会于2012年发布的《中国中性粒细胞缺乏伴发热患者抗菌药物临床应用指南》指出造血系统恶性肿瘤患者白细胞减少,尤其是中性粒细胞缺乏伴感染相关病死率高达11%。

原发性白细胞减少症大多临床表现不典型,进展缓慢,感染相对较轻,中医证型以气血两虚、脾肾阳虚者多见,积极治疗预后良好。继发性白细胞减少症预后有赖于原发病因能否去除,特别是继发于造血系统恶性肿瘤或实体肿瘤者,中医证型以肝肾阴虚、脾肾两虚兼毒瘀互结者多见,大多预后不良。

六、饮食调护

调理饮食对本病患者甚为重要,应给予富于营养、易于消化的食物,需补养气血,避免过饱过饥或偏食。阴虚者忌食辛辣厚味,宜淡薄滋养,可食海参、鳖甲肉、蛋、奶、豆类及蔬菜、水果等清淡之品以滋阴配阳;阳虚者忌食生冷滋腻之物如冷荤、冷饮等凉食,可食辛温类食品如牛肉、羊肉等以温阳。生活起居要有规律,避免风寒、劳累。注意精神调养,保持口腔卫生。对于重度粒细胞缺乏的患者应采取一定的隔离措施,以防外源性感染。

食疗方

1. 山药葡萄粥

鲜山药100g,莲子肉50g,葡萄干50g,白糖适量。将鲜山药去皮,洗净后切片,与洗净的莲子肉、葡萄干同入锅中,煮成粥状,调入白糖即成。早晚分食。益气养血,升白细胞。适用于心脾两虚型白细胞减少症。

2.首乌红枣粥

制首乌粉 25g,红枣 5 枚,粳米 50g,莲子粉 20g,白糖适量。将粳米、红枣入锅,煮粥至半熟,加入制首乌粉、莲子粉,边煮边搅拌,至粥熟加入白糖即成,早晚分食。益气养阴,适用于气阴两虚型白细胞减少症。

3.黄芪煨狗肉

黄芪 30g,红枣 10 枚,狗肉 500g,黄酒、精盐、生姜、酱油、味精、八角茴香各适量。将狗肉洗净,切成小块。黄芪煎汁去渣。红枣洗净去核。将狗肉、红枣放入砂锅,倒入黄芪汁和适量清水,加入黄酒、精盐、生姜、酱油、味精、八角茴香、用大火烧沸,转用小火炖至熟烂即成,当菜佐餐,随意食用。温肾健脾,升白细胞,适用于脾肾阳虚型白细胞减少症。

第三节 淋巴瘤

淋巴瘤起源于淋巴结和(或)淋巴组织,是免疫系统恶性肿瘤,可发生于身体的任何部位,以淋巴结、扁桃体、脾及骨髓最易受累。无痛性、进行性淋巴结肿大和局部肿块是其特征性的临床表现,可伴有某些器官的受压迫症状。病变侵犯淋巴结外组织如扁桃体、鼻咽部、胃肠道、骨骼或皮肤等,则表现为相应组织器官受损的症状,当淋巴瘤浸润骨髓时可形成淋巴瘤细胞性白血病。常有发热、盗汗及消瘦等全身症状,最后出现恶病质。由于患者病变部位和范围的不同,淋巴瘤的临床表现也具有多样性,以往认为淋巴瘤与淋巴细胞白血病是两种疾病,但近年来随着基础研究的不断深入,人们发现这两类肿瘤的区别已比较模糊,根据组织病理学特征将淋巴瘤分为霍奇金淋巴瘤(HL)和非霍奇金淋巴瘤(NHL)两大类。

在我国经标化后淋巴瘤的总发病率 3.75/10 万,位居全国肿瘤登记地区恶性肿瘤发病的第 8 位。近 90% 为 NHL,类型分布与欧美国家不同,中位年龄为 54 岁,男性多于女性。发病率逐年上升,且大多数淋巴瘤的病因不明,可能的危险因素包括免疫缺陷(AIDS),遗传因素(家族群集、癌基因)、感染(EB 病毒、幽门螺杆菌等)及职业环境(木工、杀虫剂)等。

本病中医尚无统一病名,依据患者常见局部淋巴结肿大的特点,属于祖国医学"石疽""恶核""失荣""痰核""疵痈"等范畴。结合现代医学有关恶性淋巴瘤的病因、临床表现及转归,我们认为淋巴瘤是正气亏虚而外感邪毒,气机郁滞而内生痰瘀,致痰毒凝滞脏腑经络,临床以瘰疬肿块、胁下癥瘕,或见发热为主要表现的癌病类疾病。《外科证治全生集·治法》曰:"大者,名恶核;小者,名痰核。与石疽初起相同。然其寒凝甚结,毒根最深,却不易溃。"在《备急千金药方》中记载:"凡恶核似射之,……时有不痛者,不痛便不忧,不忧则救迟,救迟则杀人,是宜早防之,""恶核病卒然而起,有毒。若不治入腹,烦闷杀人。"凡此"恶核"描述较为接近恶性淋巴瘤的特点,故以"恶核"命名,更能体现出此类疾病转归不良的临床证候特点。

一、病因病机

中医认为本病主要是由先天禀赋不足,内伤七情,饮食失调,脏腑亏虚,邪毒内侵所引起的痰毒凝结而致。

1.寒痰凝滞

寒性凝滞收引,与湿相结可为痰。寒邪侵肺,肺失宣降,津液输布失调,水湿停聚而为痰;脾胃素虚,食少饮多,恣食生冷,均可阻遏阳气,虚寒内生,中焦失运,水湿内停,聚湿成痰;或肾阳素虚,温化无权,气不化水,水湿停蕴成痰。

2.气郁痰结

因忧思恼怒,情志不舒而致肝气郁结,郁久化热,热灼津液成痰;肝气不疏,气滞血瘀,血行不畅,脉络瘀阻,痰瘀互结,形成痰核。

3.肝肾阴虚

因先天不足或久病及肾,肾阴不足,水不涵木,致肝阴虚,肝肾阴亏,则虚火内动,灼津为痰,痰火相结而成"恶核",若与邪毒胶结则为"失荣""石疽"。

总之,本病为本虚标实证,变化多端,涉及脏腑主要为肺、肝、脾、肾。脏腑亏损、气血两虚、阳气不足及气机郁滞、痰毒凝结是最基本的发病机制。

二、证候特点

本病可见颈侧、腋下及鼠蹊部瘰疬,多质硬,无痛、进行性肿大,并可融合成包块。部分患者可出现消瘦、盗汗、发热、乏力等全身症状,因侵犯脏腑部位不同,可出现多样的临床证候。早期痰毒内阻,气机瘀滞,可见乏力,食少纳呆,胸胁或脘腹胀痛,口苦咽干,痰毒内阻,外窜筋经,内伤脏腑,久留而不去,血气凝结,阳气虚惫痹阻,可见形寒肢冷,无汗,恶寒喜暖,瘰疬坚硬如石,难溃难消;中期痰凝血瘀,相互胶结,内可气滞血瘀见头痛头重、胁下癥瘕、脘腑结痛,外可浸淫肌肤而见皮肤结节、黧黑、瘙痒、脱屑;后期痰毒内阻,日久损及肝肾、气血可见面色㿠白无华,神疲懒言,自汗,潮热盗汗,眩晕耳鸣,形体消瘦,常为虚实夹杂,寒热并见之证候。

三、辨证论治

本病多为本虚标实,结合八纲辨证,临证应首辨虚实。淋巴瘤为脏腑功能障碍,阴阳失调,痰、瘀、毒结于肌肤脏腑而成,其局部属实,全身为虚。实以痰、瘀、毒互结为主,虚以肝、脾、肾三脏亏损多见,晚期气血阴阳衰败。故辨证论治应紧紧抓住全身为虚,痰、毒、瘀为标这一关键。

1.气郁痰凝证

主症:颈项、腋下瘰疬,无痛、不痒、皮色不变,胸胁或脘腹胀痛。

兼症:头胀眩晕,精神抑郁,消瘦乏力,口苦咽干,食少纳呆,大便干结。

舌脉象:舌质淡红或暗,苔白或腻,脉弦滑。

治则：理气开郁，化痰解毒。

处方：柴胡舒肝散合消瘰丸加减。柴胡10g，川芎10g，枳壳10g，香附10g，陈皮15g，青皮10g，白芍15g，清半夏10g，生牡蛎30g，玄参15g，浙贝母10g，夏枯草10g，白术10g，山慈姑6g，甘草10g，穿山甲10g。

加减：若盗汗明显者加浮小麦、麻黄根、五味子；口苦、咽干、便干者加龙胆草、黄芩。

方药阐述：此证多见于淋巴瘤早期，尤其是霍奇金淋巴瘤，往往具有明显B症状（发热、盗汗、体重减轻），故本方以疏肝理气，畅通气机之柴胡舒肝散为主，改善全身症状，穿山甲味咸联合应用消瘰丸软坚散结，化痰通络。结合现代药理学研究，山慈姑具有清热解毒抗肿瘤作用。

中成药

香菇多糖：1mg/次，每日1次，静脉滴注。

2.寒痰凝滞证

主症：颈项、腋下、鼠蹊瘰疬，无痛、不痒、皮色不变，坚硬如石，难溃难消，形寒肢冷，恶寒喜暖。

兼症：头身及胸腹疼痛，神倦乏力，面色少华，小便清利。

舌脉象：舌质淡，苔白或腻，脉沉细。

治则：温化寒痰，软坚散结。

处方：阳和汤合消瘰丸加减。熟地黄10g，肉桂6g，麻黄6g，鹿角胶15g烊化，白芥子10g，炮姜5g，白术15g，生牡蛎30g，玄参10g，海藻10g，夏枯草10g，山慈姑6g。

加减：气虚者加党参、黄芪；便溏者可加山药、薏苡仁、扁豆。

方药阐述：寒痰凝滞，痹阻于肌肉、筋骨、血脉，故局部或全身可见寒象。治宜温化寒痰，软坚散结。方中炮姜、肉桂解寒凝；熟地黄滋补阴血，配以血肉有情之鹿角胶，补肾助阳，益精养血，两者合用，温阳养血，以治其本；少佐麻黄，宣通经络，与诸温和药配合，可以开腠里，散寒结，引阳气由里达表，通行周身；法"阳化气，阴成形"，加白术健脾和中，夏枯草散结，白芥子利气豁痰；元参解毒滋阴；牡蛎、海藻咸寒，育阴潜阳，软坚消瘰；山慈姑解毒。综观全方，温阳气而散阴形。

中成药

小金丹：0.6g/次，每日2次，口服。

3.痰瘀互结证

主症：面色暗黑，乏力，颈项或体表瘰疬，硬实累累，推之不移，隐隐作痛，甚至融合成团块，或见两胁下癥瘕（肝脾肿大）。

兼症：发热，头痛头重，肌肤甲错，脱屑或身目俱黄，口干，胸闷喘息，咳嗽咳痰，纳呆腹痛，痞满鼓胀，大便干结或溏稀。

舌脉象：舌质紫暗，或有瘀斑，或有舌体胖大，舌下脉络迂曲，苔白或黄，脉弦或滑数。

治则：化痰消瘀，解毒散结。

处方：三棱汤合消瘰丸加减。三棱10g，莪术10g，当归15g，木香10g，茯苓15g，白术20g，陈皮 15g,法半夏 15g,猫爪草 15g,白芥子 20g,牡蛎 30g,川芎 10g,海藻 15g,玄参 15g,山慈姑 6g,白花蛇舌草 15g。

加减:发热不退者,加生石膏、水牛角、银柴胡;头痛者可分经选用藁本、柴胡、细辛、天麻、独活;黄疸者加茵陈、栀子;皮肤脱屑、瘙痒者加何首乌、白鲜皮、蝉蜕。

方药阐述:本证中以《周慎斋遗书》中三棱汤合消瘰丸为底方加清热解毒中药化裁而成。方中三棱、莪术破血消瘀;当归、川芎养血活血;木香行气解郁,陈皮、法半夏化痰;白芥子、猫爪草性温,散结理气、化痰止痛。佐以茯苓、白术健脾和中,防破血、辛燥性烈伤及脾胃;元参解毒滋阴;牡蛎、海藻咸寒,育阴潜阳,软坚消瘰;加山慈姑及白花蛇舌草解毒。综观全方,具破血消瘀、化痰散结、健脾和中、清热解毒之功。

中成药

①西黄丸:3g/次,每日 2 次,口服。

②康莱特注射液:100mL/次,每日 1 次,静脉滴注。

③鳖甲煎丸:3g/次,每日 3 次,口服。

④斑蝥磷酸钠维生素 B_6 注射液:10～50mL/次,每日 1 次,静脉滴注。

4.肝肾阴虚证

主症:颈项、耳下、腋下瘰疬,质地坚硬,或腹内结块,形体消瘦,午后低热,五心烦热,盗汗,腰膝酸软。

兼症:夜寐欠安,心烦易怒,失眠健忘,眩晕耳鸣,午后颧红,两胁疼痛,齿松发脱。

舌脉象:舌红或绛,苔薄或少苔,脉细数。

治则:养阴清热,解毒溃坚。

处方:知柏地黄汤合青蒿鳖甲汤加减。知母 12g,黄柏 12g,生地黄 15g,山萸肉 15g,茯苓 20g,牡丹皮 15g,青蒿 15g,鳖甲 30g 先煎,龟甲 15g 先煎,僵蚕 10g,猫爪草 15g,丹参 30g,山慈姑 15g,夏枯草 10g,桑寄生 30g。

加减:骨骼酸痛明显者加杜仲、羌活、独活。失眠健忘者加益智仁、酸枣仁、茯神;潮热盗汗、两胁疼痛者加川楝子、地骨皮、沙参。

方药阐述:方中知母清热泻火而长于清润,黄柏泻火解毒而除骨蒸、清虚热,二者相须为用重在滋阴降火,防肾阴耗竭;鳖甲直入阴分,咸寒滋阴,以退虚热;青蒿芳香清热透毒,引邪外出;生地黄甘凉滋阴,牡丹皮凉血透热,丹参活血,透热而不伤阴,养阴而不恋邪;桑寄生、山萸肉补肾;茯苓健脾;加猫爪草、山慈姑、夏枯草、龟甲、僵蚕软坚化痰。共为养阴清热、解毒溃坚之功。

5.气血亏虚证

主症:面色㿠白无华,神疲懒言,气短乏力,时觉恶寒或身热,自汗、盗汗,颈项及体表多处瘰疬不断增大,硬实如石。

兼症:心悸眩晕,语声低微,食少纳呆,失眠多梦。

舌脉象:舌质淡或淡暗,苔白,脉细数无力或沉细。

治则：益气养血，化痰散结。

处方：香贝养荣汤加减。香附10g，川贝母10g，人参10g先煎，陈皮20g，茯苓15g，炙黄芪20g，白术15g，熟地黄15g，赤芍15g，当归15g，川芎10g，半枝莲15g，黄药子10g，甘草6g，夏枯草15g，白花蛇舌草20g。

加减：若食少纳呆加焦三仙、枳实、厚朴；衄血或紫癜加仙鹤草、侧柏炭；阴虚明显者加生地黄、沙参、麦冬；发热者可加柴胡、黄芩。

方药阐述：恶核病势危急或疾病晚期（骨髓浸润或淋巴瘤白血病）者，痰毒浸淫脏腑，内蕴骨髓，髓不能化生气血，见气血亏虚，为虚实夹杂、寒热并见之证候。方中人参、黄芪、茯苓、白术补气，四物汤补血养血，香附、贝母、夏枯草、陈皮行气散结化痰，半枝莲、白花蛇舌草、黄药子清热解毒；甘草调和诸药。

四、并发症

1.胸腔积液

淋巴瘤组织压迫静脉回流不畅或浸润胸膜均可引起胸腔积液。大部分淋巴瘤患者并发胸腔积液时可见纵隔或纵隔外肿块，而小部分患者仅有胸腔积液而无实体肿块，称之为原发渗出性淋巴瘤。此并发症可归属中医"悬饮"范畴，起病因为正气虚弱，邪毒浸润于内，脏腑功能失调，致痰浊瘀毒聚结，阻滞三焦，邪流胸胁，水饮积结而成。对胸腔积液量大，严重压迫心肺、纵隔引起呼吸困难、胸闷心悸、脉数细微者，应急抽胸腔积液以治其标。病情较缓或反复发作者，可辨证施治。如胸痛胸闷、气短咳痰、舌黯、脉沉弦属痰瘀互结者，治宜化瘀散结，解毒利水，给予苓桂术甘汤合血府逐瘀汤加减。同时避免一味攻伐，对胸闷气短、咳嗽无力、形疲身乏、脉细无力属气虚者，应温阳补气、散结利水，予补中益气汤合葶苈大枣泻肺汤加减。此外，可给予中药注射剂静脉注射或抽胸腔积液后胸腔内灌注治疗，常选榄香烯注射液及康莱特注射液等。

2.黄疸

恶核患者可有Coombs试验阳性的自身免疫性溶血性贫血，发病率在7.9%，以间接胆红素升高为主。同时肿瘤浸润或药物性肝损害可出现肝功异常，亦可出现黄疸，以直接胆红素升高为主。结合中医四诊，黄疸辨证须分清阳黄阴黄。根据患者痰、毒、瘀的特点，阳黄者当以清利湿热为主，可给予泽兰、通草、车前、茵陈、郁金清热解毒，化瘀利湿；湿重于热者，因湿困中州，脾失健运，气血生化无源，肝失荣养，疏泄失司，黄疸瘀滞，正虚邪恋，故用藿香、杏仁、橘红、焦白术、砂仁芳香化浊开胃，健脾和中，并用生黄芪、当归、白芍益气养血，香附舒肝理脾，祛邪为主，扶正为辅。证属阴黄者，应以阴寒湿邪为主证，多无明确热象，或见形寒肢冷，小便清长，脉沉细，舌质淡，属阴证。虽可应用茵陈术附汤等温化寒湿之剂，但应慎用桂附等大热之剂，宜中病即止，特别是在虚实夹杂，寒热交错，正虚邪实的阶段，立法用药更要慎重。

五、转归及预后

大多数霍奇金淋巴瘤预后良好,确诊时病变局限,临床分期为Ⅰ期或Ⅱ期、非巨块型、无B症状,治愈率达到90%~95%,而进展型、难治复发型霍奇金淋巴瘤,多预后不良。

非霍奇金淋巴瘤的临床病理类型分类繁多,预后不尽相同,治疗方法包括早期的放疗、化疗,到目前的分子靶向、放免治疗及造血干细胞移植术等,进展较多,其治疗终点可以是缓解症状,提高生活质量,甚至是治愈。

中医辨证分型体系中,疾病早期以气机郁滞及寒痰凝滞者多见,若治疗得当,调养适宜,两型预后尚可。若病史迁延失于调摄或病势凶险,以痰瘀互结(夹湿浊、夹热毒、夹湿热)、肝肾阴虚、气血亏虚者多见,预后相对较差。

六、饮食调护

恶性淋巴瘤经放化疗治疗后,通常体质虚弱,应食富含营养的食物,如鱼、奶、蛋、海参等,以软食易消化为宜。考虑淋巴瘤起病以免疫力低下及病毒感染相关,进食猕猴桃及萝卜、薏苡仁、大蒜等食物可起到扶正抗肿瘤的目的。

食疗方

1.薏苡仁粥

将薏苡仁30g洗净,置于砂锅内,加水适量,再将砂锅置武火上烧沸,后用文火煨熬。待薏苡仁熟烂后加入白糖即成,随意饮食,可健脾除湿,增强体质。

2.海带木耳肉汤

取海带、黑木耳各15g,瘦猪肉60g,味精、精盐、淀粉适量。海带、木耳切丝,猪肉切成丝或薄片,用淀粉拌好,与海带丝、木耳丝同入锅,煮沸,加入味精和淀粉,搅匀即成。海带散结消滞,黑木耳利五脏补血,瘦肉补虚,是理想的肿瘤药膳。

3.黄芪粥

取黄芪30g,加10倍的清水浸泡30分钟,连水一起烧开,中火煮40分钟,滗出药渣,将大米100g放入药汁,煮成稀粥即可,适合放化疗后体虚免疫力低下者长期服用。

第四节 白血病

一、急性白血病

急性白血病(AL)是骨髓中原始与早期幼稚血细胞急剧增生的造血系统恶性肿瘤。其特征为体内有大量白血病细胞无控制地增生,并浸润各种器官组织,以致正常的造血细胞生成减少,导致感染发热、出血和贫血,以及肝脾淋巴结肿大。急性白血病分为急性淋巴细胞白血病(ALL)和急性髓细胞白血病(AML)两大类。ALL又分为L1、L2、l3三个亚型,AML则有七个亚型,分别为M1、M2、M3、M4、M5、M6及M7。1986年我国血液学工作者根据FAB分型法,结合国内的实际情况,又将AML分为M0、M1、M2、M3、M3v、M4、M4E0、M5a、M5b、M6及M7等10多个亚型。

白血病是国内十大高发恶性肿瘤之一,其发病率为2.76/10万人口,低于欧美国家,而与亚洲国家接近。急性白血病明显多于慢性,而且有逐年增加趋势,可发生于任何年龄,已成为严重威胁人们生命健康的一种急性凶险性疾病。急性淋巴细胞白血病发病高峰年龄在10岁以前,之后逐渐降低,进入老年期又略有升高,急性髓细胞白血病随年龄增长而发病率增多,60~69岁达高峰,男性略多于女性(约为1.8:1)。国内AML的发病率高于ALL,AML中以M2a和M5的发病率较高,M4和M6较低,M7少见。一年四季均可发病,农村多于城市。近十余年来,美国、日本、英国等国家白血病发生率和病死率也有上升趋势,全世界约有24万急性白血病患者,我国估计有5万以上患者。

中医学并无急性白血病之病名,但对急性白血病的临床表现如发热、出血、贫血、浸润等症状早有记载。急性白血病常为发热、贫血并见,这与虚劳不足并见发热的"热劳"、"急劳"极为相似。急劳与热劳的临床表现基本相似,但急劳起病更急,发展更快。急性白血病的出血表现,又可将其归属于"血证"范畴。急性白血病的高热伤阴,热迫营血,耗气动血,神昏谵语,舌绛发斑等特点,又可将其归属于温病范畴,按卫气营血辨证施治。白血病的浸润现象表现为肝、脾、淋巴结肿大。肝脾大,属中医"癥瘕"、"积聚"范畴。淋巴结肿大,属中医"痰核"、"瘰疬"、"失营"、"马刀"范畴。本病的病位主要在肾,治疗上,由于急性白血病有毒邪峻猛迅速耗竭正气的病因病机特点,故常宜清除毒邪为先,张子和攻下以祛邪的思想,以及温病学注重祛邪的理论,对于治疗白血病具有重要指导意义。

(一)病理

1.基本病理改变

(1)白血病细胞的增生和浸润:为本病的特异性病理变化,主要发生于造血组织,如骨髓、脾、肝及淋巴结,并可累及全身组织。

(2)出血、组织营养不良和坏死:程度不同的出血可发生于任何部位,以皮肤、口腔、鼻腔黏膜为常见,致命出血如颅内、消化道或呼吸道大出血。由于白血病细胞浸润、出血及梗死,可导致局部组织的变性、坏死。

(3)继发感染:常见的感染为呼吸道感染,以细菌和真菌为多见。感染中,局部炎症反应微弱,但病变易于扩散,组织变性较严重。

2.各系统的病理变化

(1)造血系统:白血病细胞的增生浸润是造血系统的主要病理变化。骨髓各处红髓高度增生,呈棕色或灰黄,略带绿色,如有出血,则呈红褐色,长骨中的黄髓可被红髓代替。淋巴组织可被白血病细胞所浸润,后期淋巴结肿大,正常结构消失,为白血病细胞所代替。脾脏也因白血病细胞浸润而肿大,有时可产生脾梗死、包膜下出血,甚至破裂。肝脏肿大除了由于白血病细胞的浸润外,部分是由于肝实质细胞的增生和肥大所致。

(2)皮肤:皮肤损害以紫斑最为多见,也可有局部或较广泛的皮肤浸润。

(3)眼:眼底检查大多可发现视网膜变化,病变可分三期:第1期仅见静脉扩张;第2期可见静脉扩张伴有出血与渗出;第3期则为本病的典型病变,常见于病情严重、预后不良的病例,表现为视网膜与乳头水肿、浸润结节、出血等。

(4)口腔、耳鼻喉:口腔可见齿龈肿胀出血、口腔溃疡及咽痛;鼻黏膜可见炎症、糜烂、破溃,并引起反复鼻衄;副鼻窦可继发感染;耳部病变主要有出血,浸润和继发感染。

(5)心血管系统:心肌、心内膜、心外膜均可见浸润。可见心肌纤维萎缩,希氏束损害,心内膜及心外膜出血。血管病变主要在小血管与毛细血管,可见扩张、出血及血栓形成。

(6)消化系统:上自食管下至直肠皆可发生病变,而以胃及小肠最为显著。其病变包括白血病细胞浸润、出血及继发感染。

(7)呼吸系统:气管及支气管旁淋巴结肿大可导致管腔狭窄。继发性支气管炎及支气管黏膜糜烂,也较常见。肺组织可见广泛而不规则的出血、肺泡中浆液渗出、粟粒样白血病细胞浸润和继发感染。有时尚可见肺多发性、出血性梗死。胸膜因浸润而增厚或纤维组织增生,有时可发生血性胸水。淋巴细胞白血病发生胸水的机会较粒细胞白血病多见。

(8)中枢神经系统:中枢神经系统病变以急性淋巴细胞白血病多见。其中以大脑病变为多见,其次为基底核、脑干、小脑,延髓有时也可累及。一般白质部的病变多于灰质部。常见的病变有:白血病细胞在体内堆积,血管周围白血病细胞浸润,白血病细胞结节状增生,白血病细胞弥散性浸润,出血,神经组织变性坏死及胶质细胞增生。脑组织内的出血病变以浸润灶周围出血的形式最常见。神经组织可见变性,坏死,以及白质软化,伴神经胶质细胞弥散性增生。脑神经以Ⅱ、Ⅲ、Ⅳ、Ⅴ、Ⅷ神经核与神经干的浸润和变性较多见。软脑膜在粒细胞白血病可有不同程度的浸润和水肿,并引起脑脊液增高。蛛网膜下隙可有红细胞渗出。周围神经常有广泛而程度不一的脱鞘现象及神经纤维断裂,神经节细胞呈退行性改变。

(9)其他:骨骼、关节、肌肉、肾脏、睾丸和卵巢,均可发生白血病细胞浸润。

3.白血病治疗所致的病理变化

由于现代治疗的进展,抗白血病药物的使用也可造成组织的另一些病理改变。抗白血病药物治疗可造成器官内的白细胞坏死、核碎裂、胞质崩解,在细胞间有颗粒脱屑,并见吞噬现象;白血病细胞增生、浸润的现象消失。抗白血病药物治疗还可致骨髓坏死、器官灶性坏死、纤维素性血栓形成、网状细胞增生及纤维化、肾上腺皮质萎缩,甚至不同程度的睾丸萎缩。

(二)临床表现

1.贫血

70%患者以贫血为首起表现,随病程进展迅速加重,常与出血程度不成比例。患者常见面色苍白,伴有软弱无力、心悸气急等。贫血主要由于正常红系造血功能被异常增生的白血病细胞所抑制。此外,无效性红细胞生成、红细胞寿命缩短、抗白血病药物的使用以及不同部位的出血,也是导致贫血的一些原因,尤其在白血病晚期。

2.出血

出血程度轻重不一,部位可遍及全身,但以齿龈出血、鼻衄、皮肤瘀点或瘀斑、女性月经过多为最常见症状。视网膜出血可致视力减退,甚至失明。耳内出血可致眩晕耳鸣。颅内出血可致头痛、恶心、呕吐、瞳孔大小不等、瘫痪、昏迷或突然死亡。出血的主要原因是血小板明显减少,其他还有血小板的功能障碍、凝血因子减少和毛细血管壁浸润等。当血液中白血病细胞急骤增多时($>150\times10^9/L$),脑部血管由于大量白血病细胞瘀滞并浸润血管壁,易发生颅内出血而致命。在急性早幼粒细胞白血病患者,大量肿瘤细胞破坏可诱发DIC发生。

3.感染和发热

发热为一种常见的症状,约半数患者以发热起病,可为低热,亦可高达39℃以上。发热的主要原因为感染,感染也是导致急性白血病最常见的死亡原因。急性白血病患者易致感染的原因主要有:粒细胞缺乏和功能缺陷;机体免疫功能缺陷,化疗和肾上腺皮质激素的应用,使患者的免疫力尤其是细胞免疫功能减退;屏障防御破坏,白血病浸润,化疗药物易致胃肠道和呼吸道黏膜损伤发生糜烂和溃疡;各种穿刺插管停留时间长也容易引起感染。

常见的感染为呼吸道炎症,主要有肺炎、咽炎、扁桃体炎,其他如肛周炎及肛周脓肿,泌尿道、皮肤(疖、痈)、消化道感染也很常见,少数患者可并发急性阑尾炎及急性胰腺炎,严重者可有败血症。值得注意的是白血病患者由于免疫功能受损,发生感染时,其临床症状、体征可以不典型。有部分患者发热而找不到明显的感染灶,而发热仅是唯一症状。革兰阴性杆菌感染,发热前往往伴有寒战。感染可源于患者机体(内源性),也可源于医院环境及工作人员(外源性)。感染的病原菌过去以革兰阴性菌所占比例较大,近年来已有下降趋势,而革兰阳性菌的比例在逐渐增多。前者主要有大肠埃希菌、克雷伯菌、铜绿假单胞菌、产气杆菌、梭状芽孢杆菌等。后者包括金黄色葡萄球菌、表皮葡萄球菌,粪链球菌等。细菌感染常发生于病情加重和化疗后骨髓抑制粒细胞缺乏期。由于长期化疗,肾上腺糖皮质激素和广谱抗生素的应用,真菌感染甚至败血症的发生率亦有增多趋势,常见的真菌有念珠菌、酵母菌、曲菌、隐球菌等。有些患者还可发生带状疱疹、巨细胞病毒和肺孢子虫病感染。

4.淋巴结及肝、脾大淋巴结和肝脾大

是急性白血病的常见体征,浅表淋巴结肿大以急性淋巴细胞白血病为多,见于90%以上。多为轻中度肿大,质软、压痛不明显。深部(纵隔、腹膜后等)淋巴结亦可累及,若肿大较明显时,可引起器官受压的相应症状。肝脾大亦以急性淋巴细胞白血病常见。多为轻至中度肿大,质地较软、光滑、通常无压痛。

5.骨和关节疼痛

骨和关节疼痛亦较常见,以儿童及急淋多见。骨痛以胸骨肋骨和脊柱骨常见,胸骨下段压痛具有诊断意义。关节痛可呈对称性和游走性,易误诊为风湿热或风湿性关节炎,但本病关节红肿少见。当发生骨髓坏死时,可引起全身骨骼剧痛。引起骨痛的主要原因是白血病细胞增生,髓腔内张力增高;白血病细胞骨皮质和骨膜浸润;继发性高尿酸血症致痛风发作。

6.神经系统表现

中枢神经系统白血病(CNS-L)以急性淋巴细胞白血病多见,约为20%。CNS-L一般先累及蛛网膜,后累及脑实质。脑血管内可见白血病细胞瘀滞,血管周围有细胞浸润。脑部浸润者临床表现与脑瘤相似,脑膜浸润者则类似脑膜炎,常有头痛、呕吐、视盘水肿等颅内压增高的表现。脑神经受损可出现视力障碍、瞳孔改变、面神经麻痹等。若脊髓受压可出现截瘫,大小便失禁。神经根及周围神经亦可受累。CNS-L可发生在病程任何阶段,但多发生在缓解期。近年来由于化疗白血病完全缓解率提高,生存期延长,CNS-L将成为较突出的临床问题。

7.皮肤黏膜病变

皮肤损害以紫癜最为常见,也可有皮肤斑丘疹、结节或肿块斑丘疹样改变和齿龈增生等,白血病的皮肤浸润以AML中的M4、M5多见。

8.肺与胸膜

肺的白血病浸润并非少见,尸解发现者占50%,但有明显临床表现者不多。肺部浸润的X线表现可呈弥散性结节状改变,亦可散在分布。胸膜浸润常伴胸腔积液,可为血性渗出液,多见于急性淋巴细胞白血病。

9.性腺

睾丸、子宫、卵巢均可被浸润。病变睾丸可无症状,但可单侧或双侧弥散性肿大,质硬。阴茎异常勃起少见。由于CNS-L的有效防治,目前睾丸和卵巢白血病已成为仅次于CNS-L的髓外复发的部位。

(三)辨证分型治疗

1.气血亏损,毒热凝积

主症:语言低微,倦怠自汗,头目眩晕,心悸气短,失眠多梦,面色萎黄,胁下癥积,瘰疬痰核,舌淡苔黄,脉象细弱。

主症分析:气血亏损,表卫不固,形体失养,故语言低微,倦怠自汗。气血亏虚无以上荣头面,则见头晕目眩,面色萎黄。心之气血不足,心神失养,故见心悸气短,失眠多梦。热毒夹痰、瘀阻脉络,结于胁下,则见胁下癥积;结于颈部、腋下、胯腹则为痰核瘰疬。舌淡苔黄,脉象细弱,皆为气血亏损、毒热凝积之征。

治法:益气补血,佐以清热解毒。

方药:八珍汤(《正体类要》)加减。

人参10g,白术10g,茯苓12g,当归10g,川芎10g,白芍药10g,熟地黄10g,甘草6g,白花蛇舌草30g,半枝莲30g,牡丹皮12g,荆三棱12g。

方义及加减:方中人参、熟地黄甘温以益气补血,为方中君药;茯苓、白术健脾燥湿,当归、白芍药养血和营,白花蛇舌草、半枝莲清热解毒,为方中臣药;川芎、牡丹皮、荆三棱活血化瘀,行气推血运行,为方中佐药;甘草调和药性,在方中为使药。诸药合用具有补益气血、清热解毒功效。舌苔腻者以苍术易白术以加强化湿效果;热邪重者加金银花、七叶一枝花等清热解毒。

2.气阴两虚,毒瘀内蕴

主症:语言低微,倦怠自汗,午后低热,咽干舌燥,潮热盗汗,心悸气短,失眠多梦,胁下癥积,瘰疬痰核,舌红少苔,脉象细数。

主症分析:热毒耗伤气阴,气虚则见语言低微,倦怠自汗;阴虚生内热,故见午后低热,咽干舌燥,潮热盗汗。心气不足,鼓动无力,则见心悸气短。热扰心神,则失眠多梦。毒瘀内蕴,脉络受阻,则见胁下癥积,痰核瘰疬。舌红少苔,脉象细数皆气阴两虚之征。

治法:益气养阴,佐以活血解毒。

方药:生脉散(《备急千金要方》)合二至丸(《医方集解》)加味。

人参10g,麦冬10g,五味子10g,女贞子12g,旱莲草10g,白花蛇舌草30g,半枝莲30g,三棱12g,莪术12g。

方义及加减:人参补肺益气以生津;麦冬养阴清热以生津,五味子敛肺止汗而生津;女贞子、旱莲草补肝肾,益阴血;白花蛇舌草、半枝莲清热解毒;三棱、莪术活血消积。全方诸药合用,益气养阴,活血解毒,主治五脏虚弱,毒瘀内积之证。可加白术、茯苓等健脾益气,以益后天之源。

3.阴精亏乏,毒瘀交织

主症:咽干口燥,五心烦热,潮热盗汗,腰膝酸软,心悸心烦,失眠多梦,肌肤干燥,胁下癥积,瘰疬痰核,舌红少苔,脉象细数。

主症分析:阴虚津液不能上承外达,故咽干口燥,肌肤干燥;阴虚火旺,虚热逼津外泄则五心烦热,潮热盗汗。腰为肾之府,肾之阴精亏乏,故腰膝酸软。心阴亏虚,心失濡养,心神不宁故心悸心烦,失眠多梦。毒瘀交织,阻滞脉络,则见胁下癥积,痰核瘰疬。舌红少苔,脉象细数皆为佐证。

治法:滋养阴精,佐以解毒行瘀。

方药:七味都气丸(《医宗己任编》)加减。

熟地黄12g,山萸肉12g,山药10g,茯苓15g,泽泻10g,牡丹皮10g,五味子10g,白花蛇舌草30g,龙葵15g,炙鳖甲15g,丹参15g,莪术12g。

方义及加减:熟地黄、炙鳖甲滋肾填精;山萸肉养肝肾涩津,山药补阴而顾津;茯苓淡渗利湿,泽泻清泄肾火,牡丹皮清泄肝火;五味子养阴敛汗;白花蛇舌草、龙葵、丹参、莪术解毒行瘀。全方诸药合用,补中有泻,滋补而不留邪,降泄而不伤正,寓泻于补,相辅相成,通补合用。肾气不足可加黄芪、黄精、牛膝以补肾中精气。

4.阳气虚弱,痰瘀互阻

主症:畏寒肢冷,腰膝酸软,自汗不止,心悸气促,阳痿,关节寒痛,面色黧淡,胁下癥积,瘰疬痰核,舌淡苔白,脉象细弱。

主症分析:督脉贯脊络肾而督诸阳,肾阳不足,失于温煦,不能温养四肢百骸,故见畏寒肢冷,腰膝酸软,关节寒痛。心阳不足,心气亏虚,故心悸气促,自汗不止。阳气虚衰,精关不固,故阳痿不举。痰瘀互阻,凝滞脉络,则见胁下癥积,痰核瘰疬。血络瘀结日久,新血不生,营气大虚,故面色黯淡。舌淡苔白,脉象细弱均为阳气虚弱、痰瘀互阻之象。

治法:温补肾阳,佐以化痰活血。

方药:右归饮(《景岳全书》)加减。

熟地黄20g,山药15g,山萸肉12g,枸杞子10g,杜仲10g,肉桂6g,制附子6g,制半夏12g,象贝母12g,白花蛇舌草30g,桃仁10g,红花6g,丹参15g,甘草6g。

方义分析:熟地黄、山药、山萸肉、枸杞子补益肾精,制附子、肉桂、杜仲温补肾阳,制半夏、象贝母、白花蛇舌草化痰解毒,桃仁、红花、丹参活血散瘀,甘草补中益气,调和药性。诸药合用,能够温补肾阳填精、化痰活血解毒。腰膝发冷加仙茅、仙灵脾以温肾;瘀血疼痛加元胡、当归以行气活血止痛。

5.阴阳两虚,瘀毒亢盛

主症:咽干口燥,五心烦热,夜间盗汗,腰膝酸软,畏寒肢冷,阳痿不举,脘腹冷痛,下利清谷,胁下癥积,瘰疬痰核,舌淡苔少,脉象细微。

主症分析:阴虚津不上承,故咽干口燥;阴虚火旺,热扰心神,故五心烦热。虚热逼津外泄,故夜间盗汗。脾肾阳虚,不能温煦形体,故见畏寒肢冷,腰膝酸软;命门火衰,精气虚寒,故阳痿不举。脾肾阳气虚衰,不能温化水谷则见脘腹冷痛,下利清谷。瘀毒内结,凝滞脉络,故见胁下癥积,痰核瘰疬。舌淡苔少,脉象细微皆阴阳两虚之征。

治法:滋阴温阳,佐以消癥化痰。

方药:肾气丸(《金匮要略》)加减。

干地黄15g,茯苓10g,泽泻10g,山萸肉10g,山药12g,牡丹皮10g,附子9g,桂枝6g,夏枯草12g,炙鳖甲15g,制半夏15g,象贝母12g,莪术12g。

方义及加减:干地黄滋阴补肾,山萸肉、山药补益肝肾精血,并以少量附子、桂枝温阳暖肾,意在微微生火,鼓舞肾气,茯苓、泽泻、牡丹皮调协肝脾,炙鳖甲合地黄补益阴精,配夏枯草、制半夏、象贝母、莪术消积化痰。方中诸药合用具有阴阳平补、消癥化痰之功。临床可酌加白术、薏苡仁等健脾益气,使气血生化有源。

二、慢性白血病

慢性白血病(CL)是一组造血系统异质性恶性血液病,与急性白血病相比,自然病程进展较慢,细胞具有一定的分化成熟能力,骨髓和外周血中以异常较成熟细胞为主。根据其白血病细胞的形态类型,大致分为慢性髓细胞白血病和慢性淋巴细胞白血病,及某些少见类型白血病。

慢性髓细胞白血病又称慢性粒细胞白血病,简称慢粒(CML),是一种起源于骨髓多能造血干细胞的恶性增殖性疾病,主要累及髓系,以乏力、消瘦、脾肿大及白细胞异常增高为主要临床表现,绝大多数慢粒具有特异的Ph1染色体和BCR/ABL融合基因。按慢粒自然病程一般分为慢性期、加速期和急变期。其发病率在中国占白血病的第三位,约占慢性白血病的90%,男性多于女性,发病年龄分布较广,我国以中老年人为多,其中50~59岁年龄段为高峰。

慢性淋巴细胞白血病,简称慢淋(CLL),是一种 B 淋巴细胞肿瘤样增殖的恶性克隆性疾病,主要表现为血液和骨髓中成熟的小淋巴细胞增多,可伴淋巴结、肝、脾肿大。慢淋在欧美国家发病率较高,而我国发生率偏低,占慢性白血病的 10% 左右,多为老年人,50 岁以上者占 90%,男女之比为 2 : 1,随着中国步入老龄化社会呈增长趋势。

祖国传统医学历代文献中并无"慢性白血病"这一病名,据其临床特征,常将其归于"虚劳""血证""温病""癥瘕""积聚""瘰疬""恶核"等范畴。慢性白血病本质是由于骨髓中白血病细胞的异常增殖而致。中医学认为髓乃奇恒之腑,与肾紧密相关,髓由肾精所化生,即"肾藏精""精生髓"。《素问》曰"肾主骨生髓",肾精亏虚,精血不能正常化生,且易致邪毒恋髓,病程日久,毒入骨髓,毒邪未去,正气日衰,致气血津液运化不利,产生气滞、血瘀、痰凝、浊毒等病理变化,日久积滞而成。由此"髓毒"之名最能体现白血病发病机制。因其病程进展缓慢,故将其以命名"慢髓毒"。

(一)病因病机

关于慢髓毒的病因目前尚未完全明了,据中医理论,结合本病特点及临床经验,我们认为慢髓毒是发生于骨髓,播散于血液的一组恶性疾病,其发生与外界的六淫邪毒,内在的饮食失调、情志怫郁、宿有旧疾、年老体衰等因素有着密切关系。

外感六淫或工业废水废气、煤焦烟霾、化学毒物、放射物质等邪毒之气,若正气亏虚不能抗邪,由表及里,邪毒客留久滞,伏于骨髓脏腑,脏腑阴阳气血失调,而致气滞、血瘀、痰凝、浊毒等病变;或嗜好烟酒烧烤、辛辣腌炸之物,损伤脾胃,脾运失健,气血亏虚,气虚血瘀,或脾失健运,运化水湿失司,津液输布失常,致湿浊内生,痰凝内积;或七情内伤,所愿不遂,情志怫郁,气机郁结,久则气滞血瘀,或肝郁气滞,气失布津,津凝成痰,痰浊、瘀血互结;或宿有旧疾,若治不得法或调养失当,病邪久羁,正气损伤,无力驱邪,诱发或加重痰、浊、湿、瘀、毒等滞留体内,伏于骨髓脏腑;或禀赋不足,年老体衰,或起居失常,劳作过度,正气亏虚,外邪乘虚而入,客邪滞留不去。诸因搏结日久而成慢髓毒。慢髓毒久则耗气伤阴,后期可见脾肾亏虚全身虚损之候。

总之,慢髓毒发病机制主要为正气亏虚,邪毒侵袭入体,营血相传,伤血及髓,潜伏脉络,蕴结于骨髓脏腑,脏腑功能失调,气血津液化生、输布失常,产生气滞、血瘀、痰凝、浊毒等病变,相互搏结,日久结滞而成。《素问·通评虚实论》云"邪气盛则实,精气夺则虚",故正气内虚,脏腑气血阴阳失调,是罹患慢髓毒的主要发病基础,而气滞、血瘀、痰凝、浊毒相互搏结可诱发本病。病理属性总属本虚标实。

(二)证候特点

慢髓毒在不同疾病阶段,由于临床类型不同,其症状表现多端,临证时须分清初、中、末三个阶段。初期正气尚未虚显,邪气虽实而不甚,证见癥瘕、瘰疬较小,质地较软,但全身症状不明显;疾病中期髓毒不解,病程日久,耗伤人体气血津液,正气渐衰而邪气日盛,表现为虚实错杂,邪正相争,证见癥瘕、瘰疬增大,质地较硬,兼见倦怠乏力,低热多汗,形体消瘦,气短懒言等证;髓毒末期由于正气虚衰,脾肾亏虚,瘀毒互结,此时邪愈盛而正愈虚,本虚标实,病势日益深重,证见面色苍白,形销骨立,癥瘕巨大,瘰疬多发、聚积,质硬,肢体疼痛,发热腹痛等证。

根据临床证候,结合八纲、脏腑辨证,临证一般分为癥瘕瘀血、痰核瘰疬、气阴两虚、脾肾亏虚四型。邪毒内蕴,癥瘕瘀血证表现为腹中癥块(肝脾肿大而坚硬),时有胀痛,痛有定处;邪毒内蕴,痰核瘰疬证见瘰疬痰核(淋巴结肿大);邪毒内蕴,气阴两虚证表现倦怠乏力,低热多汗,形体消瘦,或见腹内癥块,或颈项腋下痰核瘰疬;邪毒内蕴,脾肾亏虚证见形销骨立,面色晦暗,或腹中癥块,或瘰疬痰核,伴神疲乏力,头晕耳鸣,腹胀纳呆,腰酸膝软等证。

(三)辨证论治

慢髓毒属于正虚邪实、邪盛正衰的一类疾病,发病较为隐袭,虽邪毒内蕴骨髓,标实症状明显,但实质以正气不足的本虚为根本,如《景岳全书》所述"养正积自除",故本病治疗的基本原则为扶正祛邪,攻补兼施。临证可据病情采用先攻后补,或先补后攻,或攻补兼施等法,攻补适宜,做到"补虚勿忘实,治实当顾虚"。

1.邪毒内蕴,癥瘕瘀血证

主症:形体消瘦,腹部癥块,按之较硬,腹胀纳呆。

兼症:倦怠乏力,时有胀痛,痛有定处,女子或见经闭不行。

舌脉象:舌质暗或有瘀斑,脉沉或细涩。

治则:活血化瘀,软坚消癥。

处方:桃红四物汤合鳖甲煎丸加减。桃仁10g,红花10g,当归10g,半枝莲15g,赤芍12g,丹参15g,黄药子12g,鳖甲10g先煎,三棱10g,大黄6g,牡蛎20g,青黛6g包煎,莪术10g,川芎10g,甘草10g。

加减:若乏力明显者可加太子参、黄芪、阿胶等以益气养血;若腹部癥块著者可酌加水蛭、山慈菇、郁金、䗪虫等以增活血化瘀消癥之力,或伍用大黄䗪虫丸、西黄丸口服。

方药阐述:此型是本病的常见证型,临床以慢粒多见。本方中用桃红四物汤、丹参活血养血;三棱、莪术、大黄攻逐瘀血;鳖甲、牡蛎软坚散结消癥;青黛、半枝莲、黄药子等解毒抗癌;甘草和中,调和诸药。诸药共用以达活血化瘀、软坚消癥之功。

中成药

(1)慢粒灵颗粒:(某院方:青黛、三棱、莪术、山豆根、桃仁、红花、黄药子等)15g/次,每日3次,口服,或遵医嘱。

(2)甲异靛:75~150mg/日,分次口服。

2.邪毒内蕴,痰核瘰疬证

主症:颈项腋下瘰疬痰核,皮色不变,按之结实不痛。

兼症:神疲倦怠,面色不华,头晕,心烦,或时有自汗盗汗。

舌脉象:舌淡暗,苔薄白,脉弦细或细数。

治则:清热解毒,软坚散结。

处方:验方散结溃坚汤加减。夏枯草15g,浙贝母12g,黄芩15g,黄药子10g,天花粉15g,玄参10g,茯苓15g,当归尾10g,紫丹参15g,昆布15g,知母10g,青黛6g,包煎太子参15g,甘草10g,白花蛇舌草20g。

加减:瘰疬较著者可酌加山慈姑、三棱、莪术、郁金、猫爪草等破血化痰以增软坚散结之功;乏力、头晕明显者可加党参、黄芪等以增益气之功;自汗盗汗著者可加煅牡蛎、浮小麦、麻黄根等固涩敛汗。

方药阐述:此证临床以慢淋比较多见。方中夏枯草、天花粉、昆布、浙贝母软坚散结;黄芩、知母清热解毒;当归、丹参活血化瘀;青黛、白花蛇舌草、黄药子解毒抗癌以化积;茯苓利水安神;太子参、玄参益气养阴以扶正;甘草调和诸药。上述诸药合用,共奏清热解毒、软坚散结之功。

中成药
(1)西黄丸:3g/次,每日2次,以黄酒或温开水送服。
(2)香菇多糖:1~2mg,每日1次,静脉滴注。

3.邪毒内蕴,气阴两虚证

主症:倦怠乏力,或腹内癥块,或颈项腋下瘰疬痰核。

兼症:气短懒言,自汗盗汗,反复低热。

舌脉象:舌质淡或淡红,苔薄白或少苔,脉细数无力。

治则:益气养阴,清热解毒。

处方:验方参芪杀白汤加减。党参15g,黄芪20g,天冬12g,地骨皮15g,沙参10g,生地黄15g,枸杞子12g,黄药子12g,当归10g,青黛6g包煎,甘草10g,白花蛇舌草20g。

加减:若纳呆、便溏者加鸡内金、炒白术、焦三仙等健脾益胃;自汗盗汗较甚者可加生脉散、糯稻根、煅牡蛎等益气养阴、固涩敛汗;虚热明显者加白薇、青蒿、鳖甲等清退虚热;瘰疬、癥积较著者可加鳖甲、三棱、山慈姑等软坚散结。

方药阐述:方用党参、黄芪、当归补气养血;天冬、沙参、生地黄、地骨皮、枸杞子滋阴清热;青黛、白花蛇舌草、黄药子解毒抗癌;甘草调和诸药。

中成药
(1)参芪清热颗粒:15g/次,每日3次,温开水送服,或遵医嘱。
(2)康艾注射液:10~20mL,每日1次,静脉滴注。

4.邪毒内蕴,脾肾亏虚证

主症:形销骨立,或腹中癥块,或瘰疬痰核。

兼症:神疲乏力,头晕耳鸣,面色晦暗,腹胀纳呆,腰酸膝软。

舌脉象:舌质淡暗苔白,脉沉细或沉涩。

治则:健脾益肾,化瘀解毒。

处方:右归饮加减。党参20g,炙黄芪20g,熟地黄15g,附子10g先煎,当归10g,鸡血藤15g,山药15g,山萸肉15g,青黛6g包煎,五灵脂10g,杜仲20g,白花蛇舌草12g。

加减:若畏寒肢冷者可加补骨脂、覆盆子、桑螵蛸等补肾济阳;腹胀腹痛者可加木香、白芍、延胡索等缓急止痛。

方药阐述:方中以右归饮温补肾阳,填充精血,补其先天;党参、黄芪、当归补益气血;山药健脾,补益后天之本;鸡血藤、五灵脂活血化瘀;青黛、白花蛇舌草清热解毒抗癌。诸药合用,可达健脾益肾、化瘀解毒之功。全方具补虚而不留邪,行瘀而不伤正之效。

中成药

(1)健脾益肾颗粒:3.0g/次,每日3次,口服。

(2)康艾扶正片:2片/次,每日3次,口服。

(四)并发症

1.髓毒瘀积证

髓毒瘀积证为慢髓毒较常见并发症之一,常因邪毒太过亢盛,侵袭骨髓,浸润脏腑,瘀血、浊毒相互搏结,恶性细胞异常增殖,致毒瘀互结,阻滞于脏腑脉络,临床证见腹中癥瘕、痞块急剧肿大,或伴有腹部疼痛、胸部憋闷、肢体疼痛、关节挛急、头晕头痛等证,甚则可继发中风等病变。治当祛瘀解毒为第一要务,常用桃红四物汤合鳖甲煎丸加减,或膈下逐瘀汤送服西黄丸、小金丹等,腹部癥瘕疼痛较著者局部以如意金黄散或西黄丸研末醋调外敷,亦可据辨证酌情选用清开灵、血必净、热毒宁、丹参、川芎嗪、丹红注射液等中药针剂静脉滴注以治之,使瘀血祛、邪毒清、脉络通、气血行,病痛即愈。

2.髓毒发热证

发热是慢髓毒较为常见的并发症,其发生机制主要为外感邪气、邪毒内发和虚热内生三个方面。或因正气虚弱,感受外界风热、火毒等邪毒之气,或风寒之邪入里化热,正气与之抗争而出现发热或正虚邪盛,毒邪内蕴,髓毒郁结,郁久化热,热自内发。治疗上因其发热病机不同治法稍殊:外感邪气属表热证者须辛凉解表,予银翘散之类若直入气分,或由表入里,热毒犯肺,则宜清热解毒宣肺,投以白虎汤、清肺汤等;若热入营分,入血动血者,多用清营汤、犀角地黄汤等清营凉血解毒。邪毒内发多为邪毒瘀滞而致,须以驱除邪毒、活血化瘀为治则,邪毒驱除,热势自消,予参芪杀白汤加减以祛邪毒,并防邪热伤阴。虚热内生为邪毒内蕴,致气、血、阴虚所致,气虚发热者应以补气为要如补中益气汤;血虚发热者宜以养血滋阴为主如四物汤、归脾汤等;阴虚发热者则须滋阴清虚热如青蒿鳖甲汤、清骨散等。因"邪毒"为慢髓毒的基本致病因素,在治疗发热同时应酌情兼顾邪毒的驱除,邪毒清除,则正气自复,可起事半功倍之功;反之若至慢髓毒晚期,邪毒肆虐,正气虚衰,至热毒深入营血而发热,使病情难以控制而致危重。

(五)转归与预后

目前认为,慢性粒细胞白血病患者确诊时外周血中血小板较低、原始细胞百分比不高、脾肿大不明显等为其预后有利因素,中位生存期为39~47个月,5年生存率为25%~50%。一旦发生急变,预后则不良,往往在数月内死亡,因此慢粒急变是其终末表现。近年来由于造血干细胞移植、酪氨酸激酶抑制剂应用及中医药参与等因素使其预后大为改观。

慢性淋巴细胞白血病患者病程长短悬殊不一,生存期短者1~2年,长者5~10年,亦有长达20余年者。病程长短与病情缓急、全身症状、肝脾肿大、血象和骨髓象等情况有关。一般年龄偏大,就诊前无症状者预后较好,生存期较长,反之预后则较差。经中西医结合治疗尤其是初发患者其病情可明显缓解,生存期延长。死亡原因以感染、出血最为常见,因慢淋急变而死亡者较为少见。

慢髓毒中医证型中以癥瘕瘀血型、痰核瘰疬型较为多见，邪毒内蕴贯穿于慢髓毒各型之始终。初期正气尚未虚损，邪气虽实而不显著，积极治疗预后尚可，疾病终末期，邪盛正衰，本虚标实，病势深重，毒瘀互结，脏腑受损，大多预后不良。

(六) 饮食调护

慢髓毒患者一般宜进食易于消化、富含营养的食物，忌食辛辣炙煿、膏粱厚味、坚硬锐利等属燥热动火之品，如鱼、虾、牛、羊、狗肉等可能诱发邪毒的食物，以免助火生热，加重病情，酿生他疾，甚则恶化，影响疾病的治疗。正如《素问·脏气法时论》曰"毒药攻邪，五谷为养，五果为助……气味合而服之，以补益精气"。同时也要注意起居有常，慎避风寒，防止外感，谨慎用药，远离毒物，劳逸结合，适当锻炼，舒畅情志，增强信心，积极配合治疗。故做好饮食调护，对慢髓毒患者的治疗与康复十分重要。

食疗方

1. 归芪三七羊肉汤

当归30g，黄芪100g，三七30g，羊肉500g，红枣30枚，食盐、酱油、生姜、茴香各适量。将羊肉洗净切块，当归、黄芪、三七布包，红枣洗净去核。将羊肉、当归、黄芪、三七、红枣、生姜、酱油、茴香放入砂锅中，加入适量清水，一同煎煮，小火煨至羊肉将烂时，放入食盐少许，待羊肉熟烂时去药渣，调味食用，分顿适量喝汤为主，也可食肉。本方具益气补血，活血化瘀之效。

2. 冬瓜薏苡仁汤

冬瓜300g，薏苡仁50g。将冬瓜、薏苡仁洗净，冬瓜切成块状，冬瓜、薏苡仁放入锅内，加适量清水，先用大火煮沸，以文火炖煮1小时，加盐或糖调味后饮汤，每日或隔日1次。本方具健脾利湿、解毒清热之效。

第四章 神经系统常见疾病中医诊疗

第一节 短暂性脑缺血发作

短暂性脑缺血发作(TIA)是由脑血管病变引起的短暂性、一过性、局灶性脑血液供应不足而引起的神经系统定位体征,临床表现为反复性、发作性、短暂性、可逆性的脑功能或视网膜功能障碍。每次发作时临床症状持续10~20分钟,多在1小时内缓解,最长不超过24小时,完全恢复,不遗留神经功能后遗症。CT、MRI影像学检查无责任病灶。

TIA多见于老年人,我国TIA国民患病率每年约为180/10万,男性患病率高于女性,男女比例约为3:1。TIA的发病率会随着年龄的增加而增高。TIA是脑卒中的先兆,TIA发作一次后,1个月内发生脑卒中的概率为4%~8%,1年内发生脑卒中的概率为12%~13%,5年内发生脑卒中的概率为24%~29%,TIA发作频繁者,2天内发生脑卒中的概率可达到50%。

短暂性脑缺血发作在中医学中属眩晕、中风等范畴,中医学的现代研究对其进行了深入的研究。结合现代的医学观点和其发病时出现的眩晕、头痛、偏瘫、单瘫、偏身感觉和运动功能等障碍,将其归属于眩晕、中风先兆、中风等范畴。

一、病因病机

本病属于中医学中中风、眩晕等范畴,多是在积损正衰的情况下因劳倦内伤,饮食不节,情志过极等诱发。使脏腑阴阳失调,出现肝阳暴亢、阴虚生风、风痰上扰、痰瘀互结、郁而化火、横窜经络、蒙蔽清窍、眩晕、头痛、突然昏仆、半身不遂等症状。

1.积损正衰,气虚血瘀

患者素体气血两虚,气虚则清阳不升,血虚则脑失所养;气血不足则血液运行不畅,以致瘀血停滞;脉络空虚,风邪乘虚入中经络,气血痹阻,肌肉筋脉失于濡养,出现眩晕、头痛、突然昏仆、半身不遂等症状,故发生本病。

2.情志过极,肝阳偏亢

患者素体阴虚,复因情志过激,心火暴亢,引动内风,发为本病;平素肝失调达,情致不遂,郁而化火,则见肝阳偏亢,上扰于头目则突发为本病,出现眩晕、偏瘫、失语等。

3.脾失健运,痰浊内生

患者平素嗜食肥甘醇酒,饱饥劳倦,伤于脾胃,以致脾失健运,水谷不能化于精微,津液输布异常,聚湿生痰,清阳不升,浊阴不降,发为本病,出现眩晕、偏瘫、失语等。

4.劳倦内伤,风阳升张

劳倦太过,耗气伤阴,则阳气旺盛,久之阳气暴亢,引动风阳,使气血上逆,阻碍清窍,发为本病,出现眩晕、头痛、突然昏仆、半身不遂等症状。

本病之所以随发随止,是因为气血尚未衰败;反复发作,是因为体内致病因素一直存在;无意识障碍,是因为病在经络,未中脏腑。

二、临床表现

(1)多见于中老年人。通常突然发病,历时短暂,24小时内完全恢复。

(2)主要有轻瘫(突然一侧肢体无力,手足或舌头活动不灵活,口角㖞斜,口角流涎,说话不清楚)、麻木(如面部麻木、舌麻、唇麻、一侧上下肢麻木)、眩晕(突然头昏眼花,走路不稳,视物旋转,有时伴恶心呕吐)、精神改变(表现为精神萎靡不振,整天昏昏欲睡,性格反常,突然变得言语增多、烦躁易怒或沉默少言、行动迟缓,短暂的意识、判断、智力或记忆力障碍)四类症状。

三、诊断要点

(1)多发于中老年人。
(2)突然发病,历时短暂,24小时内完全恢复。
(3)主要表现为轻瘫、麻木、眩晕、精神改变。

四、鉴别诊断

(1)眩晕病:亦头晕眼花,但持续时间较长,难以短时间内恢复。
(2)缺血中风:多数起病缓慢,以偏瘫、偏麻、语言謇涩、眩晕为主症,持续时间超过24小时。
(3)出血中风:起病急骤,通常伴意识障碍、头痛、呕吐,持续时间超过24小时。

五、治疗

(一)治疗总则

本病主要病机是肝肾阴虚、本虚标实、虚实夹杂之证,故辨证应辨其相关脏腑的虚实。本病多与心、肝、脾、肾等脏腑功能密切相关,多以气血不足为本,风、火、痰、瘀等邪气壅实为标。但见肝阳上亢,气虚血瘀,痰浊阻络,痰热腑实,阴虚风动,血虚生风等证,脑络瘀阻,继而发病。

(二)辨证论治

1.肝阳上亢证

突然昏仆,眩晕,头目胀痛,肢体麻木,半身不遂,舌强语謇,口角歪斜,面红目赤,心烦急躁易怒,口干口苦,便干尿黄,舌红或绛,苔黄,脉弦或数。

治法：平肝潜阳，滋水涵木。

方药：天麻钩藤饮加减。天麻、钩藤、石决明平肝潜阳，息风降火；杜仲、牛膝、桑寄生滋补肝肾；黄芩、栀子清肝泻火；茯神、夜交藤养心安神；益母草清热活血。加减：出现肝火上炎症状，心烦易怒，口苦加白芍、丹皮、夏枯草。便秘加生大黄；痰多加胆南星、瓜蒌；肝肾阴虚较甚，出现腰膝酸软，耳鸣等可加何首乌、生地黄、玄参；见手足麻木，肢麻震颤加水蛭、蜈蚣、羚羊角、龙骨、牡蛎等。

常用药：天麻、钩藤、石决明、杜仲、黄芩、栀子、益母草、茯神、川牛膝、夜交藤。

临证事宜：本证多为高血压患者发展而来，故极易生风转危，除了合理的药物治疗外，还须谨慎起居，避免情绪刺激。

2.风痰阻络证

突然昏仆，头重昏蒙，半身不遂，口角歪斜，舌强语謇，肢体麻木或手足拘挛，头晕目眩，舌暗淡苔白腻，脉弦滑。

治法：化痰通络，祛风活血。

方药：化痰通络汤加减。方中半夏、白术、茯苓健脾化痰；天麻平肝息风，治内外之风；大黄、南星、天竺黄清热化痰，秦艽、葛根祛风湿通经络。舌质紫暗或瘀点加桃仁、红花、赤芍；舌苔黄，烦躁者加黄芩、栀子；头痛加夏枯草、菊花。

常用药：法半夏、白术、天麻、胆南星、香附、茯苓、酒大黄、天竺黄、秦艽、葛根。

临证事宜：本证治疗以化痰为主，辅以活血通络，在祛痰药的运用中当以祛风痰为主，酌用全蝎、僵蚕等搜剔药物。

3.痰热腑实证

突然昏仆，头晕目眩，半身不遂，舌强语謇或失语，口舌歪斜，偏身麻木，口黏痰多，腹胀便秘，头晕目眩，舌红苔黄腻，脉滑数。

治法：清热化痰，活血通络。

方药：星蒌承气汤加减。方中瓜蒌、胆南星清热化痰，大黄、芒硝通腑泻热。热象明显加黄芩、栀子；津液大伤加生地、玄参、麦门冬；舌强语謇加郁金、石菖蒲。

常用药：瓜蒌、胆南星、大黄、芒硝、丹参、天竺黄、鸡血藤、地龙。

临证事宜：本证运用承气汤通腑泻下，宜中病即止，不可久服，以免伤正。

4.气虚血瘀证

突然昏仆，头晕目眩，半身不遂，口舌歪斜，言语謇涩或不语。偏身麻木，面色淡白，气短乏力，心悸自汗，手足无力，舌淡，苔薄白或白腻，脉细涩。

治法：益气活血。

方药：补阳还五汤加减。方中君药黄芪益气温阳，当归补血，地龙、桃仁、红花、川芎、芍药活血化瘀，全方取气行则血行之意。患肢软弱加桑寄生、牛膝等；言语不利加石菖蒲、远志；肢体拘挛加杜仲、川断、淮牛膝；便秘加肉苁蓉、何首乌。

常用药：黄芪、红花、桃仁、当归、赤芍、川芎、地龙、乌梢蛇、太子参。

临证事宜：补阳还五汤中重用黄芪为主药，其用量由小渐大，且补气药量宜大，活血药量宜小。

5.阴虚风动证

突然昏仆，半身不遂，口舌㖞斜，舌强语謇或不语，偏身麻木，五心烦热，失眠多梦，眩晕耳鸣，手足拘挛或蠕动，舌红，苔少，脉弦细数。

治法：滋阴潜阳，息风通络。

方药：大定风珠加减。方中生地、玄参滋阴生津，白芍敛阴，女贞子益肝肾，清虚热，桑寄生补肝肾，强筋骨。虚热较甚加地骨皮、胡黄连；兼气虚者加太子参；心中烦热加栀子、莲子心、黄芩；舌质紫暗加川牛膝、川芎；舌强不语加石菖蒲、远志。

常用药：生地、玄参、白芍、女贞子、桑寄生、丹参、鸡血藤、生牡蛎、阿胶。

临证事宜：本证主要因肝肾不足，真阴亏耗而致，故治用味厚滋补之品以滋补肝肾，摄敛浮阳，但应注意补阴药物往往腻胃，有碍饮食，可酌加理气消导药。

（三）中成药

1.华佗再造丸

具有活血化瘀通络、行气止痛的作用。本品主要成分为川芎、当归、红花、吴茱萸、冰片、胆南星、马钱子等。每次8g，每天3次。

2.消栓再造丸

具有活血化瘀，消栓通脉，息风开窍的作用。本品主要成分有丹参、三七、当归、川芎、天麻、黄芪、白花蛇、安息香、沉香、人参、泽泻等，每丸重9g，每次1丸，每天2次。

3.复方丹参滴丸

能活血化瘀，理气止痛。本品主要成分为丹参、三七、冰片，能活血化瘀，理气止痛，可降低血小板凝集性，有明显降脂作用，每丸25mg，每次服10粒，每天3次。

4.通心络胶囊

具有益气活血，通络止痛的功效。本品主要成分为人参、水蛭、全蝎、赤芍、蝉蜕、土鳖虫、蜈蚣、檀香、降香、乳香、酸枣仁、冰片，口服1次2～4粒，每天3次。

（四）针灸疗法

中脏腑基本处方：水沟、百会、内关、足三里。

闭证：加十宣、合谷、太冲、丰隆、十二井穴，毫针泻法。

脱证：关元、神阙、气海、关元、太冲、涌泉艾灸法。

肝阳暴亢：行间、侠溪、太阳、风池。

风痰阻络：风池、丰隆、内关。

痰热腑实：丰隆、阴陵泉、天枢、中脘、行间。

气虚血瘀：关元、足三里、脾俞、胃俞、血海、三阴交、合谷、太冲。

阴虚风动：照海、太溪、三阴交。

舌强语謇：廉泉、金津、玉液。

口角歪斜：颊车、地仓、水沟。
手拘挛不开：合谷透后溪、三间透后溪、后溪透合谷、太溪透劳宫。
拇指无力：阳溪。
手指麻木肿胀：八邪。
上肢麻木不遂：天鼎、肩髃、臂臑、手五里、曲池、手三里、上廉、下廉、偏历、小海、外关、合谷。
下肢麻木不遂：秩边、环跳、髀关、伏兔、梁丘、风市、阳陵泉、条口、悬钟、昆仑。
足下垂：解溪。
足内外翻：商丘、丘墟。

第二节 脑出血

脑出血(ICH)一般指原发性非外伤的脑实质和脑室内出血。临床表现为突然发病，一般在数分钟至数小时达高峰，多表现为突然头痛、头晕、恶心、呕吐、偏瘫、失语、意识障碍、大小便失禁等。

脑出血占全脑卒中的20%～30%，急性期的病死率为30%～40%，我国脑出血的患病率由北向南逐渐降低，患病率城市低于农村，但是死亡率农村与城市相仿。

脑出血属中医中风、卒中、偏枯范畴，有关记载首见《内经》。《灵枢·刺节真邪》云："虚邪偏客于身半，其入深，内居营卫，营卫稍衰，则真气去，邪气独留，发为偏枯。"《素问·通评虚实论》指出："……仆击，偏枯……肥贵人则膏粱之疾也。"《素问·生气通天论》云："阳气者，大怒则形气绝，而血菀于上，使人薄厥。"《素问·调经论》云："血之与气，并走于上，则为大厥，厥则暴死，气复返则生，不返则死。"本病的发生，主要因素在于患者平素气血亏虚，心、肝、脾、肾脏腑阴阳失调，加之忧思恼怒，饮酒饱食，房室劳累，外邪侵袭等诱因，以致气血逆乱，阴阳失衡，肌肤筋脉失于濡养，或阴亏于下，肝阳暴涨，阳化风动，而形成上实下虚，阴阳互不维系的危急证候。

一、病因病机

脑出血为出血性脑卒中，中医认为脑出血的发生主要为患者情志不调，心肝气郁，久而化火酿痰，或因素体肥胖，多湿多痰，郁而生热。中年以后肝肾阴虚，致肝阳上亢，若再有饮食起居失常、情志失调，则易诱发中风。

1.病因

(1)积损正衰。患者年老气血两虚，脉络空虚，风邪乘虚入中经络，气血上逆，上蒙清窍，突发本病；久之血虚生风，出现眩晕、头痛、突然昏仆、不省人事、半身不遂等症状。

(2)情志过极。患者素体肝肾阴虚，日久阴虚引动内风；或因情志过极，心火暴亢，引动内风，发为本病；平素肝失调达，情志不遂，郁而化火，则见肝阳偏亢，上扰于头目则突发为本病，出现眩晕、偏瘫、失语等。

(3)饮食不节。患者平素嗜食肥甘醇酒,饱饥劳倦,伤于脾胃,以致脾失健运,水谷不能化为精微,津液输布异常,聚湿生痰,清阳不升,浊阴不降蒙蔽清窍,发为本病;或肝阳素旺,横逆犯脾,脾运失司,内生湿浊,或肝火内炽,炼液成痰,以致肝风挟痰火,横窜经络,蒙蔽清窍,突然昏仆,歪僻不遂等,发为本病。

(4)劳倦内伤。劳倦太过,耗气伤阴,则阳气旺盛,久之阳气暴亢,引动风阳,使气血上逆,阻碍清窍,发为本病,出现眩晕、头痛、突然昏仆、半身不遂等症状。

2.病机

(1)虚。虚分为气血阴阳之虚。而在本病中以气血亏虚和肾精不足两种症状为多见。气血亏虚者,或因先天禀赋不足,年老体弱而脾胃变虚,无力运化水谷,不能正常地化生气血,气血生化乏源;或因久病耗伤气血;或因思虑太过,饮食不洁等原因使脾胃功能损伤;或因失血之后,气随血脱。气虚则清阳不升,血虚则不能荣养脑窍。阴虚则阴不制阳,虚阳上亢,阳化风动,上蒙元神而发病。气虚则生痰,并且气虚则血行阻滞,发为偏枯。

(2)火。火亦有虚火和实火之分。实火:因情志不遂,肝郁化火,肝火上炎,上犯清阳;或因嗜食肥甘厚味,生湿生痰,痰阻气机,痰气交阻,郁而化火,上蒙清窍。虚火:因禀赋不足、劳倦过度、年老体衰、久病失养等导致肾阴不足,阴虚阳亢,虚火上炎。风火相煽,热盛动风,气血并走于上而发卒中。

(3)痰。痰为有形之痰和无形之痰之分。痰的产生也与肺、脾、肾和三焦密切相关。生痰的原因有多种:可因感受外邪或长期吸烟导致肺气不足,肺失宣降,水液不能正常输布,聚湿生痰;或因长期饮食、情志、劳倦等因素,致脾胃虚弱,脾失健运,不能运化水液,水反为湿,聚湿成痰;或因久病、房劳,致肾气不足,肾气不足则不能发挥正常的气化功能,水湿内停;水的正常运行要依靠三焦的功能正常,肝气郁滞,三焦气机不畅,影响水液的代谢,气郁湿滞,痰浊内生。内风与痰浊相挟,或痰湿郁而化热,或气虚而痰浊内生,痰浊横窜经络,阻塞心窍而发中风。

(4)风。风有外风和内风之分。正气不足,卫外不固,外风入中经络,多以头面阳经为主,风邪入中较浅。火热极盛或肝阳暴涨或血虚液燥,内风旋动,气火俱浮,迫血上涌,发为卒中。

(5)气。肝气不畅,郁则生火,气郁火盛则动风,气逆则血随气逆上壅清窍。

(6)瘀。血瘀对于中风发病极为重要。由气郁不畅可致血瘀;气虚血行不畅可致血瘀;寒邪收引,血行不畅形成血瘀。血瘀日久而生内热以致血瘀风动等均可致中风。

综上所述,虚、火、痰、风、气、瘀在一定条件下,互相影响,相互作用而发为本病。

二、临床表现

1.一般表现

脑出血好发年龄为50～70岁,男性多于女性,冬、春两季发病率较高,患者多有高血压病史。发病突然,因情绪激动、用力过度等诱发。症状是突然剧烈头痛、头晕、恶心呕吐、意识障碍等高颅压征和神经系统定位征。半数患者可有不同程度意识障碍,如嗜睡或昏迷。20%可有抽搐发作。少数患者可出现精神症状,如烦躁不安,定向力障碍等。病情常在数分钟至1小时达到高峰。脑膜刺激征明显,常在1~2d内即出现。10%~20%的患者可见视盘水肿。瞳孔可不等大,双瞳缩小或增大。有急性脑血管病引起的内脏综合征者常出现心律不齐,呃逆,呕吐咖啡色物,呼吸节律紊乱,体温速升及心电图异常等。60岁以上的老年患者临床症状常不典型,头痛、呕吐、脑膜刺激征都可能不明显,会表现出精神症状异常或意识障碍。

2.不同部位脑出血的临床表现

(1)基底节区出血

①壳核出血:壳核出血最为常见,几乎占高血压脑出血的半数以上。主要由于豆纹动脉尤其是外侧支血管破裂所致。该支动脉是大脑中动脉的小分支,穿入脑内,主要供血壳核、内囊后支的背侧及腹侧部以及部分尾状核等,它们垂直离开大脑中动脉,管壁肌层常因有缺陷,故在高血压冲击下颇易形成微动脉瘤,因此壳核出血便成为好发部位。可分为局限型和扩展型。出血常破入内囊和侧脑室。当出血量较小而只局限在壳核时,临床症状较轻,常呈病变对侧轻偏瘫,且多能基本恢复;当出血量较多,血肿向后上方发展而破坏内囊后支甚至丘脑部位,严重者血肿穿破侧脑室壁而血液流入脑室内。临床表现则依血肿损坏的范围而程度轻重不一,典型表现为病灶对侧"三偏、失语和凝视",偏瘫且以下肢较上肢为重,偏身感觉障碍及同向偏盲,双眼向病灶侧同向凝视不能,但常不同时存在。优势半球受累可出现运动性失语;辅侧半球受损则易出现各种体象障碍,如偏侧不识症、偏瘫失语症、自体部位失认症及多肢幻觉等。体象障碍见于急性期神志清晰的患者。血肿破入脑室者常有轻重不同的意识障碍,可有意识朦胧、嗜睡至不同程度的深浅昏迷。若病灶侧瞳孔稍大及病灶同侧出现病理反射甚至强迫头位,应考虑已发展至小脑幕切迹疝及枕骨大孔疝的可能。

②丘脑出血:约占脑出血病例的1/10,主要由于丘脑膝状体动脉和丘脑穿通动脉破裂导致出血。常破入第三脑室、侧脑室和内囊。其临床表现根据出血大小、丘脑受损范围及其扩展方向决定。出血量少,丘脑中间腹侧核受累出现运动性震颤和帕金森综合征样表现;只局限在丘脑外侧核或内侧核,一般表现为表情淡漠、嗜睡、欣快及尿失禁,病变对侧偏身感觉缺失等;累及丘脑底核或纹状体出现偏身投掷样运动;优势侧丘脑出血出现失语,认知及精神障碍和人格改变等。当血肿范围损及内囊可出现偏瘫,损及外侧膝状体出现对侧视野同向偏盲,损及中脑背侧常出现双目向上凝视、瞳孔大小不等及眼睑下垂,偶见丘脑内侧核出血,血液直接破入脑室,其症状轻,甚至无意识障碍。全丘脑出血症状严重,其意识障碍也严重,可出现四肢瘫痪、抽搐、去脑强直发作、眼位障碍、瞳孔大小不等、呕吐、脑膜刺激征及高热等症状。血肿压迫第三脑室移位可累及丘脑下部出现高热、脉搏增速及血压升高等生命体征改变,常提示预后不良。

③尾状核出血:较少见,多因为高血压动脉硬化和血管畸形破裂出血导致。临床出现头痛,呕吐,颈项强直,精神症状,注意与蛛网膜下隙出血鉴别。

④脑叶出血:约占脑出血病例的1/20,又称脑白质或皮质下出血,此型出血尤易见于中、青年患者。常由脑动静脉畸形、血管淀粉样病变、血液病等导致。以顶叶出血最常见,额、颞、

枕或跨叶也可出血,可以一侧,也可两侧同时发生。额叶出血见剧烈头痛、呕吐、抽搐发作及精神异常,偏瘫,尿便障碍,Broca 失语等;颞叶出血对侧偏瘫、偏身感觉障碍,精神症状,癫痫,Wernicke 失语症,对侧上象限盲;顶叶出血则轻偏瘫、偏身感觉障碍、对侧下象限盲;枕叶出血以出血对侧视野同向偏盲为主。

(2)脑干出血。

①桥脑出血:为脑干出血最常见的部位,约占脑出血病例的 1/10。因供血桥脑的基底动脉发出的旁正中穿支和短旋支的侧穿支破裂出血所引起。出血灶多位于桥脑基底部与被盖部之间。起病急骤,可先有剧烈头痛及呕吐,多迅速陷入昏迷,出现双侧针尖样瞳孔,呕吐咖啡样内容物,核性面神经瘫痪及四肢弛缓性或痉挛性瘫痪,双侧巴氏征阳性,中枢性高热及呼吸节律紊乱,眼球浮动,桥脑出血也可先在一侧再扩展至对侧,故先呈一侧外展及面神经伴对侧上下肢瘫痪即交叉性瘫痪和去大脑强直发作。出血量大时,可向中脑下部,甚至丘脑部位发展,血液可直接破入第四脑室并累及延髓者预后极差。小量局限性桥脑出血,出现交叉性瘫痪和共济失调性偏瘫,向病灶侧凝视麻痹或核间性眼肌麻痹。

②中脑出血:较少见,轻者动眼神经不全麻痹,同侧肢体共济失调;重者深昏迷,四肢瘫痪,可迅速死亡。

③延髓出血:更少见,出现突然意识障碍,影响生命体征,严重时死亡。

(3)小脑出血:约占脑出血病例的 1/10,因为小脑上动脉破裂所致。出血多位于一侧小脑半球齿状核及其附近,起病突然,多以头疼、眩晕,剧烈呕吐、眩晕、难以站立及行走的共济失调症状而突然发病。发病之初神志清晰,可诉一侧枕部剧痛。检查可有说话欠清,眼球震颤,偶见双眼凝视障碍,颈项强直及病变侧肢体共济失调,但随病情发展在数小时后转成昏迷。由于小脑出血在意识发生障碍前局部无力及感觉缺失,可借此和大脑出血相区别。当出血量大并扩展到对侧小脑、破入第四脑室、堵塞大脑导水管和压迫脑干时,症状随之迅速转重,甚至形成天幕上疝及枕大孔疝。随进行性意识丧失,可出现眼球运动障碍如眼球偏斜、凝视麻痹,一侧或双侧瞳孔缩小,双侧巴氏征阳性,去皮质状态及呼吸节律紊乱等危及生命的证候。

(4)脑室内出血:分原发性和继发性两类。原发性脑室内出血常见的病因是脉络丛动脉瘤、动静脉畸形及脑室壁血管破裂,继发性者主要由于脑实质出血破入脑室所致。原发性脑室内出血发病年龄较继发者低。原发性患者临床表现轻时只出现头痛,呕吐,而无局灶性体征;严重者可出现意识障碍如深昏迷、瞳孔缩小或大小不等、脑膜刺激征、偏瘫、抽搐、双侧巴氏征阳性、高热、呼吸不规则等证候。注意与蛛网膜下隙出血鉴别。继发性脑室内出血应当有以出血灶部位为主的临床症状与体征。

三、中医治疗

(一)辨证论治

1.风火上扰证

症状:半身不遂,舌强语謇,口舌歪斜,头痛眩晕,面红目赤,烦躁易怒,口苦咽干,大便秘结,小便短赤,舌质红绛,舌苔薄黄,脉弦数。

治法:平肝息风,清热泻火。

方剂:天麻钩藤饮加减。

2.风痰瘀阻证

症状:半身不遂,口舌㖞斜,语言謇涩或不语,感觉减退或消失,头晕目眩,痰多而黏,舌质暗淡,舌苔薄白或白腻,脉弦滑。

治法:息风化痰,活血通络。

方剂:化痰通络汤加减。

3.痰热腑实证

症状:半身不遂,口舌㖞斜,舌强不语,头痛目眩,咯痰或痰多,腹胀便秘,舌质暗红,苔黄腻,脉弦滑,或偏瘫侧脉弦滑而大。

治法:通腑泄热,化痰息风。

方剂:黄连温胆汤合大承气汤加减。

4.气虚血瘀证

症状:半身不遂,肢体软弱,偏身麻木,舌强语謇,手足肿胀,面色㿠白,气短乏力,自汗出,舌质暗淡,舌苔薄白,脉细涩。

治法:益气活血通络。

方剂:补阳还五汤加减。

5.阴虚风动证

症状:半身不遂,口舌㖞斜,语言謇涩或不语,或偏身麻木,眩晕耳鸣,手足心热,咽干口燥,舌质红或体瘦有裂纹,少苔或无苔,脉弦细数。

治法:育阴息风,活血通络。

方剂:育阴通络汤加减。

6.痰湿蒙神证

症状:半身不遂,口舌㖞斜,语言謇涩或不语,感觉减退或消失,神识昏蒙,痰鸣辘辘,面白唇暗,静卧不烦,二便自遗,周身湿冷,舌质紫暗,苔白腻,脉沉滑缓。

治法:燥湿化痰,醒神开窍。

方剂:涤痰汤加减。

7.痰热内闭证

症状:起病急骤,神识昏蒙,鼻鼾痰鸣,半身不遂,或项强身热,躁扰不宁,气粗口臭,甚则手足厥冷,频繁抽搐,舌质红绛,舌苔褐黄而腻,脉弦滑数。

治法:清热化痰,醒脑开窍。

方剂:首先灌服(或鼻饲)局方至宝丹或安宫牛黄丸或牛黄清心丸,继用黄连温胆汤加减。

8.元气败脱证

症状:神昏,面色苍白,气息短促,肢体瘫软,手撒,汗出肢冷,二便自遗,舌体卷缩,舌质紫暗,苔白腻,脉沉细或脉微欲绝。

治法:益气固脱,回阳救逆。

方剂:参附汤合生脉散加减。

(二)常用中药制剂

1.安宫牛黄丸

功效:清热开窍,豁痰解毒。用于痰热内闭证。口服,每次1丸,每日1~2次,温水送服或鼻饲。

2.生脉注射液或参麦注射液

功效:益气生津。用于气阴两脱证。静脉滴注,20~40mL加入5%葡萄糖注射液100~200mL,每日1次。

3.参附注射液

功效:回阳救逆。用于阳气暴脱证。静脉滴注,20~40mL加入5%葡萄糖注射液或0.9%氯化钠注射液250~500mL,每日1次。

四、预后

预后取决于出血部位、出血量以及是否有合并症。脑干、丘脑和大量脑室出血预后较差。脑出血的病死率总体较高,约为40%,半数以上死亡发生在病后2天内,早期多死于脑疝,晚期多因呼吸衰竭、肺炎和再出血等继发病而死亡。存活患者,约10%在1个月后恢复生活自理,20%在6个月后恢复生活自理。部分患者可恢复工作。

五、预防与调护

预防应从积极控制高血压入手。近年来各国对高血压的防治已取得明显效果,脑出血的发病率和死亡率均有下降。应建立合理的生活作息制度,劳逸结合,避免长期过度紧张,戒烟,减少饮酒,避免重体力劳动及激烈的情绪波动等。患病之后急性期应加强护理,减少并发症发生,恢复期加强康复训练,减少后遗症,保持开朗心情,树立康复信心。

第三节 脑梗死

脑梗死(CI)是指各种原因所致脑部血液供应障碍,导致脑组织缺血、缺氧性坏死,出现相应神经功能缺损。脑梗死的临床常见类型有脑血栓形成、脑栓塞和腔隙性梗死等。脑梗死约占全部脑卒中的80%,以半身不遂、口眼㖞斜、语言不利为临床特征。

本病与中医学"中风"病相类似,归属于"中风""类中风"范畴。

一、病因病机

脑梗死的病变部位在脑,但与心、肝、脾、肾等脏腑密切相关。本病的发生多由脏腑阴阳严重失调,气血运行失常,或忧思恼怒,气机失调;或嗜食肥甘厚味,痰湿内盛;或劳役过度,虚邪内生;或外邪侵袭等诱因,致使阴亏于下,阳浮于上,肝阳暴涨,阳化风动,气血逆乱,挟痰挟火,火性炎上,上冲于脑,蒙蔽清窍,横窜经络,而发生猝然昏仆,半身不遂等症。病因病机如下:

1. 正气不足,风邪入中

禀赋不足,年老体衰,劳役过度,久病体虚等,均可导致正气虚弱,气血不足,营卫失调,腠理不密,卫外不固,风邪乘虚而入,经络气血痹阻,肌肤筋脉失于濡养,而见偏枯之证;或因素体形盛气衰,痰湿内盛,外风引动痰湿流窜经络,而出现口眼歪斜,半身不遂等症状。

2. 内伤积损,阴阳失调

年迈体衰,肾元不固;思虑烦劳,心血亏耗,真气耗散,元气虚衰,复因调摄失度,虚风内生,气血上逆,神明不用,昏聩仆倒而发病。亦有恣意纵欲,阴精亏耗,水不涵木,肝阳偏亢,加之情志过极,劳倦过度,使阴亏于下,阳亢于上,肝阳上张,阳化风动,气血上冲,神明昏冒,发为中风。

3. 痰湿内盛,蒙窍阻经

饥饱失节,嗜食肥甘,过度饮酒,脾胃损伤,聚湿生痰;思虑劳倦,伤及脾气,形盛气弱,中气不足,木旺乘土,脾失健运,痰浊内生,郁而化热,热盛动风,蒙蔽清窍,阻滞经络;或肝火内炽,炼液成痰,肝风夹杂痰火横窜经络,蒙蔽消窍而猝仆神昏,歪僻不遂。

4. 情志郁怒,五志化火

五志过极,心火暴盛,或暴怒伤肝,肝阳暴涨,风火相煽,气热郁逆,气血并走于上,神识昏冒而猝倒无知。

总之,本病的病因病机虽然复杂,但归纳起来不外虚(阴虚、气虚)、火(肝火、心火)、气(气逆)、血(血瘀)、风(肝风、外风)、痰(风痰、湿痰)6方面。这些病因在一定条件下,相互影响,相互作用而发病。本虚标实,下虚上实是本病的基本病机。

二、临床表现

本病多在安静或睡眠中发病,部分患者会出现麻木、无力等前驱症状,常在发病后10余小时或1~2d达到高峰,患者一般意识清楚,仅有轻度意识障碍。

(一)脑动脉血栓形成性脑梗死

本病95%以上发生于50岁以后,男性多于女性。约60%的患者起病前有某种诱因可查,如过度劳累、饮食过饱、气候变化、情绪激动、服降压药过多等。部分患者会出现前驱症状,如头痛、眩晕、肢体麻木无力等,约25%的患者有短暂性脑缺血发作病史,既往史中可有高血压及糖尿病。起病缓慢,常于夜间或晨醒后发现偏瘫、失语等。有时亦可急骤起病,局灶症状多在数小时或2~3d内达到高峰。以后不再发展,称为稳定型脑卒中。有些病例可表现为进展型,病情较危重。典型的临床表现多数无意识障碍和头痛、呕吐等颅压增高症状,或有轻度意识障碍,但恢复较快。梗死可发生于脑动脉的任何分支,不同部位脑梗死可有不同的临床症状和定位体征,临床常见的脑动脉血栓形成有以下几种。

1. 颈内动脉血栓形成

颈内动脉血栓形成约占缺血性脑血管病的 20%，以颈动脉窦及颈内外动脉分叉处最常见（占 90%），其次为虹吸部（占 8%），严重程度差异性较大，取决于侧支循环状况。颈内动脉供应天幕以上大部分区域，包括额叶、顶叶、部分颞叶、基底节、内囊、间脑前半部以及眼球。可出现单眼一过性黑矇，或永久性视力丧失；可出现一侧视力丧失，或霍纳综合征和对侧肢体偏瘫，偏身感觉障碍及对侧同向偏盲等。优势半球受累尚可有体像障碍。

2. 大脑中动脉血栓形成

大脑中动脉是颈内动脉的直接延续，供应大脑半球血流量的 80% 左右，是血栓形成和栓塞的常见发病部位。它分为主干闭塞、皮质支和深穿支三大组。主干闭塞较少见，会导致对侧偏瘫，偏深感觉障碍及偏盲症状，伴有凝视病灶，优势半球受累会出现失语症，非优势半球受累会出现体像障碍。皮质支上部分闭塞出现对侧面部和四肢瘫痪及感觉缺失，伴有 Broca 失语，体像障碍，通常不伴有意识障碍和偏盲；皮质支下部分闭塞出现对侧同向偏盲，伴有 Wernicke 失语和意识模糊。深穿支闭塞出现对侧偏瘫，偏身感觉障碍及偏盲、失语。

3. 大脑前动脉血栓形成

分出前交通动脉前闭塞，双侧同时闭塞出现双下肢截瘫，二便失禁，运动性失语和人格改变。分出前交通动脉后大脑前动脉远端闭塞，出现对侧足部和下肢感觉运动障碍，尿失禁，情感障碍。皮质支闭塞，出现对侧中枢性下肢瘫，感觉障碍，短暂性共济失调，精神症状及强握反射。深穿支闭塞出现中枢性面舌瘫，上肢近端轻瘫。

4. 大脑后动脉血栓形成

大脑后动脉与大脑前、中动脉间有广泛吻合，一般不易出现全部供血区梗死，其血栓形成仅占全部脑梗死的 3% 左右，但由于该动脉供血区范围内结构复杂，故临床表现多异，大脑后动脉中央支血栓形成可出现下列综合征：

（1）Weber 氏综合征（大脑脚底综合征）：表现为病侧动眼神经麻痹与对侧偏瘫（包括中枢性面瘫、舌瘫及上下肢瘫），此乃中脑支旁正中动脉阻塞，致大脑脚内侧梗死，损害了动眼神经传出纤维与锥体束。

（2）Benedikt 综合征：表现为动眼神经麻痹与对侧锥体外系统证候，如半身舞蹈、徐动或静止性震颤，伴肌张力增高与运动减少，此乃中脑支短周边动脉阻塞，损害了动眼神经与黑质的结果。

（3）Parinaud 综合征（中脑顶盖综合征）：表现为双眼上视不能，伴会聚麻痹，此乃四叠体动脉或中脑支长周边动脉阻塞，损害了顶盖区与上下丘的结果。

（4）Claud 综合征（中脑背例综合征）：表现为病侧动眼神经麻痹及对侧肢体共济失调，若伴有对侧偏身感觉障碍，则称为红核丘脑综合征，此乃后内侧中央支阻塞，损害了动眼神经、红核或脊髓丘脑束的结果。

（5）丘脑综合征：表现为对侧肢体感觉障碍，以深感觉最重，实体觉次之，浅感觉最轻，常伴感觉过度现象，此乃丘脑腹后外侧核受累之故。另一表现为剧烈自发性疼痛，可能为腹后外侧核从皮层抑制下释放的结果。第三为对侧轻度共济失调,乃丘脑外侧核梗死损害了结合臂终末纤维之故。第四为舞蹈样或手足徐动症,乃苍白球-丘脑纤维受损之故。若梗死累及邻近的内囊,还可引起对侧轻偏瘫。总之,丘脑综合征是后外侧中央支即丘脑膝状体动脉阻塞的结果。

(6)双侧丘脑旁正中综合征:丘脑旁正中区由前丘脑、下丘脑旁正中动脉供血,一旦形成血栓,即可引起双侧丘脑旁正中区梗死,累及丘脑背侧核、板内核及乳头状丘脑束。典型的临床表现为急性发病,深度木僵或昏迷,持续数小时或数天后发展为淡漠、无欲状态伴嗜睡。部分患者出现短暂性复视,然后意识丧失。神志清醒后虽常见最显著的特征是出现遗忘性虚构综合征(即 Korsakoff 氏综合征):患者有顺行及逆行性遗忘,伴语言性或非语言性记忆障碍与虚构。另一特征为淡漠无欲、洞察力丧失及注意力不集中。患者表现为皮层下痴呆、缺乏主动,思维及反应迟钝,面部呆滞,表情减少。眼球运动异常,主要为垂直凝视麻痹,尤其是下视麻痹伴会聚障碍。

5.椎基底动脉血栓形成

椎基底动脉比椎动脉分支多,主要为桥脑支、内听动脉、小脑前下动脉、小脑上动脉及大脑后动脉。该动脉发生闭塞的临床症状复杂,亦较少见。其主干闭塞可引起广脑干梗死,出现眩晕、呕吐、四肢瘫痪、眼肌瘫痪、瞳孔缩小、共济失调、消化道出血等症状。严重者可迅速昏迷,高热达41～42℃以致死亡。椎-基底动脉因部分阻碍引起桥脑腹侧广泛软化,临床可产生闭锁综合征,患者四肢瘫痪,舌下神经瘫痪,但神志清楚,双侧面神经瘫痪,仅能以自主性眼球活动示意。基底动脉的一侧分支闭塞,可因脑干受累部位不同而出现相应的体征,以交叉性瘫痪为主要特征,结合脑干的血液供应及血管性病变,临床上产生的症状较为典型的脑干综合征有以下几种:

(1)延髓外侧部综合征(Wallerberg综合征):这是延髓病变中最常见的一种临床综合征。病变部位位于延髓外侧部。其产生的临床症状有以下几种:其一,为眩晕、恶心、呕吐、水平性或旋转性眼球震颤。其二,症见同侧面部感觉缺失。其三,症见对侧面部以下痛、温觉缺失。其四,见小脑症状、同侧肢体共济失调。其五,见软腭及声带麻痹、吞咽困难、声音嘶哑、咽反射消失。

(2)桥脑腹内侧部综合征(Forille综合征):病变位于桥脑一侧近中线处。病变损害外展神经及其核上神经通路——内侧纵束,产生两眼向病灶侧水平协同运动麻痹,同时损害锥体束而产生对侧偏瘫,凝视瘫痪。

(3)桥脑腹外侧部综合征(Millard-Gubier综合征):因桥脑旁中央动脉闭塞而致,引起同侧外展神经和面神经麻痹,对侧偏瘫。

(4)中脑腹侧部综合征(weber综合征):因中脑穿通动脉闭塞,或因颅底动脉瘤或肿瘤引起病侧动眼神经麻痹,对侧肢体瘫痪。

6.椎动脉与小脑后下动脉血栓形成

椎动脉或小脑后下动脉阻塞最常引起外侧延髓梗死,可伴小脑后下部梗死。患者突起眩晕、恶心、呕吐、发音嘶哑和吞咽困难。体检可见眼球震颤,病侧软腭和声带麻痹,肢体共济失调,霍纳综合征,面部和对侧身体痛、温觉减迟,称Wallenberg综合征(延髓外侧综合征)。其偶或引起内侧延髓梗死,出现对侧上下肢瘫痪,病侧舌肌麻痹和对侧身体的深感觉障碍。

7.小脑梗死

出现眩晕、呕吐、眼震、共济失调、站立不稳、肌张力降低以及脑干受压和颅内压升高症状。

(二)脑栓塞

1.脑栓塞的临床表现和预后

脑栓塞的临床表现和预后取决于以下几种因素:

(1)栓子的质和量(性质、大小、数目)。

(2)栓塞的部位(哪一支或几支动脉被阻塞,该动脉本身原来有无病损)。

(3)侧支循环的有效性(缺血区域能否及时获得代偿血供)。

(4)栓塞的演变过程(栓子能否较快溶解、破碎、流失,患者血液纤溶系统的活动状态等)。

(5)产生栓子的病灶的严重度、复发性、可治性等。

(6)其他部位栓塞和并发症的症状与转归。

2.脑栓塞的临床表现

脑栓塞发病急骤,并迅速达到症状的高峰为主要特征。脑栓塞的临床表现可分为两类,一类是以脑组织的局灶性表现为特征,由单个栓子阻断一支较大动脉引起,大脑中动脉病变占大多数(占73%~85%)。表现为数时数日至数周的脑局灶症状,常见有局限性抽搐、偏瘫、偏盲、失语等,大多无意识障碍,如有意识障碍也很轻,且很快恢复。另一类是因弥漫多发的脑栓塞引起,表现为突发及发展的全脑症状,严重者可突然昏迷,全身抽搐,因脑水肿或颅内出血,发生脑疝而死亡。有少数病例表现为慢性进行性加重的痴呆。脑栓塞的主要临床特点是:

(1)起病急骤:在各类中风中,以脑栓塞发病最快、最突然,常无任何先兆,于分秒之间发病,多数症状迅速达到顶峰(稳定型中风),偶有呈阶梯式进展加重者(进展型中风)。

(2)年龄、性别:视病因而异,风湿性心脏病而致病者年龄较轻,女性较多。栓子来源于动脉粥样硬化、冠心病、心肌梗死时,则多见于中老年人。

(3)脑部症状:大脑中动脉闭塞者见有突起的偏瘫、偏盲、失语、局限性癫痫发作及偏身感觉障碍,多无意识障碍和颅压增高等全脑症状。大的脑动脉栓塞,多发性脑栓塞,出血性栓塞,可因广泛性肺水肿、颅内出血等,出现昏迷、高热、全身抽搐、颅压增高等症状,甚至可发生脑疝而死亡。

(4)其他症状:多数患者在发病时可查出原发疾病的症状和体征,以心脏病和动脉粥样硬化为多见。如栓子为心外源性或合并脑外栓塞者,可有胸痛、咯血、肺部感染、呼吸困难、肢端发绀、皮肤瘀点和急腹症等症状。

(5)后遗症:据统计,脑栓塞的立即病死率为7%~10%,复发率为20%,复发者较首次发病的死亡率高。症状轻的患者可无脑功能障碍,多数患者留有不同程度的运动、语言、智能障碍等后遗症。

（三）腔隙性脑梗死

腔隙性脑梗死的临床表现可分为 5 型。

1. 单纯运动障碍

最为常见,约占全部病例的 2/3。突起一侧的面、臂、腿肌无力,很少伴有或不伴有感觉障碍。病灶多在内囊或桥脑基底部。

2. 单纯感觉障碍

约占 10%,突起一侧面、臂、腿部感觉异常或减退,多数不伴有运动障碍。病灶在丘脑腹后核区。

3. 感觉运动型

突起一侧面、臂、腿部肌肉无力,伴有同侧相同部位或偏身感觉异常及减退。病变在内囊。

4. 构音障碍-手笨拙综合征

突起的构音不清,吞咽发呛,一侧(常为右侧)中枢性面、舌肌轻瘫,手动作笨拙但无明显的肢体瘫痪。病灶在桥脑。

5. 共济失调性轻偏瘫

突起下肢为重的轻偏瘫,伴同侧肢体的共济失调。病处在放射冠或桥脑。

三、诊断及鉴别诊断

中风病的病因病机十分复杂,故其临床证候轻重不一,缓急有别,临床辨证时要辨病位深浅、辨闭证脱证、辨病势顺逆、辨标本虚实,审证求因,审因论治。

1. 辨病位深浅

病位的浅深就是指中经络和中脏腑,其辨别的最主要标志就是有无神志障碍,其次根据临床表现加以辨别。手足麻木,口角歪斜,半身不遂,偏身麻木,言语謇涩,神志清醒者为中经络;神志不清,朦胧嗜睡者是中脏腑,若突然昏仆而半身不遂者,是为中脏腑。中经络者病位浅,病情轻,预后较好;中脏腑者病位深,病情危重,预后较差。鉴别要点为有无神智障碍。

2. 辨中脏腑的闭证与脱证

闭证与脱证是中风中脏腑阶段的两种不同表现,虽然两者都可见有突然昏仆、不省人事,但闭证为邪闭于内,会出现牙关紧闭,口噤不开,肢体强痉,大小便闭属于实证,当开窍启闭;而脱证是阳脱于外,出现目合口张,面色苍白,手撒至软,大小便自遗属于虚证,应回阳救脱,急宜扶正。闭证与脱证是中风病中的危急重症,准确判断,及时处置,是抢救中风的关键,脱证多由闭证加重导致,预后凶险。

3. 辨病势顺逆

辨别病势逆顺是关系到确定中风救治原则和判断疾病预后的问题,辨中风病的顺逆,主要依其临床表现和发展趋势来辨识。先中脏腑,神志逐渐清醒,半身不遂未加重者,病位由中脏腑转为中经络,预后较好;若见手足逆冷,抽搐,呃逆或戴阳证,预后较差。

4.辨标本虚实

中风属本虚标实,下虚上盛之证。本虚指肝肾不足,气血亏虚,标实指风、火、痰、瘀,横窜经络,蒙蔽清窍;下虚是指肝肾亏虚,上盛是指气血逆乱于脑。更重要的是分清标本缓急,实证以平肝息风,化痰去瘀为主;虚证以扶正为主,当健脾益气,益精填髓。中风发病有急有缓,患者常于卒中前数日至数小时内出现中风先兆,如头痛、烦躁、眩晕、肢体麻木等症。中经络起病较慢,常于数日之内发展而成,以半身不遂、口眼歪斜、言语謇涩无力为主症。中脏腑起病急,多突然昏仆,病势凶险,常因亡阴亡阳、阴阳离绝而死亡;若救治得当,神志转清,病情稳定后,转为中经络,出现半身不遂、言语謇涩、口舌歪斜等后遗症,严重影响患者的生活质量,加重家庭的负担,应积极治疗。

四、治疗

中风病属本虚标实的证候,因年老肝肾不足导致气血亏虚,遇风、火、痰、瘀等实邪引发中风。中风病急性期虽有本虚之证,但其以风阳、痰热、腑实、血瘀等标实证为主,风、火、痰、瘀横窜经络,上蒙清窍,气血逆乱于脑,症状明显,采取"急则治其标"之法。首先祛除邪气,可用平肝息风、清热涤痰、通腑化瘀、活血通络等法;此时邪盛证实,病情危重,故治无缓法,但祛邪不可伤正,当中病即止。急性期过后,证候多由急转缓,由实转虚,此期以本虚为主兼有标实之证;虚证多为气虚、血虚、阴虚;标实常见痰浊、血瘀;故治疗宜标本兼顾,以扶正为主,祛邪为辅,可用益气活血、滋阴潜阳、育阴通络、健脾化痰等法对此期进行治疗。

(一)中药治疗

1.中经络

(1)中风先兆证:突然昏仆,眩晕,头目胀痛,一侧肢体麻木,活动不利,半身不遂,舌强语謇,口角歪斜,口角流涎,面红目赤,心烦急躁易怒,心烦健忘,舌红或绛,苔黄,脉弦滑。

治法:滋水涵木,息风潜阳。

方药:镇肝息风汤加减。出现肝火上炎症状,心烦易怒,口苦加白芍、丹皮、夏枯草;便秘加生大黄;痰多加胆南星、瓜蒌;肝肾阴虚较甚,出现腰膝酸软,耳鸣等可加何首乌、生地黄、玄参;见手足麻木,肢麻震颤加水蛭、蜈蚣、羚羊角等。

常用药:牛膝、生赭石、生龙骨、生牡蛎、生龟板、生杭芍、玄参、天冬、川楝子、生麦芽、茵陈、甘草。

临证事宜:本证多为高血压患者发展而来,故极易生风转危,除了合理的药物治疗外,还需注意起居,避免情绪刺激,饮食适当,避免过度劳累。

(2)肝阳上亢证:突然昏仆,眩晕,头目涨痛,肢体麻木,半身不遂,舌强语謇,口角歪斜,面红目赤,心烦急躁易怒,口干口苦,便干尿黄,舌红或绛,苔黄,脉弦或数。

治法:平肝潜阳,滋水涵木。

方药:天麻钩藤饮加减。天麻、钩藤、石决明平肝潜阳,息风降火;杜仲、牛膝、桑寄生滋补肝肾;黄芩、栀子清肝泻火;茯神、夜交藤养心安神;益母草清热活血。加减:出现肝火上炎症状,心烦易怒,口苦加白芍、丹皮、夏枯草。便秘加生大黄;痰多加胆南星、瓜蒌;肝肾阴虚较甚,出现腰膝酸软,耳鸣等可加何首乌、生地黄、玄参;见手足麻木,肢麻震颤加水蛭、蜈蚣、羚羊角、龙骨、牡蛎等。

常用药:天麻、钩藤、石决明、杜仲、黄芩、栀子、益母草、茯神、川牛膝、夜交藤。

临证事宜:本证多为高血压患者发展而来,故极易生风转危,除了合理的药物治疗外,还需慎起居,避免情绪刺激。

(3)风痰阻络证:突然昏仆,头重昏蒙,半身不遂,口角歪斜,舌强语謇,肢体麻木或手足拘挛,头晕目眩,舌暗淡苔白腻,脉弦滑。

治法:化痰通络,祛风活血。

方药:化痰通络汤加减。舌质紫暗或瘀点加桃仁、红花、赤芍;舌苔黄,烦躁者加黄芩、栀子;头痛加夏枯草、菊花。

常用药:法半夏、白术、天麻、胆南星、香附、茯苓、酒大黄、天竺黄、秦艽、葛根。

临证事宜:本证治疗以化痰为主,辅以活血通络,在祛痰药的运用中当以祛风痰为主,酌用全蝎、僵蚕等搜剔药物。

(4)痰热腑实证:突然昏仆,头晕目眩,半身不遂,舌强语謇或失语,口舌歪斜,偏身麻木,口黏痰多,腹胀便秘,头晕目眩,舌红苔黄腻,脉滑数。

治法:清热化痰,活血通络。

方药:星蒌承气汤加减。方中大黄通腑泻热,芒硝软坚;瓜蒌、胆南星、天竺黄清热化痰;丹参活血通络;鸡血藤补血,活血,通络;地龙活血通络。热象明显加黄芩、栀子;津液大伤加生地、玄参、麦门冬;舌强语謇加郁金、石菖蒲。

常用药:瓜蒌、胆南星、生大黄、芒硝、丹参、天竺黄、鸡血藤、地龙。

临证事宜:本证运用承气汤通腑泻下,宜中病即止,不可久服,以免伤正。

(5)气虚血瘀证:突然昏仆,头晕目眩,半身不遂,口舌歪斜,言语謇涩或不语,偏身麻木,面色淡白,气短乏力,心悸自汗,手足无力,舌淡,苔薄白或白腻,脉细涩。

治法:益气活血。

方药:补阳还五汤加减。患肢软弱加桑寄生、牛膝等,言语不利加石菖蒲、远志;肢体拘挛加杜仲、川断、淮牛膝;便秘加肉苁蓉、何首乌。

常用药:黄芪、红花、桃仁、当归、赤芍、川芎、地龙、乌梢蛇、太子参。

临证事宜:补阳还五汤中重用黄芪为主药,其用量由小渐大,且补气药量宜大,活血药量宜小。

(6)阴虚风动症:突然昏仆,半身不遂,口舌歪斜,舌强语謇或不语,偏身麻木,五心烦热,失眠多梦,眩晕耳鸣,手足拘挛或蠕动,舌红,苔少,脉弦细数。

治法:滋阴潜阳,息风通络。

方药:大定风珠加减。虚热较甚加地骨皮、胡黄连;兼气虚者加太子参;心中烦热加栀子、莲子心、黄芩;舌质紫暗加川牛膝、川芎;舌强不语加石菖蒲、远志。

常用药:生地、玄参、白芍、贞子、桑寄生、丹参、鸡血藤、生牡蛎、阿胶。

临证事宜:本证主要因肝肾不足,真阴亏耗而致,故治用味厚滋补之品以滋补肝肾,摄敛浮阳,但应注意补阴药物往往腻胃,有碍饮食,可酌加理气消导药。

2.中脏腑

(1)闭证

①阳闭:神志恍惚,迷蒙,口眼歪斜,语言不利,偏身麻木,甚至昏迷,不省人事,声粗息涌,喉中痰鸣,牙关紧闭,口噤不开,两手握固,手足厥冷,肢体强痉,面赤身热,口臭气粗,二便秘塞,躁扰不宁,舌缩,苔黄腻,脉结代欲绝。

治法:平肝息风,豁痰开窍。

方药:先用安宫牛黄丸或至宝丹灌服或鼻饲,并用羚羊角汤加减。强痉,抽搐者加僵蚕、全蝎、蜈蚣;痰多者,加胆南星、天竺黄、竹沥;痰热阻于气道,喉中痰鸣加竹沥水、胆南星;二便闭结者,加大黄、芒硝;高热者,加赤芍、生地、连翘;肝火旺盛加龙胆草、山栀子、夏枯草、代赭石;痰热腹实,腹胀便秘加生大黄、枳实;痰热伤津加麦门冬、生地黄、玄参、石斛等。

常用药:羚羊角、龟板、生地黄、牡丹皮、白芍、夏枯草、蝉蜕、菊花、石决明。

临证事宜:若患者服药困难,可用鼻饲法。病情危重者,宜中西医结合治疗。

②阴闭:神志恍惚,迷蒙,口眼歪斜,语言不利,偏身麻木,甚至昏迷,不省人事,面白唇暗,静卧不烦,四肢逆冷,肢体松懈,痰涎壅盛,汗出如油,苔白腻,舌缩,脉结代欲绝。

治法:化痰息风,辛温开窍。

方药:先用苏合香丸灌服或鼻饲,并以涤痰汤加减。若痰涎壅盛,可加蛇胆陈皮末、皂荚炭以加强化痰之力;若见风动者,可加天麻、钩藤、僵蚕以平肝息风;出现热象,加黄芩、黄连;见戴阳者是病情恶化的表现,宜急进参附汤。

常用药:半夏、橘红、茯苓、竹茹、石菖蒲、胆南星、枳实、生姜、甘草。

临证事宜:本型病因是痰浊蒙蔽清窍,故重在豁痰以治其本,临证时可酌配健脾药。

③脱证:神志恍惚,迷蒙,口眼歪斜,语言不利,偏身麻木,甚至昏迷,不省人事,面色苍白,气息微弱,目合口张,手撒,四肢厥冷,遗尿,鼻鼾息微,甚则冷汗如油,舌痿,脉微欲绝。

治法:益气回阳,扶正固脱。

方药:参附汤加减。汗多不止加黄芪、山茱萸、龙骨、牡蛎;冷汗如油加麦门冬、五味子;见血瘀症状加丹参、三七。

常用药:人参、制附子、干姜、大枣。

临证事宜:脱症出现后宜分清是阳脱,还是阴竭,还是阴阳俱脱。阳脱以参附汤为主,阴竭以地黄饮子滋养真阴为主,阴阳俱脱则以参附汤酌配生脉饮为主。

(2)中风后遗症:中风患者经临床救治,病程超过6个月,仍遗留部分临床症状和体征,则为中风后遗症。

①语言不利

a.痰瘀阻络证:舌强语謇或失语,舌体不灵,肢体麻木,口舌歪斜,舌暗淡,苔白腻,脉弦或滑。

治法:祛风除痰,宣窍通络。

方药:解语丹加减。

常用药:白附子、石菖蒲、远志、天麻、全蝎、木香、丹参、当归、赤芍、地龙、胆南星。

b.肾精亏损证:暗哑失语,心悸气短,腰膝酸软,失眠多梦,舌体痿软短缩,脉细数或沉细。

治法:滋补肾精,开窍启语。

方药:地黄饮子加减。

常用药:生地、熟地、枸杞子、山茱萸、麦门冬、石斛、五味子、远志、巴戟天、玉竹、杏仁、桔梗、木蝴蝶、郁金。

临证事宜:语言不利一证,当分清虚实,虚则滋阴,实则除痰。

②口眼歪斜:口眼歪斜,半肌麻痹,口角歪斜。

治法:活血祛风,通络除痰。

方药:牵正散加减。

(二)中成药治疗

1.华佗再造丸

本品主要成分为川芎、当归、红花、吴茱萸、冰片、南星、马钱子等。有活血化瘀通络、行气止痛的作用。每次8g,每天3次。

2.消栓再造丸

本品主要成分有丹参、三七、血竭、当归、川芎、天麻、黄芪、白花蛇、安息香、沉香、人参、泽泻等。具有活血化瘀,消全通脉,息风开窍的作用。每丸重9g,每次1丸,每天2次。

3.复方丹参滴丸

本品主要成分为丹参、三七、冰片。能活血化瘀,理气止痛,可降低血小板凝集性,有明显降脂作用。每丸25mg,每次服10粒,每天3次。

4.通心络胶囊

具有益气活血,通络止痛的功效。主要成分有人参、水蛭、全蝎、赤芍、蝉蜕、土鳖虫、蜈蚣、檀香、降香、乳香(制)、酸枣仁(炒)、冰片。口服1次2~4粒,每日3次。

5.苏合香丸

由苏合香、安息香、麝香、檀香、木香、沉香、丁香、犀角等组成。每丸重3g,每服1丸,姜汤或温开水送下,每日2次。具有温通行气,开脑醒神的作用。

(三)针灸

1.中脏腑

水沟、百会、内关、足三里。

闭证:加十宣、合谷、太冲、丰隆、十二井穴,毫针泻法。

脱证:关元、神阙、气海、关元、太冲、涌泉、艾灸法。

2.中经络

肝阳暴亢：行间、侠溪、太阳、风池。

风痰阻络：风池、丰隆、内关。

痰热腑实：丰隆、阴陵泉、天枢、中脘、行间。

气虚血瘀：关元、足三里、脾俞、胃俞、血海、三阴交、合谷、太冲。

阴虚风动：照海、太溪、三阴交。

舌强语謇：廉泉、金津、玉液。

口角歪斜：颊车、地仓、水沟。

手拘挛不开：合谷透后溪、三间透后溪、后溪透合谷、太溪透劳宫。

拇指无力：阳溪。

手指麻木肿胀：八邪。

上肢麻木不遂：天鼎、肩髃、臂臑、手五里、曲池、手三里、上廉、下廉、偏历、小海、外关、合谷。

下肢麻木不遂：秩边、环跳、髀关、伏兔、梁丘、风市、阳陵泉、条口、悬钟、昆仑。

足下垂：解溪。

足内外翻：商丘、丘墟。

五、预防与调护

1.预防

脑栓塞多由情志不遂诱发，而且情志不遂也可加重患者的病情，故保持情志舒畅是预防和减缓本病的重要因素。生活作息、饮食规律同样是预防本病的重要因素，要劳逸结合，保证睡眠充足，饮食不可过于肥甘厚味，戒烟戒酒，适当的体育锻炼，都可以加强患者身体素质。

2.调护

急性期的患者要卧床。脑梗死致残率非常高，所以要尽早进行康复治疗，一般认为在发病1周后若无脑水肿即可进行康复治疗，康复治疗事宜遵医嘱即可。同时还要关注患者的心理护理，使患者心情愉悦，以利于疾病的康复。

第五章 风湿免疫系统常见疾病中医诊疗

第一节 类风湿关节炎

类风湿关节炎(RA)是一种以对称性、慢性、进行性多关节炎为主要表现的自身免疫性疾病。其侵犯的靶器官主要是关节滑膜,滑膜炎可反复发作,而致关节软骨及骨质破坏,最终导致关节畸形及功能障碍。本病可累及多器官、多系统,引起系统性病变,常见有心包炎、心肌炎、胸膜炎、间质性肺炎、肾淀粉样变以及眼部疾患等。RA多发于40～50岁的中年女性,男女发病率之比为1:3左右。我国发病率为0.32%～0.36%。

根据类风湿关节炎的临床表现当属于中医学痹病的范畴,与"历节""顽痹""尪痹"等相似。对于本病,后世医家逐渐完善其理法方药,如宋代《太平圣惠方》《圣济总录》记载大量治疗本病的方药。明·李梴《医学入门》说:"顽痹,风寒湿三邪交侵……初入皮肤血脉,邪轻易治;留连筋骨,久而不痛不仁者难治,久久不愈。"强调本病的顽固性。万全《保命歌括》言:"须制对症药,日夜饮之,虽留连不愈,能守病禁",是说本病只要坚持对症用药,即使不能治愈,也能控制病情进展,强调本病治疗的长期性。

近年来,随着中医、中西医结合研究的不断深入,本病无论在基础理论研究,还是临床经验的积累方面,均取得了可喜的成果。中医药治疗本病具有自身优势和特点。

一、病因病机

一般将类风湿关节炎的病因病机概括归纳为正气亏虚、邪气侵袭、痰浊瘀血三个方面,简称为"虚、邪、瘀"。

1.正气虚弱

即人体精气血津液等物质不足及脏腑经络组织功能失调。正气亏虚,外邪易侵。《内经》特意强调了"邪之所凑,其气必虚",在《素问·评热病论》中曰:"风雨寒热,不得虚,邪不能独伤人。"故正气不足,诸虚内存,是本病发生的重要内部原因。正虚主要与以下因素有关:①禀赋不足,《灵枢·五变》曰:"粗理而肉不坚者,善病痹",即是说先天腠理不密,肌肉疏松者,邪气易侵,而易致痹病;②劳逸失度,《素问·宣明五气》曰:"久立伤骨,久行伤筋",指出了劳累过度,耗伤正气,气血不足,而伤筋骨致痹;③病后产后,气血大亏,内失荣养,外邪易侵,而致本病。唐·昝殷《经效产宝》曰:"产后伤虚,腰间疼痛,四肢少力,不思饮食。"

2.邪气侵袭

指六淫之邪侵袭入体。《内经》中多次强调了外邪的致病作用,《素问·痹论》曰"所谓痹者,各以其时重感于风寒湿之气"。《素问·评热病论》则有"不与风寒湿气合,故不为痹"。《灵枢·刺节真邪》也有"邪气者……其中人也深,不能自去"。汉·华佗《中藏经》继承并发展了这一观点,增加了"暑邪"致痹,并首次明确了风寒暑湿为痹病的病因,提出"痹者,风寒暑湿之气中于人,则使之然也","痹者闭也,五脏六腑感于邪气……故曰痹"。概括的说明风、寒、湿、热邪是痹病发生发展的外部条件。邪气侵袭主要与以下因素有关:①季节气候异常;②居处环境欠佳;③起居调摄不慎。

3.痰瘀气滞

瘀血痰浊气滞是痹病的一个重要病理变化,故《素问·痹论》说"痹在于脉则血凝而不流",《素问·调经论》则说"血气不和,百病乃变化而生"。《素问·调经论》中曰:"血气与邪并客于分腠之间,其脉坚大。"《素问·五藏生成》说:"卧出而风吹之,血凝于肤者为痹。"《灵枢·阴阳二十五人》曰:"切循其经络之凝涩,结而不通者,此于身皆为痛痹,甚则不行,故凝涩。"《素问·平人气象论》说:"脉涩曰痹。"以上这些是说患痹之人必有"瘀血"存在,而导致气血壅滞,痹阻经脉。《中藏经》曰:"气痹者,愁忧喜怒过多……",强调情志郁滞而致痹。宋·陈言《三因极一病证方论》谓:"支饮作痹。"明·方贤《奇效良方》则进一步说:"支饮为病,饮之为痰故也。"清·董西园提出的"痹非三气,患在痰瘀"是对此病因的最佳概括。痰瘀气滞主要与以下因素有关:①七情郁滞;②跌仆外伤;③饮食所伤。

正气亏虚、邪气侵袭、痰瘀气滞三者关系密切。正虚是 RA 发病的内在因素,起决定性作用;邪侵是发病的重要条件,在强调正虚的同时,也不能否认在一定条件下,邪气致病的重要性,有时甚至起主导作用;不通(痰瘀)是发病的病理关键。在本病发展变化过程中,病理机制甚为复杂。一般可以出现以下四种情况:①邪随虚转,证分寒热;②邪瘀搏击,相互为患,"不通"尤甚;③邪正交争,虚因邪生,"不通""不荣"并见;④正虚痰瘀,相互为患,交结难解。痹必有虚、痹必有邪、痹必有瘀,凡 RA 患者体内虚邪瘀三者共存,缺一不可。但不同的患者,虚、邪、瘀三者的具体内容不同、程度不同。虚邪瘀三者紧密联系,相互影响,相互为患,互为因果,形成双向恶性循环,即正虚易感邪,邪不祛则正不安;正虚则鼓动气血无力易致瘀,瘀血不祛新血不生则虚更甚;瘀血阻滞则易留邪,邪滞经脉则瘀血难祛。使 RA 的临床表现错综复杂,变证丛生。

本病的病性是本虚标实,正虚(肝肾脾虚)为本,邪实、痰瘀为标。基本病机是素体本虚,气血不足,肝肾亏损,风寒湿邪痹阻脉络,流注关节,痰瘀痹阻。本病初起,外邪侵袭,多以邪实为主。病久邪留伤正,可出现气血不足、肝肾亏虚之候,并可因之造成气血津液运行无力,而风寒湿等邪气侵袭,又可直接影响气血津液运行,如此恶性循环,导致痰瘀形成。痰瘀互结终使关节肿大、强直、畸形而致残,不通不荣并现。病位在肢体、关节、筋骨、脉、肌肉,与肝、脾(胃)、肾等脏腑关系密切。病变后期多累及脏腑,可发展成脏腑痹。

二、临床表现

（一）关节表现

RA 常表现为对称性多关节炎、持续性梭形肿胀和压痛，常伴有晨僵。受累关节以近端指间关节、掌指关节、腕、肘、肩、膝和足趾关节最为多见，伴活动受限。最为常见的关节畸形是腕和肘关节强直、掌指关节的半脱位、手指向尺侧偏斜和呈"天鹅颈"样及"纽扣花"样等表现。需细致检查的具体关节包括双手近端指间、掌指关节，双侧腕关节、肘关节、肩关节及膝关节等 28 个关节，检查内容应包括关节肿胀、触痛、压痛、积液和破坏 5 个方面。

（二）关节外表现

大约有 40% 的 RA 患者有关节外表现。关节外表现的出现，常提示患者预后不佳，其致死率较无关节外表现者高，尤其合并有血管炎、胸膜炎、淀粉样变性和费尔蒂（Felty）综合征患者。RA 的关节外表现男女发病相当，可见于各年龄段。

1. 类风湿结节

多见于类风湿因子（RF）阳性的患者，其发生率为 20%～25%，类风湿结节的出现多反映病情活动及关节炎较重。其表现为位于皮下的软性无定形可活动或固定于骨膜的橡皮样小块物，大小不等，直径数毫米至数厘米，一般数个，无自觉症状，多见于关节隆突部及关节伸面经常受压部位，如肘关节的鹰嘴突、坐骨和骶骨的突出部位、头枕部及手足伸肌腱、屈肌腱及跟腱上。经过积极治疗可短期内消失。

2. 血液系统异常

RA 患者可出现正细胞正色素性贫血，在患者的炎症控制后，贫血也可以改善。在病情活动的 RA 患者常可见血小板增多。当 RA 患者合并脾肿大以及白细胞减少时需考虑 Felty 综合征，Felty 患者也可出现血小板减少。

3. 肺部病变

RA 患者肺部受累很常见，其中男性多于女性。可出现弥散性肺间质纤维化、肺实质疾病及胸膜炎。肺间质病变是影响患者预后的重要因素，弥散性肺间质纤维化多发生在晚期患者，出现咳嗽、呼吸困难、气促及右心衰竭表现；X 线片可见肺部弥散性蜂窝状阴影，预后不良。肺实质结节通常无临床症状，多见于 RF 阳性、滑膜炎较为广泛的 RA 患者；X 线片上可见肺部小结节，可单发或多发。胸膜炎大多临床上没有症状；有症状者可出现胸痛、胸膜摩擦音，可以发生中至大量胸腔积液，胸膜活检可见类风湿结节。

4. 心脏病变

可表现为心包炎、心肌炎、心瓣膜病变等。其中心包炎最常见，常随原发病的缓解而好转。同时 RA 本身也是发生心血管病变的独立危险因素。

5. 眼部病变

常见巩膜或角膜的周围深层血管充血，视物模糊，如干燥性角结膜炎和表层巩膜炎、慢性结膜炎；其他少见的有葡萄膜炎、表层巩膜结节病变和角膜溃疡。

6.神经系统病变

神经受压是本病患者出现神经系统病变的常见原因。最常见的受累神经有正中神经、尺神经和桡神经。末梢神经损害,指、趾的远端较重,常呈手套、袜套样分布,麻木感,感觉减退,振动感丧失。

7.其他

部分患者常伴有乏力、低热、食欲减退等症状。RA 可引起肾脏损害,为并发淀粉样病变。但近来认为,既然 RA 是结缔组织病,其本身引起肾小球肾炎也是可能的。

三、中医治疗

1.辨证施治

要抓住标本缓急及寒热虚实。风寒湿热之邪是病之标,气血亏损、肝肾不足是病之本。早期多属实证,宜祛邪为主;日久损及肝肾,气血不足,邪气留恋,宜扶正为主。

(1)风寒湿痹证

症状:关节肌肉疼痛、酸楚游走不定,或关节疼痛遇寒加重,得热痛缓,或关节重着、肿胀、肌肤麻木不仁,关节屈伸不利,舌质淡,舌苔薄白或白腻,脉弦紧或濡缓。

治法:疏风除湿,散寒和络。

主方:防风汤、乌头汤或薏苡仁汤加减。

常用药物:生麻黄、桂枝、防风、防己、生薏仁、川芎、片姜黄、蜈蚣、威灵仙、川乌、苍术、当归。

加减:若风邪偏胜,疼痛游走者,加防风、秦艽;疼痛固定,拘急冷痛者,加麻黄、细辛、制附子、制草乌;湿邪偏重,关节肿胀重着者,加防己、木瓜、茯苓、五加皮等;痛在上肢、颈项者,加片姜黄、葛根;痛在下肢者,加牛膝、木瓜;肌肤麻木,苔腻者,重用苍术,加青风藤、路路通以祛风除湿通络。

(2)风湿热郁证

症状:关节疼痛,游走不定,关节活动不利,局部灼热红肿,痛不可触,得冷则舒,可有肌肤红斑,常有发热、汗出、口渴、烦躁、溲赤、舌质红舌苔黄或黄腻,脉滑数或浮数。

治法:疏风除湿,清热通络。

主方:白虎加桂枝汤、宣痹汤、四妙散等。

常用药物:苍术、黄柏、牛膝、防己、生薏仁、银花藤、连翘、生石膏、知母、滑石、桂枝、赤小豆、蚕沙。

加减:若风热偏盛,关节疼痛,游走不定,加秦艽、桑枝、地龙;湿热偏盛,关节肿胀明显,重着不利,苔黄腻,加土茯苓、稀莶草。

(3)痰瘀痹阻证

症状:痹证日久,关节肌肉刺痛,固定不移,或关节肌肤紫暗、肿胀,按之较硬,肢体顽麻或重着,甚则关节僵硬变形,屈伸不利,有硬结、瘀斑,或胸闷痰多,舌质紫暗或有瘀斑,舌苔白腻,脉弦涩。

治法：化痰行瘀，和络止痛。

主方：桃红饮、双合汤加减。

常用药物：姜半夏、胆南星、白芥子、僵蚕、桂枝、秦艽、桃仁、红花、香附、威灵仙、川芎、归尾、地龙、蜂房、全蝎。

加减：痰浊滞留，皮下有结节者，加南星、僵蚕；瘀血明显，关节疼痛、肿大、强直、畸形，活动不利，舌质紫暗，加三七、莪术；痰瘀交结，疼痛者，加穿山甲，全蝎，蜈蚣；有痰瘀化热之象者，加地龙。

（4）正虚邪恋证

症状：痹证日久不愈，关节疼痛时轻时重，疲劳加重，关节屈伸不利，肌肉瘦削，腰膝酸软，或畏寒肢冷，阳痿，遗精，或骨蒸劳热，心烦口干，舌质淡红，舌苔薄白或少津，脉细弱或细数。

治法：滋养肝肾，通络止痛。

主方：独活寄生汤加减。

常用药物：独活、桑寄生、秦艽、防风、当归、杜仲、怀牛膝、桂枝、茯苓、川芎、生地黄、白芍、甘草。

加减：肾气虚，腰膝酸软，加川断、狗脊；骨节疼痛，乏力较著，加鹿衔草、千年健；阳虚、畏寒肢冷，关节疼痛拘急，加附子、仙灵脾、鹿角片、肉苁蓉；肝肾阴亏，腰膝疼痛，低热心烦，或午后潮热，加生地黄、枸杞子、桑葚子。

（5）寒热错杂证

症状：关节灼热肿痛，而又遇寒加重，恶风怕冷，苔白罩黄，或关节冷痛喜温，而又手心灼热，口干口苦，尿黄，舌红苔白，脉弦或紧或数。

治法：温经散寒，清热除湿。

方剂：桂枝芍药知母汤加减。

常用药物：桂枝、白芍、防风、知母、麻黄、生姜、白术、附子、甘草。

加减：寒湿甚者，加细辛、桂枝、干姜、全当归，温经散寒，通脉止痛；热甚者，加生石膏、连翘、黄柏、薏苡仁、滑石、蚕砂等清利湿热，通络宣痹；若热甚伤阴，症见口渴心烦者，加玄参、麦冬、生地以清热滋阴生津。

2. 名医治法验方

（1）灵活、特色用药

根据病位选择用药：痹证在肢体关节病位不一，根据病位所在选择药物。如病在上肢项背，用羌活、防风、葛根、姜黄、桂枝；病在下肢腰背，用独活、防风、木瓜、蚕沙、川断、牛膝；病及全身关节经络，用松节、千年健、威灵仙、路路通等。

藤类药物应用：认为藤类药物有通络引经之效，选用相应的藤类药物可以增强药效。祛风通络用青风藤、海风藤、络石藤、丝瓜络；清热通络用忍冬藤、桑枝；补虚和血通络用石楠藤、鸡血藤、天仙藤等。

对药应用：周教授根据病机特点组合配药，有助于提高疗效。用熟地黄、仙灵脾阴阳相济益肾强督；石楠藤、鹿含草补虚祛风湿；松节、天仙藤祛湿消肿；透骨草、威灵仙通利关节；漏芦、土茯苓清热解毒。

虫类药物应用：痹症中晚期，病情顽固，痰瘀互结，深入血络，非虫类药物不足以走窜入络，搜剔逐邪，可根据病情选用虫类药物。活血化瘀用炮山甲、穿山甲，凡血凝血聚为病，皆能开之，尤善疗痹；搜风剔络用全蝎、蜈蚣对僵挛胀痛更有效；祛风除湿用乌梢蛇；此外，僵蚕祛风痰，地龙清络热，露蜂房祛风毒，蚂蚁温补强壮，可辨证选择。

专病专药：目前对痹症的专药治疗研究，已取得很大进展。雷公藤、昆明山海棠、青风藤、海风藤均能取得较好疗效，在辨证治疗的同时结合应用针对性较强的专用药物可增强疗效。

(2)散风、驱寒、祛湿、化痰、消瘀

风邪宜散风：轻证用防风、羌活、白芷等疏通经络，久病重症用虫类药物以搜风通络。药性平和者如乌梢蛇、全蝎、僵蚕、露蜂房等，性温者如白花蛇、蜈蚣等，性寒者如地龙、土鳖虫等，选用2～3味配伍，能增强止痛疗效。汪教授谓全蝎、蜈蚣止痛最佳，治疗顽痹痛甚者乃必用之品，但此类药物过剂久服则破气耗血伤阴，须注意"衰其大半而止"。另外，土鳖虫有破血逐瘀之功。

寒邪宜驱寒：轻则如麻黄、桂枝、细辛等，重则如附子、川乌等。《金匮要略心典》曰："寒湿之邪，非乌头、麻黄不能去"。麻黄宜生用，治疗本病作用强。只要无心慌、胸闷、高血压病，常首选麻黄，用量且偏大。附子治疗痹证也有良好的疗效，《本草备要》曰："附子补肾命门，逐风寒湿"。

湿邪宜祛湿：有宣湿、化湿、利湿诸法，常用羌活、独活、防己、大腹皮、威灵仙、苍术等，而苍术、防己为祛湿要药。

痰邪宜化痰：选用天南星、白芥子、法半夏、牡蛎等。汪教授喜用天南星化痰，谓其为豁痰要药，专走经络。

瘀血宜消瘀：轻者用桃仁、红花、川芎、姜黄、赤芍、丹参等，重者用三棱、莪术、乳香、没药等，常与理气药相配伍，即"治风先治血，血行风自灭"之意，可用大腹皮、枳壳、厚朴等。

根据本病风湿痰瘀痹阻经络的病机，汪教授以散风、祛湿、化痰、消瘀为治则，并参考朱丹溪"上中下通用痛风方"，结合多年临床经验，自拟加减痛风方：生麻黄、桂枝、苍术、熟附子、防风、防己、天南星、桃仁、红花、威灵仙等药。临证应用时，根据疾病寒热虚实的变化，结合辨证用药，随证加减。

3.针灸治疗

(1)针灸：针灸、拔火罐、水针、穴位注射等法对本病有较好的效果，可以根据病位选穴。一般风寒湿痹，宜针灸并施，风湿热痹宜针不宜灸，久痹正虚以灸为宜。

常用取穴：肩痛可选肩髃、肩贞、肩髎及压痛点，肘痛可选曲池、尺泽、手三里、合谷，腕痛可选阳池、外关、合谷，腰痛可选肾俞、委中，髋痛可选环跳、伏兔、秩边，膝痛可选膝眼、阳陵泉、伏兔，踝痛可选中封、昆仑、解溪、丘墟。

(2)水针：以关节局部阿是穴为主，配合夹脊穴。证属风寒者常配风池、膈俞、肾俞、关元、风门等穴，风热者配风池、血海、曲池、合谷、十宣等穴，风湿者常选大椎、膈俞、脾俞、足三里、阴陵泉等穴。

(3)针刀：可于关节周围、内侧、外侧关节间隙等处，找到软组织变性如条索状物处，以切割为主，兼以横行剥离进行松解和疏通，然后用手法放松关节周围软组织，再予以牵引拔伸和被动屈伸活动。

4.中药外治

(1)贴膏药：可选用麝香追风膏、伤湿止痛膏、南星止痛膏、奇正消痛贴等贴于疼痛部位。

(2)中药外敷或熏洗：外治也需辨证用药，对于关节痛、肿胀，局部无明显发热发红等热象的患者，可用温经散寒、活血通络的中药，如生麻黄、生白芷、鸡血藤、醋延胡索、透骨草、炒白芥子、伸筋草、生川乌等煎成汤剂外敷或熏蒸，药液可以通过皮肤吸收，透达关节，起到祛风散寒除湿、化痰通络止痛的作用。

第二节 系统性红斑狼疮

系统性红斑狼疮(SLE)是一种多因素参与的多脏器多系统损害并伴有多种免疫学异常的自身免疫性疾病。该病多发生于20~40岁的中青年，以女性居多，男女的发病比例为1∶8~10。其病程迁延，临床多呈慢性经过，病死率较高。我国流行病学调查其患病率达70.4/10万，患者人数达百万之多，是困扰医学界的难题之一。

一、病因病机

1.病因

禀赋不足，脏腑失调为发病基础；劳倦过度，饮食不当，情志内伤，外感六淫邪毒是致病原因。

(1)禀赋不足："肾为先天之本"，"肾藏精"，精是构成人体的基本物质，又是人体各种机能活动的物质基础。先天禀赋不足，精气亏损，阴阳失调，脏腑功能紊乱，是SLE的发病基础。

(2)劳倦过度：劳倦过度，调养失当，阴血精气耗伤，脏腑功能失调，虚火内生，外邪乘袭，诱使本病发生或加重。

(3)饮食不当：恣食辛辣酒热、海腥发物，或服药失当，激发阴阳气血紊乱，脏腑功能失调，耗伤阴血，蕴生热毒。

(4)七情内伤：五志过极，郁而化火，或思虑过度，阴血暗耗，导致肝肾阴亏，血热火盛而萌生病态。

(5)外感六淫邪毒：外邪袭表犯肺，痹阻肌肤筋骨，深入血络，燔灼营血，致使发热恶寒、肌肉筋骨疼痛，皮肤斑疹诸症丛生。外邪中以火热毒邪为主，烈日曝晒每使病情加重。风寒湿邪日久亦可郁而化热。

2.病机

（1）病变部位初起以肌表血脉筋骨为主：在先天不足，阴血亏虚，脏腑失调的基础上，风燥暑热外邪与内热虚火相搏，燔灼营血，熏蒸肌表；若感受风寒湿邪，则易于痹阻肌肉筋骨。如饮食不当，劳倦内伤，七情过极，扰动阴阳，耗伤精血，血热火盛，肌肤血络受损，出现面赤身热，皮肤斑疹。疾病初起，虽有阴血不足，脏腑亏虚的病理变化，但病变部位主要以肌表血脉筋骨为主。

（2）病情发展，内侵脏腑，损及肾、心、脑、肝、胆、肺、脾：禀赋不足，阴血亏虚，加之久病耗伤，血热瘀毒内攻，渐及五脏六腑。如阴血内伤，心络痹阻，导致心悸不安、胸闷心痛；肺失宣肃，内生积饮，出现咳喘气急；脾胃损伤，生化乏源，则见纳少便溏，气短乏力；阴虚阳亢，肝络失和，可致头痛、眩晕、胁肋疼痛；湿热困遏，胆汁泛溢，则现黄疸；病久及肾，水液不归正化，以致肢体浮肿，精微下泄；湿热瘀毒，上攻巅脑，可出现神识昏昧，痉厥抽搐。

本病禀赋不足，脏腑亏虚为发病基础，加之外邪瘀热蕴毒致病。毒邪为患，具有伤及广泛，无所不至的特点，因此病变损害部位广泛，常见多个脏腑与经络、肌肉、关节同时受累。于现代医学所谓的 SLE 多系统、多脏器损害的病变特点相合。

（3）病理性质为本虚标实，虚实错杂

①本虚以肾虚阴亏为关键禀赋不足，脏腑亏虚为本病发病基础，外感内伤诸因精血耗损，脏腑重伤。正虚为致病之本，而肾虚阴亏尤为关键。肾藏精，为先天之本，五脏六腑之根。先天不足，后天戕伤，SLE 病变过程中，诸脏腑损伤多以肾虚为核心，阴阳气血的亏损尤以阴血最为惨烈。此外，久病阴血暗亏，阴损及阳，血伤气耗，亦可形成阴阳两虚，脾肾俱败，以及气血不足，心脾两虚证候。

②标实以血热瘀毒为主本病属本虚标实，虚实错杂证。论其标，外有六淫邪毒，内有火热、痰湿、风阳、瘀血，邪久不化，均可蕴毒。诸邪之中，以血热瘀毒为主。

本病虚（肾虚阴亏为主）、瘀（血络瘀滞）、毒（热毒、火毒）三者并存，互为因果。肾虚阴亏，瘀热易于蕴毒；热毒燔灼，耗伤阴血，则肾虚阴亏更甚；热毒搏结于血分，血脉痹塞则为瘀血，正所谓"热更不泄，搏血为瘀"。虚、瘀、毒三者互为影响，终至本虚标实，虚实错杂之证。

二、临床表现

（一）全身表现

系统性红斑狼疮的全身表现缺乏特异性，包括发热、乏力、体重减轻等。在病程中约有80％的患者出现发热，其中多数为高热，体温可持续在39℃，也可为间歇性发热，少数患者出现低热。有80％～100％的患者病程早期出现乏力症状，可早于皮疹、关节肿痛等症状。有60％～70％的患者出现体重下降，病情恶化前体重可迅速下降。

（二）皮肤黏膜表现

皮肤表现是系统性红斑狼疮常见的症状。有55％～85％的患者出现皮肤损害，28％的患者皮损早于其他系统损害，常见的皮肤损害有：红斑、光过敏、脱发、雷诺现象、口腔溃疡、荨麻疹、皮肤血管炎等。

(三)骨骼肌肉系统表现

1.关节病变

系统性红斑狼疮的关节病变是疾病活动的表现之一,也是最常见的一种首发症状。研究证实88%~100%的患者可有关节痛或关节炎。关节炎表现为关节肿胀、压痛及活动受限,有时有关节积液。

2.肌腱、肌肉等软组织病变

10%的系统性红斑狼疮患者出现肌腱端病。表现为附着于骨部位的韧带、肌腱或关节囊的炎症,如跟腱炎、跖筋膜炎及上髁炎等。还有少数患者发生自发性肌腱断裂,如髌下韧带、跟腱等。皮下结节在本病的发病率为5%~7%,多见于关节旁,如鹰嘴及掌指关节伸侧。本病约半数患者出现肌肉症状,可分为炎症性肌病及药物相关性肌炎两种情况。系统性红斑狼疮的炎症性肌病常是轻度至中度,表现为四肢近端肌群肌痛、肌压痛和肌无力。血清肌酸磷酸激酶及乳酸脱氢酶等肌酶升高。肌电图为肌源性损害或无明显异常。

(四)肾脏表现

肾脏表现是SLE最重要的临床表现之一,几乎所有的SLE患者在病程中均可出现肾脏受累,尿毒症是SLE患者严重的并发症,也是造成SLE患者死亡的重要原因。

(五)呼吸系统表现

在SLE中,呼吸系统受累相当多见,病变侵及胸膜、肺实质、气道、肺血管和呼吸肌等处,其临床表现可有胸痛、咳嗽、呼吸困难等。约半数系统性红斑狼疮患者出现肺及胸膜病变,主要包括胸膜炎、肺间质纤维化、狼疮肺炎和肺血管病变,出现肺部病变的SLE患者往往预后不佳。

(六)心血管系统表现

心脏病变是SLE最重要的临床表现之一,具有较高的发病率和病死率。心脏受累的发病率为52%~89%。SLE可累及心脏各个部分,包括心包、心肌、心内膜及冠状动脉,可有心包炎、心肌炎、心内膜炎及瓣膜损害等病变。心包炎是SLE最常见的心脏表现,它可以无症状或有短暂的心包摩擦音,也可以有大量的心包积液,一般是渗出液,很少发展为心脏压塞或缩窄性心包炎,常伴有胸腔积液。

(七)神经和精神表现

系统性红斑狼疮有各种各样的神经精神病变。神经系统的各个部分均可受累,临床表现多种多样,癫痫是中枢神经系统受累最常见的一种表现,甚至是许多患者的首发症状。SLE患者的精神表现包括精神病、情感障碍、器质性脑病综合征、认知损害、药物反应(特别是糖皮质激素)、生物节律紊乱及自主神经系统紊乱等。SLE患者的精神表现变化迅速,临床上大约有40%的患者以抑郁症状为主,25%表现为躁狂症,5%为双相性情感障碍,15%呈精神分裂症或偏执型精神病,还有10%的患者出现急进性谵妄。

(八)血液系统表现

超过半数系统性红斑狼疮患者在病程中出现血液系统异常,以贫血最多见。几乎所有SLE患者在病程的某一时期均可能出现贫血,贫血的轻重与病程和病情的严重程度有关,多数患者为轻度至中度贫血。白细胞减少发生率仅次于贫血。白细胞减少与疾病活动、药物治疗、自身抗体及骨髓功能降低有关。血小板减少可以是SLE病情活动的一种临床表现。

(九)消化系统表现

消化系统各个部位均可受累,缺乏特征性,可出现食欲缺乏、恶心、呕吐、腹痛或腹泻、急性腹膜炎、胰腺炎、胃肠道出血、肠坏死、穿孔或肠梗阻等。常有轻度至中度肝大或脾大,肝酶升高及黄疸等。

三、中药治疗

1. 辨证要点

系统性红斑狼疮是一本虚标实之证,标实表现为火热亢盛,本虚以肝肾阴亏为主,辨证主要是分清标本虚实。

标实为火热亢盛,但有实火与虚火之分。实火为外感热毒与心肝积热合邪,热毒入营所致,多见于急性发作期或亚急性期发作阶段。虚火为肝肾阴虚,阴虚火热所致,多见于缓解期。本虚多涉及五脏,尤以肝肾心脾为常见。辨证时需注意病位。病以阴虚为本,但久病则阴损及阳,而致阴阳两虚,也需详辨。

2. 治疗要点

益气养阴,调补肝肾是本病治疗的基本方法,急性期及亚急性期辅以清热解毒、凉血化斑;慢性期多兼血瘀,佐以活血化瘀。

3. 辨证分型治疗

(1)热毒炽盛证

主要证候:起病急骤,壮热,面部红色斑疹,关节肌肉疼痛,甚则烦躁口渴,神昏谵妄,或手足抽搐,大便秘结,小便短赤,舌质红绛,苔黄腻,脉弦数。

治法:清热解毒,凉血护阴。

方药:清瘟败毒饮加减。本方综合白虎汤、犀角地黄汤、黄连解毒汤等加减化裁而成。方中石膏、知母清阳明经之大热,犀角(现为禁用品,用水牛角代)清热凉血解毒,地黄养阴清热凉血止血,芍药和营泄热,牡丹皮泻血中伏热、凉血散瘀,玄参凉血解毒,黄连、黄芩、栀子、连翘清热泻火解毒,竹叶清心除烦,桔梗载药上行,合而为清热凉血解毒之大剂。

加减:若热盛动风而见手足抽搐者,可加羚羊角、玳瑁、钩藤等以清热息风;若热毒内陷,神昏谵妄,可加安宫牛黄丸或紫雪丹。

(2)肝肾阴虚证

主要证候:病程迁延,低热不退,头晕目眩,耳鸣,口燥咽干,面部红斑,五心烦热,腰酸,关节酸痛,头发脱落,月经不调,舌质红,苔薄黄,少津,脉细数。

治法：养阴清热，滋补肝肾。

方药：知柏地黄丸加减。方中熟地滋肾，山茱萸养肝，山药健脾，泽泻宣泄肾浊，牡丹皮清泻肝火，茯苓淡渗脾湿，开合相济，三阴并治。更用知母滋阴清热，黄柏清热坚阴。

加减：若兼见遗精、盗汗者，可加金樱子、龙骨、牡蛎；月经不调者，加当归、牛膝、益母草；胁痛者，加鳖甲、川楝子。

(3) 肝郁血瘀证

主要证候：面颊部黯红斑，或皮肤瘀斑，胁肋疼痛，腹胀，月经不调，舌质淡暗，脉弦。

治法：疏肝解郁，活血祛瘀。

方药：逍遥散合血府逐瘀汤加减。两方合用，当归、芍药养血和肝，柴胡、枳壳疏肝解郁，生姜调和气血，薄荷轻清疏散、增强疏脉之力，桃仁、红花、川芎、地黄行血清瘀、凉血养血，桔梗引药上行、升阳散结，牛膝引瘀血下行。诸药合用，具疏肝解郁、活血化瘀之功。

加减：若郁瘀化热，可加牡丹皮、栀子清热凉血；月经不行者，加益母草、王不留行、泽兰活血通经。

(4) 气阴两虚证

主要证候：全身乏力，纳呆，精神萎靡，心悸气短，低热，面部红斑，口干不思饮，大便燥结，舌质红，脉沉细数。

治法：益气养阴。

方药：生脉散加味。方中人参甘温，益气生津；麦冬甘寒，清热养阴；五味子酸温，敛肺止汗。三药合用，共成益气养阴生津之效。临床可酌加玉竹、沙参、石斛等以益胃生津。

(5) 心阴亏损证

主要证候：心悸，胸闷，心烦失眠，自汗，面部红斑，舌质红，脉细弱或结代。

治法：养心阴，安心神。

方药：天王补心丹加减。方中以生地、玄参滋阴清热为主药，辅以丹参、当归补心血，党参、茯苓益心气，远志、柏子仁、酸枣仁养心神，五味子敛心气，天冬、麦冬养阴清热，朱砂镇心安神，桔梗载药上升，共达养阴宁心之剂。

加减：不寐者，加龙眼肉、夜交藤，以养心安神；口干咽燥甚者，加石斛、莲子心以养阴清心。

(6) 脾肾阳虚证

主要证候：下肢或周身浮肿，尿少腰酸，纳呆腹胀，四肢乏力，神疲倦怠，怕冷喜暖，甚或见心悸气喘，舌淡，脉沉细弱。

治法：温阳利水。

方药：真武汤加减。方中以熟附子大辛大热，温壮肾中阳气，辅以生姜温散水气，茯苓、白术健脾利水，白芍敛阴和里，并制附子、生姜之辛燥，使利水而不伤阴。本方以温补脾肾而达到利水消肿之作用。

加减：若水肿不甚者，可服金匮肾气丸；若纳呆食少，胃脘疼痛者，可加鸡内金、砂仁、莲子、焦三仙；心悸气短者，加人参、黄芪、紫河车等。

4.验方治疗

(1)尪痹片:用于治疗 SLE 的关节肌肉疼痛 300 多例。对其中 50 例住院患者总结,用药 1~4 周,有 45 例关节肌肉疼痛得到不同程度的减轻和缓解,有效率为 90%,其中完全不痛的有 35 例,显效率为 70%。

(2)红斑口服液:红斑口服液为中成药制剂,主药有生地、生石膏、忍冬藤等,每支 10mL,药性寒凉,具有养阴清热功效。有报道治疗 500 多例 SLE,有的患者服用 10 年以上,病情获得缓解。用法:每日 2~3 次,每次 20mL;缓解后维持治疗者每日 3 次,每次 10mL。原有脾虚便溏者,服药期间大便稀薄次数增多。

(3)狼疮丸:由金银花、连翘、丹参、赤芍、蒲公英、白鲜皮、桃仁、红花、蜈蚣等 17 味中药组成。每丸 9g,日服 2 次,持续 3~5 年。单用狼疮丸者 96 例,有效率 85%,激素加中药者 230 例,有效率 92%,对活动期患者,用狼疮丸和激素治疗 3~11 个月之后停用激素或减量者,有效率 72.6%,比单用激素下状况控制快,体力恢复较好,很少出现激素副反应。

(4)昆明山海棠:对 SLE 及盘状红斑狼疮有一定疗效。每片 50mg,每次 2~4 片,每日 3 次。

(5)青蒿制剂:对盘状红斑狼疮有一定效果。青蒿蜜丸,每丸 10mg,每日 3 次,每次 1~2 丸。浸膏片,每片 0.3g,约含青蒿生药 1g,每次 3~5 片,每日 2~3 次。均口服。

四、预防与调护

系统性红斑狼疮的发病,与外邪、饮食、七情所伤有关,因此应保持情志豁达、饮食有节、起居有常,使人体脏腑功能协调,气血调和,阴平阳秘,以防止疾病的发生。

既若得病,更宜注意调养。本病之病机,大多由火邪内盛,伤及五脏六腑而为病,因而必须重视精神调养。忧郁悲伤、喜怒无常、五志过极均能化火,加重病情。应采取既来之则安之,保持乐观和积极的态度。

SLE 患者的饮食和起居是配合临床治疗必不可少的一个重要部分,将直接影响到 SLE 患者的康复,因此在饮食和服用药物上要注意禁忌。

(一)药物禁忌

(1)含有人参皂苷的药物:如人参、西洋参、绞股蓝。人参皂苷能提高人体免疫功能,但它既能提高人体的细胞免疫,同时又能提高人体的体液免疫,提高免疫球蛋白,使免疫复合物增多,激活抗核抗体,从而加重和诱发 SLE。因此,人参、西洋参、绞股蓝及其复方制剂、药品保健品等均应慎用,一般不宜使用。

(2)能引起光敏感的药物:如补骨脂、独活、紫草、紫浮萍、白蒺藜、白芷。这些药物除非对症治疗需要,可以短期使用,但不可常用。

(3)含雌激素的药物:如紫河车、脐带、蛤蟆油、蜂皇浆,含雌激素的避孕药等。因为人体内雌激素增高是 SLE 发病的一个不可忽视的重要因素,故应避免使用。

(4)有些药物对正常的肝肾功能并无影响,但是一旦出现肝肾功能损害的情况,则会因服用而加重病情。这些药物有生甘遂、杜仲、佩兰、木通、铁树叶、望江南子、萱草根、苍耳子、川楝子、苦楝根皮、黄药子等,临床应避免使用。

(5)一些西药常引发或加重本病,如肼苯达嗪、普萘洛尔(心得安)、氯丙嗪、丙基或甲基硫氧嘧啶、金制剂、D-青霉胺、苯妥英钠、异烟肼、链霉素、青霉素、磺胺类等,应避免使用。

(二)食物禁忌

(1)羊肉、狗肉、马肉、驴肉、鹿肉等:由于性温热,食用后不仅会加重 SLE 患者的内热症状,而且在临床上发现个别患者因此加重和诱发狼疮的病情,造成不良后果,故不宜食用。

(2)菠菜:传统认为能发疮,现知菠菜能增加狼疮性肾炎的蛋白尿和管型,并能引起尿混浊和尿路结石(草酸盐结晶),故不宜食用。

(3)花菜:脱发的患者不宜用花菜,花菜能加重脱发的进程。

(4)香菇、芹菜、草头(南苜蓿、紫云英):能引起光敏感、面部红斑、皮疹,故 SLE 患者不宜食用。

(5)辣椒、青椒、大蒜、大葱、韭菜、桂圆等:过于热性的食物并不绝对忌口,但不宜多食、常食。

(6)对于长期服用激素而引起高脂血症的患者,应注意少吃脂肪和胆固醇含量较高的食物,如肥猪肉、猪油、猪内脏、鸡油、肥鸭、肥鹅、肥牛肉、羊肉、带鱼、鳗鱼等,含糖的甜食在体内能转化脂肪,也应少食。

(7)不宜饮酒,也不能随便用药酒或补酒进行治疗,以免加重病情。香烟中尼古丁等有害成分能刺激血管壁而加重血管炎,应戒掉。

(8)狼疮性肾炎患者由于蛋白长期从小便中丢失,使体内白蛋白降低,故应及时补充优质蛋白如牛奶、鸡蛋、瘦肉、鱼等动物蛋白,而狼疮性肾炎后期肌酐、尿素氮增高的氮质血症,以及尿毒症患者,应少食或不食豆类制品,以免加重肾负担。

(三)生活调理

急性活动期患者应卧床休息,慢性期或病情稳定的患者可适当参加社会活动和工作。注意劳逸结合、适当锻炼,性生活应节制,不能过度疲劳,防止感冒。感冒是诱发和加重 SLE 病情的主要因素之一。有光敏感者,应避免皮肤直接暴露于阳光下。

五、预后

随着医学发展,对 SLE 的诊治水平不断提高,SLE 患者 10 年以上生存率已达 90% 以上。一般仅有皮肤、关节、肌肉、黏膜等症状而无内脏损害者,经过适当治疗,可获长期缓解;未经系统规范治疗的患者生存时间短,死亡率高。有严重脏器病变者,预后较差。本病主要死亡原因是并发感染、肾衰竭及脑出血等。

第三节 痛风

痛风是由于长期嘌呤代谢紊乱所致的疾病,临床以高尿酸血症、急性关节炎反复发作、痛风石沉积、慢性关节炎和关节畸形、肾实质性病变和尿酸石形成为特点。根据血液中尿酸增高的原因,可分为原发性和继发性两大类。原发性痛风是由于先天性嘌呤代谢紊乱所致;继发性痛风是由于其他疾病、药物等引起尿酸生成增多或排出减少,形成高尿酸血症而致。

原发性痛风以中年人为最多见,40~50 岁是发病的高峰,平均发病年龄为 44 岁。60 岁以上发病占全部病例的 11.6%,女性相对升高占全部女性病例的 29%。在儿童和老年痛风中,继发性痛风的发生率较高。本病以男性为多,约占 95%左右。

根据本病临床以关节红、肿、热、痛反复发作,关节活动不灵活为主要表现,属于中医学"痹证"等病的范畴。其病因在于风、寒、湿、热等外邪的侵入,内因与正气不足、劳逸不当、体质亏虚有关。主要病机为湿邪痰浊留滞经脉,气血运行滞涩,病久可致痰浊瘀血痹阻,肾气受损,表现有虚有实而以实证为主。

一、病因病机

本病发病由于饮食不节诱发,肝脾肾功能失调或逢外邪,饮食不调,终必瘀结而发,骨节剧痛,久之形成痛风结节,甚则僵肿畸形。痛风的病因不外内外二端。内因为素体禀赋不足、肝脾肾功能失调致浊毒滞留血中不得泄利,初始未甚可不发痛,积渐日久,瘀滞愈甚,内因为根本,若复因饮食劳倦、七情所伤等酿生湿浊,其时内外湿邪合而为患,湿浊蕴毒流注关节、肌肉、骨骼,气血运行不畅,故而形成痹痛,或与风湿热邪相合,痹痛更为加重。

1.病因

(1)内因:禀赋不足,正气亏虚,肝脾肾功能失调,内因为根本,肾为先天之本,主骨藏精,肾精不足,无以壮骨生髓,濡养五脏;脾为后天之本,脾失健运,则生化乏源,无以运化精微,精微不得布散,反而聚湿生痰;肝者,罢极之本,其华在爪,其充在筋,以生气血,肝的阴血充盈,筋得其养,关节才能灵活而有力,肝血不足,筋失其养,则见关节活动不利。

①劳逸不当:劳倦过度,耗伤正气,机体防御功能低下,外邪乘虚入侵。

②先天不足:先天禀赋不足或年老体弱,体质亏虚,素体虚弱,或病后气血不足,腠理空疏,卫外不固外邪乘虚而入。

③素体肥胖:痰湿内生,脾失健运,则生化乏源,无以运化精微,精微不得布散,反而聚湿生痰。

(2)外因

①风寒湿邪:多由于患者居处潮湿、冒雨涉水、汗出当风、气候骤变、寒热交错等原因,以致风、寒、湿邪侵袭人体,留注肌肉、筋骨、关节、经络,气血运行不畅,不通则痛而发病;风为百病之长,其为阳邪,开发腠理,又具穿透之力,寒借风力内犯,风又借寒凝之积,使邪附病位,湿借

风邪的疏泄之力,寒邪的收引之能,风寒又借湿邪黏着、胶固之性,经络壅塞,气血运行不畅,则筋脉失养,发为本病。

②风湿热邪:风热之邪与湿相并,导致风、湿、热合邪为患;或素体阳盛或阴虚有热,复感外邪,易从热化,或感受风、寒、湿邪,日久不愈,郁而化热,均可导致风湿热之邪阻痹肌肉、筋骨、关节、经络而发病。

③饮食劳倦:平素饮食不节,恣食肥甘厚腻或酒热海腥之发物,损伤脾胃,运化失常,湿热痰浊内生,湿热下注,留滞关节经络,发为本病。

④七情所伤:七情内伤,肝失疏泄,郁而化热,致湿热内蕴,经脉郁滞,留滞关节,发为本病。

2.病机

(1)主要病机:肝、脾、肾功能失调,痰、湿、热、瘀、毒阻滞,气血不畅,经脉闭阻而发为本病。中医将痛风性关节炎归于"痹证""痛风""白虎历节风"等范畴。关于痹证的病因病机早在《素问·痹论》就提出:"风、寒、湿三气杂至,合而为痹"。现代中医学者大多认为肝、脾、肾功能失调,痰、湿、热、瘀、毒阻滞,气血不畅,经脉闭阻而发为本病。

(2)病理性质总属本虚标实,肝脾肾亏虚为本,以热毒与血瘀、痰湿等浊邪为标:痛风性关节炎病因病机复杂,但以肝脾肾亏虚为本,以热毒与血瘀、痰湿等浊邪为标,其中,肾虚、热毒尤为根本。其病机当是脾肾亏虚导致气运失利,血脉不通,血液瘀滞,同时津液不能运化而为痰湿,血结、气郁则化热毒,合于痰湿而成湿热,终致热、浊相煎,痰、瘀互结,而成痛风性关节炎发病为患。

(3)病久及肾,脾肾阳虚,浊毒内蕴,发为石淋、关格:痛风性关节炎的发病以内因为主,多由于素体阳盛,脾肾功能失调,复因饮食不节,嗜酒肥甘,或劳倦过度,情志过极,脾失健运,肝失疏泄,聚湿生痰,血滞为瘀,久蕴不解,酿生浊毒。湿热瘀毒外则流注经络骨节,内则流注脏腑,加重脾运失司,升降失常,穷则及肾,脾肾阳虚,浊毒内蕴,发为石淋、关格。

(4)痛风分为急性期和缓解期:痛风性关节炎分期可为急性期和缓解期,急性期的突出表现为关节的红肿热痛,临床表现以标实为主,缓解期的症状主要表现为慢性关节炎、痛风石、尿酸结石和痛风性肾病等,临床表现以虚证为主,或虚实夹杂。

二、临床表现

痛风可分为无症状期、急性期、间歇期和慢性期四期。首次发作后,经过数周甚至更长的无症状间歇期,出现第二次发作,以后关节炎发作频繁,久之出现关节畸形,痛风石和肾脏的慢性病变。

(一)无症状性高尿酸血症

患者无临床症状,只是血清尿酸水平增高,有几年甚至十年以上才出现症状者,甚至可以终身不出现症状。

(二)关节病变

1.急性期

起病急骤,一般在夜间突然发作,常侵犯下肢,半数以第1跖趾关节为首发部位,其他发病关节依次有足背、踝、足跟、膝、腕、掌指关节等。局部红肿灼热，压痛明显，关节活动受限，患者甚至出现不能站立或行走。疼痛于 24～48 小时达到高峰，轻者几小时内缓解，或持续 1～2 天。重者发作可持续几天到数周。

2.间歇期

多数患者数月发作一次。急性痛风性关节炎缓解后，常在一年内复发。通常病程越长，发作越频，病情越重。

3.慢性期

多见于未经治疗或治疗不规则的患者，随着急性期发作次数的增多，病程的迁延，尿酸盐在关节内外和其他组织中的沉积逐渐增加，受累关节逐渐增多，关节炎症也逐渐演变成慢性，最终导致关节畸形。

（三）痛风石

痛风石又称痛风结节，是病程进入慢性的标志。痛风石数量越多，表明高尿酸状态越严重。痛风石以关节软骨及其周围多见，好发于外耳，尤以耳轮、对耳轮多见，其次为尺骨鹰嘴、趾跖关节、指间关节等。其特征为突出表皮的类圆形结节，数目和大小不等，小的如砂粒，大的可如鸡蛋，质地柔软。痛风石逐渐增大后，其外表皮肤可能变薄溃破，形成窦道，破溃后可排出白色晶状液体，经久不愈。

（四）肾脏病变

20%～40%痛风患者伴有肾脏病变。常见有：①尿酸盐肾病，最初为夜尿增多，尿比重下降等肾小管受损之表现，蛋白尿可有可无，早期呈间隙性的轻度小管性蛋白尿，后期也可呈持续性的中度小球性蛋白尿，有时伴镜下血尿，10～20 年后出现氮质血症；②尿酸性尿路结石：发生率为 20%～25%，且与血尿酸水平呈正相关，其中一半在痛风发作之前已得结石，临床可出现肾绞痛、血尿（肉眼或镜下），甚至急性肾衰竭。

（五）并发症

痛风常伴肥胖症、高脂血症、糖尿病、高血压病、动脉硬化、冠心病、尿路感染和肾衰竭等。

三、治疗

（一）一般治疗

注意保暖；饮食控制"八字方针"：动物内脏、海鲜、啤酒。严格限制饮食中嘌呤的摄入；多食蔬菜、水果等碱性食物，使尿液趋于碱化，对治疗有利；大量饮水，保证液体摄入量维持在每天 2000mL 以上，促进尿酸的排出。

（二）无症状性高尿酸血症期治疗

对于无症状期高尿酸血症，是否有治疗的必要性，治疗标准的确定等问题，目前国内外也有相应的指导意见，主要是根据尿酸水平而定。但是，高尿酸血症与代谢综合征（糖尿病及胰岛素抵抗、肥胖、高血脂、高血压）均存在显著的相关性。有研究表明，高尿酸血症是 2 型糖尿病发生发展的独立危险因素,与冠心病患病率及死亡风险的增加存在显著相关性,也是心力衰竭、缺血性卒中发生及死亡的独立危险因素。此外,随着血尿酸的增高,慢性肾病、糖尿病肾病的患病率显著增加,而生存率下降。血尿酸升高也是痛风发生最重要的生化基础和最直接的病因,高尿酸血症与痛风的发生与反复发作及关节破坏、肾功能受损等密切相关。

若按中医进行治疗,又无证可辨,属中医学中之所谓"隐证",治疗颇为棘手。

根据无症状期的具体情况,提出微观辨证,即以中医辨证方法思路对疾病信息,如化验结果、病理检验报告等进行辨证。患者尿酸高于常人,从中医辨证角度看,凡物质过盛积蓄,即是实证,故可辨为邪实之证。其次,体中物质,适度则为正常;多余则为邪、为浊,按此辨证思路,对于过盛之尿酸,似可定性为浊邪。既然是浊邪实邪稽留,那么遵《黄帝内经》"留者攻之""客者除之""盛者夺之"之旨,当以泄浊渗利为法以治之,用药可选防己、薏苡仁、泽泻、蚕沙、萆薢、木瓜等。此思路可看作是传统四诊在微观领域的延伸,是以中医辨证思维方法对微观疾病信息的处理。

还可参照病因进行治疗,即中医理论中的辨证求因,痛风的主要原因之一是饮食不节,嗜食膏粱厚味,肥甘酒酪,久则呆脾害胃,酿湿生浊化热,据此在无症状期可以健脾和胃,渗湿祛浊,清热通经之法治之,可以选用白术、茯苓、薏苡仁、黄柏、苍术、牛膝、威灵仙、土茯苓、泽泻等药。

中医学还强调体质对致病因素及疾病的易感性,针对患者之体质特点,积极进行调整,亦可起到改善体质,预防发作的作用。对于脾虚湿盛者,当以健脾渗湿,方选四君子丸合五苓散加减,药物可选:党参、黄芪、白术、茯苓、桂枝、白豆蔻、防己、猪苓、薏苡仁等。对于偏肾阳虚者,可选济生肾气丸加减;对于偏肾阴虚者,可选六味地黄丸化裁;痰阻血瘀者,可选丹参、炮穿山甲、制乳香、制没药、路路通、泽兰、法半夏、陈皮、苍术、白芥子、制天南星、夏枯草、海藻等。

当然,健康的生活方式也是预防高尿酸血症的重要手段,2013年高尿酸血症和痛风治疗专家共识中也强调鼓励患者重视生活方式的改变(包括健康饮食、戒烟酒、坚持运动和控制体重)等,这与中医"治未病"的理论也是相符的。

在目前临床对高尿酸血症研究及治疗经验较少的情况下,具体治疗方法,可借鉴历代医家治疗痛风病的辨证思路及验方,为临床治疗无症状高尿酸血症提供广阔的思路与方法。

1.补肾以利水泄浊

高尿酸血症是机体代谢功能紊乱所致的尿酸产生过多或排泄减少的代谢性疾病。《素问·逆调论》指出"肾者水脏,主津液",肾虚则气化功能失调,开合失司,水湿内停,以致痰湿浊毒积聚体内,不能排出体外,积聚体内即成"浊毒",故应补肾以利水泄浊,可用熟地补肾益精填髓;牛膝补肝肾、强筋骨;桑寄生补肝肾,强筋骨,祛风湿,止痹痛。

2.健脾以除湿泄浊

饮食不节是无症状高尿酸血症的主要病因之一,嗜食膏粱厚味,日久则损伤脾胃,脾失健运,则清阳不升,浊阴不降,助湿生痰,痰浊内聚,故患者虽无明显不适症状,但常体型肥胖,便溏,舌质胖大,故临床可用白术补气健脾、燥湿利水;薏苡仁健脾利水、渗湿排浊。

3.利湿排毒泄浊

利湿排毒是治疗高尿酸血症的治标之法。湿邪浊毒已成,需使邪有出路,利水渗湿可使湿浊毒邪随小便而出,减少浊毒对机体的损伤,故临床可选用土茯苓解毒除湿、通利关节;茯苓、泽泻、萆薢、车前草、金钱草利尿渗湿化浊;苍术、黄柏、秦皮、厚朴燥湿泄浊。

4.活血化瘀泄浊

高尿酸血症病情迁延,痰湿内阻,日久则影响气血运行,瘀血内生,痰瘀互阻,故临床应注意活血化瘀药的应用,可应用丹参活血养血;鸡血藤补血活血、通络止痛;桃仁、红花活血化瘀。

综上所述,在中医理论的指导下,临床规范无症状高尿酸血症的中医辨证治疗,发挥中医药优势,防患于未然,降低高尿酸血症,往往能取得很好的临床效果。

(三)急性发作期治疗

痛风急性发作期的病因病机,因感受潮湿,或饱餐饮酒等湿热之品,或在劳累、创伤或感染体虚情况下,外湿引动内湿,湿浊中阻,郁久化热,湿热搏结,流注关节,发为痛风。所以很多医家都以湿热立论,治疗多以湿热痹证辨治。"急则治其标",治疗以祛邪为主,本阶段当重在以清热通络,祛风除湿为主,以阻止病情发展。

1.辨证论治

(1)湿热蕴结

主症:局部关节红肿热痛,发病急骤,病及一个或多个关节,多兼有发热、恶风、口渴、烦闷不安或头痛汗出,小便短黄,舌红苔黄,或黄腻,脉弦滑数。

治法:清热利湿,通络止痛。

方药:四妙散加减。黄柏20g,苍术、牛膝、薏苡仁、萆薢各15g,威灵仙、忍冬藤、山慈姑各10g,甘草6g。关节红肿明显加忍冬藤20g、生石膏10g;尿血加白茅根、小蓟各10g;尿路结石加金钱草、海金沙各10g;神疲乏力、头晕明显,加制首乌20g、枸杞10g。

我们根据多年的临床实践,自创痛风泰颗粒治疗痛风湿热痹阻证,取得了较显著的疗效。痛风泰颗粒组成:山慈姑10g、土茯苓45g、秦艽15g、川萆薢30g、赤芍10g、山茱萸6g、川牛膝10g。功能清热利湿,解毒化浊。

在中医理论的指导下,参照现代中药药理研究组方加减用药,往往能取得很好的临床效果。近年来大量的临床观察及实验研究表明,中医药治疗在改善症状方面具有一定的优势,且安全性较大,痛风急性期主要的病机是湿热蕴结,湿热阻滞,经络闭塞不通,不通则痛,故清热利湿是其治疗关键。因此,此期强调清利,使各种浊邪有出路,邪去正自安。参照目前相关现代药理学研究,黄柏、土茯苓、薏苡仁、车前子、泽泻、萆薢等清热泄浊、健脾利湿药,多具有抗炎、解热、镇痛作用,还能增强肾血流量或增加尿量而促进尿酸排泄;薏苡仁与黄柏配合时,效用有增强趋势,生品的急性抗炎作用最强,还能降低毛细血管通透性,改善病灶局部酸性环境,利于痛风石溶解;威灵仙、秦艽亦能溶解尿酸结晶,解除尿酸疼痛;苍术、木瓜能消关节肿胀。牛膝、赤芍、当归、地龙等活血化瘀药,不仅可缓解血管痉挛,且能抗血小板聚集、保护血管内皮,改善微循环。络石藤和虎杖能通过抑制尿酸合成酶黄嘌呤氧化酶的活性,减少尿酸的生成,使血清尿酸水平下降;稀莶草含有生物碱,能中和尿酸,改变尿pH值,促进尿酸排泄。当归、地龙尚可抑制尿酸合成,地龙还能促进尿酸排泄。苍术、萆薢、忍冬藤等有降低血脂作用,黄柏、薏苡仁、地龙有降压作用,可治疗痛风合并高脂血症、高血压病等。甘草益气和中、调和诸药,有类肾上腺皮质激素作用,可抗炎、抗变态反应,增强机体对有害刺激的抵抗力。

(2) 瘀热内郁

主症:关节红肿刺痛,局部肿胀变形,屈伸不利,肌肤色紫,按之稍硬,病灶周围或有块瘰硬结,舌质紫暗或有瘀斑,苔薄黄,脉细涩或沉弦。

治法:活血化瘀,凉血养血,化痰通络。

方药:痛风汤加减。赤芍、白芍各30g,炙甘草、桂枝、地龙、全蝎各10g,生黄芪15g,白芥子12g,穿山甲5g。湿浊重者加健脾化浊之品,如薏苡仁20g、土茯苓30g等;热盛者,加忍冬藤20g、连翘10g、黄柏10g等;肿痛甚者,可加乳香、没药、秦艽、桑枝、全蝎各10g;关节周围有红斑者,可加生地黄、赤芍各10g;下肢痛甚者,可加牛膝、木瓜各10g等。

(3) 寒湿痹阻

主症:关节疼痛,肿胀不甚,局部不热,痛有定处,屈伸不利,或见皮下结节或痛风石,肌肤麻木不仁,舌苔薄白或白腻,脉弦或濡缓。

治法:温经散寒,除湿通络。

方药:乌头汤加减。制川乌、黄芪、白术各15g,白芍20g,麻黄、白芥子、炮山甲、当归、川牛膝、三七各10g,薏苡仁30g,细辛、甘草各6g。寒邪偏盛者,可加用温经散寒之品,如制草乌、制附子10g;湿邪偏盛者,可加用渗湿通络之品,如防己、萆薢各20g;双下肢结节或痛风石者,可加用祛痰、化石通络之品,如天南星、金钱草、炒白芥子、僵蚕各10g等。

以上方药,水煎服,每日1剂。

2. 特色专方

(1) 桂枝芍药知母汤:由桂枝、知母、防风各12g,白芍、牡丹皮各18g,麻黄6g,生姜、白术各15g,附子、生甘草各10g,薏苡仁30g,石膏45g等组成。水煎服,6剂,每日1剂,水煎2次,合并分3次服。此方乃治历节病之方。原文曰:"诸肢节疼痛,身体尪羸,脚肿如脱,头眩短气,温温欲吐,桂枝芍药知母汤主之。"痛风虽不能等同于历节病,但两者的病因相同,症状亦类似。故可用历节病之方为主治疗痛风,此异病同治之理也。

(2) 丹溪痛风方:此方是朱丹溪治疗痛风的名方,由南星(姜制)、苍术(泔浸)、黄柏(酒炒)各60g,川芎、神曲(炒)各30g,白芷、桃仁、防己各15g,威灵仙(酒拌)、羌活、桂枝各9g,红花(酒洗)4.5g,龙胆草1.5g等组成。上为末,曲糊丸梧子大,每服一百丸。空心,白汤下。现代研究表明,痛风在发病过程中多伴有炎性反应,血尿酸增高,而川芎、防己、威灵仙、桃仁、红花、南星有抗炎解热镇痛作用,苍术、黄柏、龙胆草有抗炎作用,并能降血尿酸,这可能是该方治疗痛风取效的原因之一。

(3) 清热泄浊化瘀汤:由土茯苓、生薏苡仁、车前子、威灵仙各30g,苍术、萆薢、泽兰、泽泻各15g,黄柏、红花、赤芍、当归尾各10g等组成。此方为某院经验方,用于治疗湿热瘀阻型痛风效果颇佳。每日1剂,水煎300mL,分早晚服。现代药理研究表明,土茯苓、萆薢、生薏苡仁、地龙、车前子、苍术等能促进尿酸排泄;威灵仙能溶解尿酸并解除尿酸引起的疼痛。

(4)宣痹汤:由防己、杏仁、滑石、薏苡仁各15g,连翘、山栀、半夏(醋炒)、晚蚕沙、赤小豆皮各9g等组成。清热通络,祛风除湿。用于湿热蕴结证。每日1剂,14天为1个疗程。

(5)当归拈痛汤:由当归、白术、苍术、党参各15g,黄芩、苦参、羌活、防风、知母、泽泻、猪苓各10g,葛根30g,甘草6g等组成。清热利湿,活血祛瘀。对湿热蕴结,瘀血阻络之痛风性关节炎确有较好疗效。湿浊甚者加薏苡仁30g,藿香10g利水渗湿;关节肿胀疼痛甚者加蜈蚣、全蝎各6g,热邪甚者加生石膏30g清热泻火。

(6)十八子仙姑饮:由山慈菇、苍术、黄柏、牛膝各15g,威灵仙、土茯苓、薏苡仁、金钱草各30g,地龙10g,百合、丹皮、萆薢各20g等组成。用于治疗痛风湿热证,在临床应用中也屡获良效。

3.中药成药

(1)护肾痛风泰冲剂:由土茯苓、萆薢、薏苡仁、山茱萸、秦艽、独活、赤芍、鳖甲、葛根、威灵仙、地龙、川牛膝、杜仲、防风、丹皮等组成。具有清热利湿、益肾透邪、解毒化浊之功。某院内制剂,用于痛风、痛风性肾病之肾虚湿热证。其剂型为颗粒剂,每袋20g,每次20g,每日2~3次。

(2)痛风定胶囊:由秦艽、黄柏、延胡索、赤芍、川牛膝、泽泻、车前子、土茯苓等组成,具有清热祛风除湿,活血通络定痛之功。每次4粒,每日3次。现代药理研究发现,黄柏能抑制TNF-α等细胞因子的产生和分泌,从而抑制免疫反应,减轻炎症损伤。

(3)复方伸筋胶囊:由虎杖、伸筋草、三角风、香樟根、见血飞、大血藤、茯苓、泽泻等组成,具有清热除湿,活血通络之功。用于湿热瘀阻证。每次4粒,每日3次。

(4)复方痛风胶囊:由苍术、黄柏、当归、川牛膝、生苡仁、土茯苓、鸡血藤、赤芍、萆薢、蚕沙、当归、水蛭、地龙等组成,每次5粒,每日3次。临床证明该胶囊具有抗炎、镇痛、活血、消肿和降低血尿酸的作用。

(5)如意珍宝丸:由珍珠母、沉香、石灰华、金礞石、红花、螃蟹、丁香、毛诃子(去核)、肉豆蔻、豆蔻、余甘子、草果、香旱芹、檀香、黑种草子、降香、荜茇、诃子、高良姜、甘草膏、肉桂、乳香、木香、决明子、水牛角、黄葵子、短穗兔耳草、藏木香、人工麝香、牛黄等组成,有清热、醒脑开窍、舒筋通络之功。每次4~5丸,每天2次。观察如意珍宝丸治疗急性痛风性关节炎的临床疗效,发现可明显降低关节肿痛指数、血尿酸,并可改善尿素氮、肌酐。

(6)红花注射液:红花注射液是从红花中萃取的有效成分,其主要成分为红花黄色素、红花苷和红花红色素。有活血化瘀、消炎止痛作用,对防治痛风及其并发症都具有一定的作用。用法:红花注射液25mL加入5%葡萄糖注射液或0.9%生理盐水注射液250mL稀释后,静脉滴注,每日1次,疗程为5天。

(7)灯盏花素注射液:现代药理研究表明,灯盏花素具有抗炎止痛,修复微血管病变,提高某些酶活性,改善微血管通透性,改善微循环和组织代谢等功效,在痛风性关节炎急性发作能较快和有效地抑制局部急性炎症。用法：灯盏花素注射液 40mL 加入 0.9% 氯化钠溶液 250mL 中静脉点滴，每日 1 次，疗程为 2 周。

4.针灸疗法

痛风急性发作期，需尽快控制症状，针灸治疗在一定程度上对缓解症状有较显著的效果，包括普通针刺、温灸、火针、电针、刺络放血等多种方式，可单用或多种方式联合应用。

(1)体针

①取穴：主穴：第 1 组：足三里，阳陵泉，三阴交；第 2 组：曲池。配穴：第 1 组：内踝侧取太溪、太白、大敦；外踝侧取昆仑、丘墟、足临泣；第 2 组：合谷。

②操作方法：病变在下肢，主穴与配穴取第 1 组，病变在上肢则取第 2 组。以主穴为主，根据部位酌加配穴，以 1～1.5 寸 30 号毫针刺入，得气后采用提插捻转补泻手法，急性期发作期用泻法，缓解期用平补平泻法，均留针 30 分钟，每隔 10 分钟行针 1 次，每日或隔日 1 次，10 次为 1 个疗程，疗程间间隔 3～5 天。

(2)火针点刺放血治疗：选取患病关节局部高度肿胀、充盈、青紫的脉络上，用 12 号一次性注射针头在酒精灯上烧至通红时对准部位速刺疾出，深度为 0.3～1.0 寸。务必点刺准确，一针到位每次总出血量控制在 50mL 以内。关节局部肿胀明显者，可在患部散刺 1～3 针，使炎性渗出物排出。轻症每周 1 次，重症 2 天 1 次，一般 1～2 次症状可迅速得到控制，以 2 次为 1 个疗程。

(3)电针治疗

①取穴：足三里、三阴交、阿是穴。

②操作方法：患者取仰卧位，病变局部皮肤常规消毒，用毫针快速进针，直刺足三里、三阴交，均用捻转补法，使其针感传导，令足三里和三阴交构成同路，用电针治疗仪给予电刺激。刺激参数：频率为 100Hz，刺激开始的电流强度为 0.5mA，10 分钟后增至 1mA，又 10 分钟后增至 2mA，共刺激 30 分钟。同时用毫针刺激局部阿是穴，以泻法为主。每日 1 次，6 天为 1 个疗程。

(4)电针加艾条温和灸

①取穴：主穴取患侧足三里、三阴交、阳陵泉、公孙、八风、阿是穴。湿热痹阻证配曲池(双)、阴陵泉(双)；瘀热内郁证配血海(双)、合谷(双)；肝肾阴虚证配肾俞(双)、太溪(双)。

②操作方法：患者取仰卧位，所取主配穴、所用针具及医者手指经常规消毒，将针刺入穴位得气后，再将针柄与电针治疗仪导线连接，选连续波中频率，电流以患者能耐受为度，留针 30 分钟出针并泻八风穴。出针后点燃纯艾条 1 支，分别在上述施针穴位上施温和灸(每穴 10 分钟)，艾火距穴位约 1 寸，以施灸部位局部潮红又不产生灼痛为度。上述治疗每天 1 次，10 天为 1 个疗程。

(5)红外温针：患者取坐位，使用红外线治疗仪距离患肢足部 30～50cm(根据患者感觉调节，以发热但不发烫为宜)灸疗 5 分钟后，继续灸疗并取太冲、中封、太白、公孙、大钟，用 1.5 寸不锈钢针灸针，指切法行缓慢小幅度的提插捻转，得气后留针 10 分钟，出针时摇大针孔，让针孔处流出暗红血液微量。每日1次,2周为1个疗程。

(6)局部放血:对患病关节肿胀最明显部位用龙胆紫标记,进行常规消毒铺巾,用1%利多卡因注射液1mL局部麻醉后,用10mL注射器穿刺。患者取仰卧位,以患病关节肿胀最明显部位为进针点,用10mL注射器垂直表皮快速进针,拔除注射器,尽量挤出放血,挤尽后用无菌棉球压迫止血,创可贴覆盖患处。减少或限制患肢负重,并配合科学锻炼。每3日治疗1次,共治疗2次,治疗持续1周。

5.其他特色疗法

(1)中药外敷:辨证选用中药外敷法,湿热蕴结证,酌情选用清热除湿、宣痹通络之品,如仙柏散;寒湿痹阻证,酌情选用祛风散寒除湿、温经通络药物,如寒痹散外敷,4~6小时,每天1~2次。仙柏散、寒痹散均为某院内制剂。也可用金黄膏外敷关节肿痛处,适用于痛风属风湿热痹者,2~3天换药1次,10天为1个疗程。也可将中药捣碎外敷,如冰黛散是将冰片、青黛各20g,研细末,用食醋调匀后外敷于红肿关节处,每次敷6~8小时。每天1次,治疗10天为1个疗程。

(2)中药熏洗:辨证选用中药熏药或熏洗治法,中药煎汤外洗,湿热蕴结证,酌情选用清热利湿、通络止痛药物;脾虚湿阻证,酌情选用健脾利湿、益气通络药物;寒湿痹阻证,酌情选用温经散寒、除湿通络药物;痰瘀痹阻证,酌情选用活血化瘀、化痰散结药物。

(3)穴位药物注射法:选择1种注射液:当归注射液、丹参注射液、灯盏花注射液、正清风痛宁注射液等,注射相关穴位,注射穴位为病变部位附近的穴位,如:外关、合谷、八邪、足三里、阳陵泉、昆仑、照海、八风;配合选用肿痛关节部位的阿是穴,每日或隔日1次,5~7次为1个疗程。

(4)拔罐:疼痛部位用3~5个火罐,每次留罐5分钟。痹痛化热者不宜。

(四)间歇期治疗

痛风间歇期是症状发作后的缓解阶段,痛风急性发作缓解后,一般无明显后遗症状,有时仅有发作部位皮肤色素加深,呈暗红色或紫红色,脱屑,发痒,称为无症状间歇期。多数患者在初次发作后出现较长的间歇期,但间歇期长短差异很大,随着病情的进展间歇期逐渐缩短,如果不进行预防,每年会发作数次,症状持续时间延长,以致不能完全缓解,且受累关节增多,甚至关节周围滑囊、肌腱、腱鞘等处尿酸盐沉积,症状渐趋不典型。本期多无明显临床症状,有的患者仅表现为血尿酸浓度增高。

对于痛风间歇期主张继续治疗。急性痛风控制后,应积极控制血尿酸,但需权衡获益和长久用药可能出现的不良反应。在临床治疗过程中,导致痛风的始动因素即嘌呤代谢失常引起的高尿酸血症不可能随着临床症状控制而消失,根据中医"既病防变"的思想,认为间歇期予以综合性防治措施是减少复发、减轻病情的关键环节。

防治措施是综合性的,包括饮食治疗、心理治疗及药物治疗3个方面。饮食治疗是指低嘌呤饮食和鼓励饮水。低嘌呤饮食,是饮食中应适当控制蛋白质和脂肪的摄入;鼓励饮水,是指健康状况允许时尽量饮水促进尿酸从尿液中排出,保障每日尿量2000mL左右,特别要注意晨起及晚餐前的饮水,白开水即可,禁用酒类和含糖饮料等。另外,心理治疗十分重要。主要在于克服患者只求止痛不顾治本的心态,消除悲观失望或一味大量服药的错误心态,以使患者保持良好的心理素质,更好与医生配合。至于药物治疗,须在医生指导下应用。再次,要治疗并发症。因为痛风多发于老年人,此时正值高血压、糖尿病、高脂血症等疾患的高发年龄段,而这些疾病又对痛风的发生与发展有明显影响,因此,必须在痛风间歇期注意治疗这些并发症。间歇期的药物治疗,考虑西药的不良反应很难避免,降尿酸药物的品种及剂量需要根据血尿酸水平及有无并发症等情况不断调整,因此,我们提出在间歇期需强调只是适当干预,不可用药过猛,尽可能发挥中医药治疗的优势,将西药的应用减到最少。

间歇期患者多因嗜食肥甘厚味过量,或作息失常,久之损伤脾肾,脾之运化、转输及肾之蒸化开阖功能障碍,不能胜任升清降浊之职,湿浊滞留。或遇饮食、劳倦诱发,湿浊从热化,湿热搏结,流窜于筋骨,注于关节,又导致复发。故本期应从"脾肾"论治,培补先后天,增强机体利湿泄浊之力。治宜健脾益肾,辅以利湿泄浊、活血通络。

1. 辨证论治

(1) 痰瘀痹阻

主症:关节疼痛反复发作,日久不愈,时轻时重,或呈刺痛,固定不移,关节肿大,甚至强直畸形,屈伸不利,皮下结节,或皮色紫黯,舌质紫暗或有瘀斑,脉弦或沉涩。

治法:活血化瘀,化痰散结。

方药:桃红饮合二陈汤加减。桃仁、红花、川芎、茯苓、威灵仙各 10g,当归 15g,制半夏、陈皮、甘草各 6g。皮下结节,可加天南星、白芥子各 10g;关节疼痛甚者,可选用乳香、没药、延胡索各 10g;关节肿甚者,适当加防己、土茯苓各 20g,滑石 10g;关节久痛不已,加全蝎、乌梢蛇、炮山甲各 10g;久病体虚,面色不华,神疲乏力,加党参、黄芪各 20g。痛风反复发作者,见痛风石沉积、增大,关节僵硬,多表现为痰瘀痹阻。治疗时,宜选用虫类药,化痰通络止痛。

(2) 脾虚湿阻

主症:无症状期,或仅有轻微的关节症状,或高尿酸血症,或见身困倦怠,头昏头晕,腰膝酸痛,纳食减少,脘腹胀闷,舌质淡胖或舌尖红,苔白或厚腻,脉细或弦滑等。

治法:健脾利湿,益气通络。

方药:防己黄芪汤加减。黄芪、白术、薏苡仁各 15g,防己、桂枝、独活、羌活各 12g,防风 9g,当归、淫羊藿各 10g,萆薢、土茯苓各 20g,细辛、甘草各 6g。关节重着、肌肤麻木不仁者,加用防己、薏苡仁、苍术、鸡血藤各 20g;腰膝酸痛者,可加用川断、补骨脂、肉苁蓉各 10g;疼痛较明显者,可加全蝎、乌梢蛇各 10g 等。

在痛风间歇期治疗中,注重从"脾肾"论治,"脾主四肢肌肉百骸",病位在表为关节、滑膜及附属组织,在脏腑以脾虚为主的一组病症。"脾为生痰之源","痰为湿聚",脾虚健运失司,气血生化不足,湿聚痰凝,复感风寒湿邪,寒痰湿浊瘀血痹阻,不通不荣而发痹病。临床常选黄芪、白术、苡仁等益气健脾之品,"扶正不碍邪",以绝生湿聚痰成瘀之源。

以上方药,每日 1 剂,可长期服药,预防痛风复发。

2.特色专方

(1)祛浊通痹方:由土茯苓、川草薢、炒薏苡仁各30g,玉米须、桑寄生各15g,稀莶草、延胡索各18g,姜黄、佛手各12g等组成。分清泌浊,运脾舒肝,用于痛风痰瘀痹阻证。相关临床研究显示间歇期治疗12周后血尿酸水平明显低于治疗前,血尿酸下降百分比及关节肿痛、复发次数明显优于对照组。

(2)茵连痛风颗粒:由茵陈蒿、金钱草、白术、茯苓、土茯苓、泽兰、秦艽等组成。利湿降浊,用治痛风性关节炎间歇期,能有效地控制血尿酸水平,预防急性发作,减轻不良反应。

(3)七君汤:由三七6g(研磨服),人参10g,茯苓、白术、土茯苓、天竺黄、金钱草、玉米须各15g,滑石18g,薏苡仁25g组成。健脾化痰、渗湿通络,用于痛风脾虚湿阻证。

3.针灸疗法

毫针针刺合谷、曲池、尺泽、外关、阳池、阴陵泉、犊鼻、丰隆、血海等穴。用泻法或平补平泻法,每日1次或间隔1次,5～7日为1个疗程。

4.其他特色疗法

(1)外用药酒方:生川乌、生草乌、全当归、白芷、肉桂各15g,红花10g,白酒500mL,浸泡24小时后去渣取酒,再加入10瓶风油精装瓶中。用时涂于患处,每日数次,10天为1个疗程,主治痛风关节疼痛。

(2)樟木屑洗方:樟木屑1.5～2.5kg,置急流水中煮开,趁热浸洗,每次40分钟,每日1次,连洗7～10次。主治痛风关节疼痛。

(3)中频脉冲电治疗:正清风痛宁注射液等离子导入,穴位为病变部位附近的穴位,如外关、合谷、八邪、足三里、阳陵泉、昆仑、照海、八风;配合选用肿痛关节部位的阿是穴,每日或隔日1次,5～7次为1个疗程。

(五)慢性期治疗

痛风慢性期临床特点为关节症状持续不能缓解或者痛风石形成。尿酸盐反复沉积使局部组织发生慢性异物样反应,沉积物周围被单核细胞、上皮细胞、巨噬细胞包绕,纤维组织增生形成结节,称为痛风石。痛风石多在起病数年后出现,是病程进入慢性的标志,可见于关节内、关节周围、皮下组织及内脏器官等。典型部位在耳郭,也常见于足趾、手指、腕、踝、肘等关节周围,当痛风石发生于关节内,可造成关节软骨及骨质侵蚀破坏、反应性增生,关节周围组织纤维化,出现持续关节疼痛、肿胀、强直、畸形。慢性期症状相对缓和,但也可有急性发作。关节持续疼痛、肿胀、屈伸不利或痛风石形成往往是此时患者就诊时最痛苦的主诉,因此抑制关节局部炎症,减少关节肿痛程度,降低血尿酸水平,从而保护关节功能,提高生活质量是痛风慢性期临床治疗的主要目的之一。

本期患者病程缠绵反复,肿痛时有发作,不能自行缓解。患者肝肾亏虚,体内湿邪、痰浊、瘀血,阻滞经络、筋骨、关节,造成关节疼痛或肿胀,甚则形成痛风石,出现关节变形,活动受限。

1.辨证论治

(1)肝肾亏虚、痰瘀互结

主症:关节疼痛,或肿胀,变形,屈伸不利,时缓时急,昼轻夜重,腰膝酸软,或痛不能忍,头晕耳鸣,神疲乏力。活动受限,跖趾、踝、腕、手指、肘、耳郭等处可见痛风石,舌质暗或红,苔薄黄,脉弦滑或沉细涩。

治法:补益肝肾、化痰软坚、活血通络。

方药:独活寄生汤合桃红四物汤加减。独活、当归、桃仁、红花、生地、白术、补骨脂、苍术、浙贝母各10g,桑寄生、炒杜仲、炒薏苡仁各20g,怀牛膝、威灵仙各12g,川续断、骨碎补、青风藤各15g,穿山甲9g。活动障碍可加伸筋草20g,络石藤30g,鸡血藤30g;而一旦痛风石形成,加用金钱草30g,鸡内金15g,山慈姑20g等祛痰软坚、散结通络之品;血尿酸高者加萆薢20g。

(2)气血两虚

主症:倦怠乏力,短气自汗,食少便溏,多痰或饭后腹胀,面色苍白,指甲、目眦色淡,头晕心悸,舌淡,根部苔厚腻,脉细弱。

治法:行气养血。

方药:圣愈汤加减。黄芪30g,党参、山药各15g,熟地黄、白芍各12g,当归、白术、川芎各10g。夹风湿者,可酌加羌活、防风、稀莶草、桑枝各10g;夹湿热者,加酒炒黄柏10g;夹痰浊者,加制南星15g;病久肾阴不足者,加龟甲10g,肉苁蓉、怀牛膝各15g。

以上方药,每日1剂,可长期服药,以预防复发。

2.中药成药

防风祛痹丸由黄芪、人参、当归、防风、川芎、白芷、僵蚕、全蝎组成。祛瘀化痰、益气养血,适用于痛风慢性期痰瘀痹阻兼气血两虚证。每次6g,每日3次,临床研究发现可降低痛风慢性期关节疼痛VAS评分及血尿酸水平,改善关节功能,并可降低痛风慢性期中医证候积分,疗效优于别嘌醇和安慰剂,安全性较好。

3.针灸疗法

(1)毫针:针刺脾俞、肾俞、足三里、大椎等穴,用补法或平补平泻,留针15~20分钟,并可加用灸法,每日1次,7~10日为1个疗程。

(2)耳针:取相应区压痛点,交感、神门、内分泌、肾、脾等穴,针刺为每日或隔日1次,或以王不留行籽贴压,7次为1个疗程。

4.其他特色疗法

穴位注射:采用当归注射液,于足三里、环跳、曲池等穴位1~2mL,隔日1次,7~10日为1个疗程。

第六章 中医护理的基本内容

第一节 生活起居护理

生活起居护理,是指在患者患病期间,针对患者的病情给予环境的特殊安排和生活的基本护理照料,为疾病的治疗和康复创造良好的条件。生活起居护理与治疗效果和病人的康复有着十分密切的关系。影响着疾病的转归。

一、生活起居护理的基本原则

(一)顺应自然,调整生活

人体与自然界是密不可分的。自然界的各种变化,都会影响人的生命活动,顺应四时阴阳变化和自然规律是患者生活起居不可违背的基本法则。

自然界春、夏、秋、冬的季节变化,人的生理活动也会随之而改变。善于养生者就要使人体与四季变化相适应,保持人与自然环境的协调性,否则就会伤害机体。所以生活起居护理,必须顺应一年四时阴阳的变化规律,制定出不同的护理方法。如在春夏季节的护理中,要注意保护患者的阳气不要消耗过分;秋冬时节则应注意防寒,以积蓄阴精。一日之中人体的生理活动也会随着昼夜晨昏的变化而变化,随着阴阳之气的消长,人气也有着朝生夕衰的规律变化,从而使疾病出现"旦慧"、"夜甚"的现象。另外,气候、地域和居住环境的改变,也会引起人体生理、病理方面的变化。因此,必须根据四时阴阳的变化规律来进行生活起居护理,顺应自然,人体安康,益寿延年。

(二)平衡阴阳,保持协调

人的生命活动,是阴阳两个方面保持对立统一协调关系的结果。只有阴气平和,阳气秘固,即阴阳协调,人的生命活动才能正常。而患病的最根本原因,是阴阳失去了相对的平衡。因此,治疗和护理患者,应先调理阴阳,确保机体自身和机体与自然界的阴阳动态平衡。在患者的日常起居、生活习惯、饮食调护、治疗、环境等各方面贯彻平衡阴阳的思想,以达到"阴平阳秘,精神乃治"的境地。

(三)生活规律,起居有常

中医学十分重视人们的日常生活规律性,并积累了丰富的养生经验。只有生活规律,起居有常,才能保持良好的健康状态。如不能遵循正常、科学的生活规律,轻则引起人体正气虚弱,重则可引发诸多疾病。《素问·上古天真论》中说:"上古之人,其知道者,法于阴阳,和于术数,饮食有节,起居有常,不妄作劳,故能形与神俱,而尽终其天年,度百岁而去;今时之人不然也,以酒为浆,以妄为常,醉以入房,以欲竭其精,以耗散其真,不知持满,不时御神,务快其心,逆于生乐,起居无节,故半百而衰也。"起居有常是指作息和日常生活的各个方面要合乎自然界以及人体生理的正常规律和状态。对患者的作息起居、日常活动要按照客观规律,制定合理的作息时间,以保证患者康复。

(四)劳逸适度,合理安排

劳逸适度是指合理地安排各种日常活动,包括体力活动、脑力活动和性活动。任何活动均应坚持适中有度的原则,不宜太过和不及。一旦出现太过和不及,就会造成人体阴阳失衡,从而导致疾病。

人的活动包括劳动和运动两个方面。合理的劳动和运动,可以调畅气机、流通血脉、滑利关节、增强机体的抗病能力。如劳累过度,则会引起机体损伤,影响健康。中医学认为"久立伤骨,久行伤筋,久卧伤气,久坐伤肉"。过度安逸则易使气血郁滞,从而诱发多种疾病。

人的性生活是正常和必要的,但必须适中和有度。中医学认为,肾中精气之盛衰对于人的生、长、壮、老、已的变化有重要的影响,应重视对肾精的保养。过度纵欲耗竭肾中精气,所以"惜精"和"节欲"是中医养生之道的一个重要的原则。而对于患病之人,由于其正气已经受损,节欲就尤为重要,如不能自重,一味纵欲,则将耗损其肾中精气,以致给自身健康带来无可挽回的损失,甚则可危及生命。

(五)慎避外邪,固护正气

任何疾病的发生过程都是正气与邪气双方斗争的过程。患病时正气虚弱,更易感受六淫之邪和疠疫之气。"虚邪贼风,避之有时"是中医护理学防病的一个基本原则,应指导患者根据四季气候寒凉温热的变化而采取相应措施,提高机体防御能力,避免外界不良气候环境等因素的影响。在反常气候或遇到传染病流行时,要及时采取措施,以避免外邪的侵袭。

(六)形神共养,相辅相成

中医学认为,在生活起居护理中,不仅要注意形体的保养,而且还要注意精神的摄养。形是神的物质基础,神是形的外在表现,形神之间有着密切的关系,二者不可偏废。要做到形神共养,相辅相成,形体强健,精神充沛,形神俱佳。

所谓养形,主要指对人的五脏六腑、气血津液、四肢百骸、五官九窍等形体的摄养和调理,应以适当的休息和活动、提供良好的医疗、物质条件等来实现;所谓养神,主要是指对人的精神调养,应以各种方式来调节病人的情志活动,在精神上为其提供愉快的氛围,以达怡情快志、心平气和的境地,从而使其能保持最佳的精神状态,有利于疾病的康复。

二、生活起居护理的基本方法

(一)保持良好的康复环境

良好的环境,有利于病人的治疗和康复。护理人员应为病人创造一个安静、整洁、舒适、有利于治疗和休息的环境。

1.病室应安静

病室应保持安静,避免噪音。噪音可使患者产生烦躁、惊悸等情绪,对人体的身心健康十分有害,不利于病情的康复。某些病证甚至可因声响过大而加重病情,或引起抽搐、痉厥等症状。

2.病室应通风整洁

保持空气清新是病室应具备的基本条件之一,室内应经常通风,及时排除秽浊之气。根据季节和室内的空气状况,确定每日通风的次数和每次持续的时间,每天至少通风1~2次。阳虚和易受风邪侵袭者,在通风时应注意避免直接挡风。病室布置应力求简单、整齐,易于清洁消毒。地面和家具、用品等应每日清洁,病人要注意个人卫生。

3.病室温、湿度应适宜

病室应保持适宜的温度和湿度,温度一般以18℃~20℃为宜。阳虚和寒证患者多畏寒肢冷,室温宜稍高;阴虚和热证患者多燥热喜凉,室温可稍低。病室的湿度50%~60%为宜。阴虚证和燥证患者,湿度可适当偏高;阳虚证、湿证患者,湿度宜偏低。

4.病室应保持适度的光线

一般病室要求光线充足,使病人感到舒适愉快。但根据病情的不同,也应适当调节。热症、肝阳亢盛、肝风内动的病人,光线宜稍暗;寒证、风寒湿证患者,光线要充足。

(二)遵循科学的生活规律

1.制定合理的作息制度

病人需要静心修养,培养正气,以达到早日康复的目的。故生活起居应有规律,要因时、因地、因人、因病制定不同的作息时间。作息时间应因季节而异:春季是万物生发的季节,阳气升发,应晚睡早起;夏季是万物繁茂的季节,阳气旺盛,天气炎热,昼长夜短,应晚卧早起,中午暑热最盛之时应适时休息;秋季是万物成熟的季节,阳气始敛,阴气渐长,应早卧早起;冬季是万物收藏的季节,阴寒盛极,阳气闭藏,应早睡晚起。

2.保证充足的休息和睡眠

病人应有充足的休息,避免过多的工作和活动,重病人应卧床休息,一般每日睡眠时间不少于8~10小时。若睡眠不足,易耗伤正气,故有"服药千朝,不如独眠一宿"之说。要督促病人早上按时起床,午间休息2小时左右,晚间按时就寝,形成一定的生活规律。更要避免以昼做夜,阴阳颠倒。同时,睡眠也不宜过长,否则会使人精神倦怠,气血郁滞。

3.进行适当的活动和锻炼

在病情允许的情况下,凡能下地活动的病人每天都要保持适度的活动。适度的活动能促进气血流畅,使筋骨坚实,神清气爽,增强抗御外邪的能力,有利于机体功能的恢复。尤其对脑力劳动者,适当的运动,更有利于疾病的康复。若托病而偏于安逸,则易使气血郁滞,不仅不利于病情的康复,甚至还能诱发新病。

病人的活动要遵循相因相宜的原则,根据不同的病证、病期、体质、个人爱好以及客观环境等进行安排。一般来说,虚证、体弱的患者,应以静为主,辅以轻度活动;实证或急性病者,在病情严重时应静卧休息,待症状减轻以后,可循序渐进地恢复活动;慢性病患者在病情允许情况下,到户外做适当运动,如散步、打太极拳等,以增强体质。

4.节制性生活

在治疗疾病的过程中,病人必须节制房事,以防耗损肾精,加重病情。某些病情较重的病人,应禁房事。

(三)顺应四时阴阳变化

1.依气候变化护理

中医学认为外感六淫是致病的重要因素,而患病之人由于正气虚弱,更易受到外邪的侵袭。因此,要注意气候变化对病人的影响,除病室内应保持温度适宜外,还要注意随时给病人增减衣服。病人的衣着应宽松舒适,透气吸汗。外出活动时要避免着凉或中暑。

2.依季节变化护理

季节的交替变化也使人体的生理活动随之变化。所以,《内经》强调"故智者之养生也,必顺四时而避寒暑"。要做到春防风,夏防暑,长夏防湿,秋防燥,冬防寒。

春天是阳气生发,万物以荣的季节,应注意养阳。人们应该早起健身,抒发气机,吸取清新空气,使心情舒畅以利于吐故纳新,气血调畅。但初春天气寒暖乍变,应防止风寒侵袭,注意随时加减衣服。

夏天是阳气旺盛,万物繁茂的季节,阳气易于发泄,故也应注意养阳。人们应该晚卧早起,注意保持心境平和欢畅。由于暑湿较重,白昼当阴居避暑,夜间不贪凉夜露。健身宜于清晨或傍晚进行,以免伤阳。

秋天是万物成熟的季节,人体阳气逐渐内收,阴气渐长,应以"收养之道"为主,人们应注意收敛精气。由于燥气较甚,昼夜温差悬殊,还应注意冷暖,保养阴津。

冬季阴寒盛极,阳气闭藏,天气寒冷。人们应注意养精固阳,防寒保暖,饮食宜热,情志勿过,早起锻炼以日出后为宜。

3.依昼夜变化护理

对于昼夜晨昏的阴阳变化,人体也必须与之适应。病人患病时,阴阳失去平衡,适应能力较弱,因此对昼夜的变化反应就特别敏感。如温度昼暖夜寒,在冬季夜间应注意保暖,夏季虽然暑热,但是夜间仍然比白天气温低,应注意不可袒胸露腹而受凉。有些疾病的病情往往昼轻夜重,应加强夜间的观察。

第二节 情志护理

人的情志活动对健康的维护和疾病的康复有着极为重要的影响。在正常情况下,喜、怒、忧、思、悲、恐、惊等情绪是人体对外界事物的正常生理反应,不会引起疾病。但如果超出常度,就会引起气机紊乱,伤及内脏。故《灵枢》强调:"悲哀忧愁则心动,心动则五脏六腑皆摇。"

患病之后，精神活动一直影响着病情的发展，所以，"善医者先医其心，而后医其身，而后医其未病"。不同的疾病，有不同的精神改变，而不同的情志，又可以直接影响不同的脏腑功能，从而产生不同的疾病。如何设法消除病人的紧张、恐惧、忧虑、愤怒等情绪因素的刺激，帮助病人树立战胜疾病的信心，积极配合治疗和护理，是情志护理的主要任务。

一、情志护理的基本原则

（一）诚挚体贴，全面关心

病人的心理状态和行为不同于常人，常常会产生寂寞、苦闷、忧愁、悲哀、焦虑等不良情绪。故护理人员应"视人犹己"，善于体贴患者的疾苦，满腔热情地对待病人，全面关心病人，同情体谅病人，以取得病人的信任。对病人的态度和语言要和蔼、亲切、温和，讲文明礼貌。同时还应当注意自身的衣着打扮、语言、态度、行为和病室内外环境的安静、舒适、美化等。从而使病人从思想上产生安全感和安定、乐观的情绪，保持良好的精神状态，增强战胜疾病的信心。

（二）有的放矢，因人施护

病人由于出身、职业、文化、家庭、性格、生活阅历等各方面的情况和情感、意志、需要、兴趣、能力、气质的不同以及病情的差异，其心理状态也不同。护理人员要因人制宜，对不同的病人采取不同的方法，有针对性地做好耐心细致的情志护理。

（三）清净养神，宁心寡欲

七情六欲是人之常情，但喜、怒、忧、思、悲、恐、惊七情过激均可引起人体气机的紊乱，导致各种疾病的发生。我国历代医家均认为神气清净，可致健康长寿。而患病之人对于情志刺激尤为敏感，调摄精神就更为重要。只有将"静"融于病人的日常生活中，精气才能日见充实，形体亦可随之健壮。古人所谓"静者寿，躁者夭"，说的就是这个道理。

（四）怡情畅志，乐观愉快

保持乐观愉快的情绪能使人体的气血调和，脏腑功能正常，从而有益于健康。对于病人来说，不管其病情如何，乐观的心情均可以促使其病情好转。反之则可使病情加重。

二、情志护理的基本方法

（一）言语开导

通过正面的说理疏导，可以取得病人的信任，了解病人的心理状态，开导和引导病人自觉地戒除不良心理因素，调和情志，从而改善病人的精神和身体状况。要及时地解除病人对病情的各种疑惑，帮助病人多了解一些医学知识，使其消除疑问，丢掉思想包袱，树立战胜疾病的信心。对于病人遇到的困难，应积极帮助解决。患病之人，其情志也会受到影响，容易出现焦虑、沮丧、恐惧、愤怒等情绪，这些反映和变化，均可加重病人的病情，如不及时化解，将延误疾病的治疗，甚至产生严重后果。护士应适时地"告之以其败，语之以其善，导之以其便，开之以其所苦"，帮助病人从各种不正常的心态中解脱出来，以加速康复的过程。

(二)清净养神

静,即清净、心静,具体指心无邪思杂念、清心静欲。首先,应提醒病人保持清净的心态,使其少思少虑,排除杂念,做到精神内守,心平气和。其次,还要给病人创造能够清净养神的客观条件,避免外界事务对心神的不良刺激,如提供安静的居住环境,避免过强的噪声,制定合理的探视制度等。使病人了解少私寡欲,随和乐观是静神的主要手段,学会"节喜怒、静六欲",做到宁静、豁达、乐观,一切顺其自然,避免情绪波动。

气功疗法在调摄精神中可以起到重要的作用,指导病人进行气功锻炼能加速疾病的康复。从气功的本质来说,调神起着主导作用。它所强调的"人静",实际上就是使人能排除各种干扰,用意志来调整控制体内的生理活动,从而抵御情绪因素的干扰,达到《黄帝内经》所说的"恬淡虚无,真气从之;精神内守,病安从来"的境界。

(三)移情易性

移情,指排遣情思,使思想焦点转移他处,在护理工作中,主要是指将患者精神注意力,从疾病转移到其他方面;易性,指改易心志,包括排除或改变病人的某些不良情绪、习惯或错误认识,使其能恢复正常心态或习惯,以利于疾病的康复。有些病人,其注意力往往在疾病上,或是没有脱离其他情志因素,整天胡思乱想,陷入忧愁烦恼之中而不能自拔。这就要求将病人的精神注意力予以转移,使其忘却病痛,克服紧张、烦闷之感,自我解脱,达到心态平衡。移情易性的方法很多,音乐歌舞,琴棋书画,交友览胜,种花垂钓等,都可以起到培养情趣、陶冶情操的作用。在护理中应根据患者自身的素质、爱好、环境与条件等决定具体的方法。

(四)情志相胜

这是以五行相克为理论依据,用一种情志抑制另一种情志,达到使其淡化甚至消除,以恢复正常精神状态的一种方法。根据五行相克的规律,怒胜思、思胜恐、恐胜喜、喜胜悲、悲胜怒。古代医家常用情志相胜的方法治疗情志病证。如对于过怒所致疾病,以怆恻苦楚之言感之;对于突然或过度喜悦所造成的精神散乱,施恐怖以治之;对于过度思虑所得疾病,以怒而激之等。

(五)顺情解郁

对于某些病人,特别是精神状态忧郁和感到压抑的病人,应尽量满足其合理的要求,以顺从其意志和情绪,满足其身心需要。要积极鼓励甚至引导患者将郁闷的情绪诉说或发泄出来,以化郁为畅,疏泄情志。故对悲郁者,当鼓励其扩展心胸,开阔眼界,提高其对不良刺激的耐受性。此外,哭诉宣泄也是化解悲郁的方法之一。对于确有悲郁之情的病人,不要压抑其感情,应允许甚至引导其向医护人员哭诉倾泻苦衷,借此使其悲郁之情得以发泄而舒展,使气调而复原。但哭泣不应过久、过重,以免伤身。

第三节 饮食调护

饮食调护是指在治疗疾病的过程中,对病人进行营养和膳食方面的护理和指导。饮食是维持人体生命活动必不可少的物质基础,是人体五脏六腑,四肢百骸得以濡养的源泉。中医学十分重视饮食与人体健康的关系,认为科学的膳食和良好的饮食习惯,是健康长寿的关键之一。而对于患病之人,饮食的调护更是疾病治疗中必不可少的辅助措施。《黄帝内经》指出:"大毒治病十去其六……谷肉果菜,食养尽之。"认为若能合理地选择饮食,将十分有利于疾病的治疗和康复。

食物与中药同源,也同中药一样,具有四气五味和升降沉浮的特性,因而许多食物具有治病、补益的作用。利用饮食调护配合治疗,是中医学的一大特色。饮食调护得当,可以缩短疗程,提高疗效。反之则可致病情加重,病程延长,疾病反复,甚至产生后遗症。尤其是慢性疾病和重病恢复期的饮食调护,对于疾病的康复尤为重要。许多疾病后期,只要饮食调护得当,不必投药,其病便能自愈。

一、食物的性味和功效

食物同药物一样,也具有寒、凉、温、热四性,辛、甘、酸、苦、咸五味和升、降、浮、沉趋向的性能,只是不如药物强烈和明显。在饮食调护中,一般按照下列方法将常用食物分类,以便辨证选用。

(一)热性食物

热性食物具有温里祛寒、益火助阳的功用,适用于阴寒内盛的实寒证。热性食物多辛香燥烈容易助火伤津,凡热证及阴虚者应忌用。如白酒、生姜、葱、蒜、花椒等。

(二)温性食物

温性食物具有温中、补气、通阳、散寒、暖胃等功用,适用于阳气虚弱的虚寒证或实寒证较轻者。这类食物比热性食物平和,但仍有一定的助火、伤津、耗液倾向,凡热证及阴虚有火者应慎用或忌用。如羊肉、狗肉、鸡、桂圆肉等。

(三)寒性食物

寒性食物具有清热、泻火、解毒等功用,适用于发热较高,热毒深重的里实热证。寒性食物易损伤阳气,故阳气不足、脾胃虚弱患者应慎用。如苦瓜、莴苣、茶叶、绿豆等。

(四)凉性食物

凉性食物具有清热、养阴等功用,适用于发热、痢疾、痈肿以及目赤肿痛、咽喉肿痛等里热证。凉性食物较寒性食物平和,但久服仍能损伤阳气,故阳虚、脾气虚弱患者应慎用。如李子、杧果、柠檬、梨等。

(五)平性食物

平性食物没有明显的寒凉或温热偏性,不致积热或生寒,是为病人饮食调养的基本食物。但因其味有辛、甘、酸、苦、咸之别,因而其功效也有不同,应据患者的病情和体质灵活选用。如大豆、玉米、豆浆、猪肉、鸡蛋、花生等。

(六)补益类食物

补益类食物具有益气、养血、壮阳、滋阴的功效。根据其寒凉温热的不同,分为温补、清补和平补三类：

1.清补类食物

清补类食物一般具有寒凉性质，有清热、泻火、解毒的功效，适用于阴虚证或热性病的调养。寒证和素体阳虚者禁用。如鸭、鹅、甲鱼、豆腐、莲子、冰糖等。

2.温补类食物

温补类食物一般具有温热性质，有温中、助阳、散寒的功效，适用于阳虚证、寒证或久病体弱，禀赋不足者。热证和阴虚火旺者慎用或禁用。如羊肉、狗肉、核桃、桂圆等。

3.平补类食物

所谓"平"，是指此类食物没有明显的寒凉或温热偏性，适用于各类病人，尤其是疾病的恢复期，也适用于正常人的补益。如鸡蛋、猪肉、银耳等。

（七）发散类食物

易于诱发旧病，尤其是诱发皮肤疾病，或加重新病的食物称为发散类食物。如禽畜类中的猪头、鸡头，蔬菜类的蘑菇、芫荽、香椿，水产品类的虾、蟹等。

二、饮食调护的基本原则

（一）饮食有节，按时定量

饮食要有节制，不可过饥过饱，过饥则气血来源不足，过饱则易伤脾胃之气。进食要有规律，应养成良好的饮食习惯，三餐应定时、定量，遵循"早吃好，午吃饱、晚吃少"的原则，切忌暴饮暴食，以免伤及脾胃。

（二）调和四气，谨和五味

饮食应多样化，合理搭配，不可偏食。《素问·藏气法时论》中说："五谷为养，五果为助，五畜为益，五菜为充，气味合而服之，以补精益气。"这就是说人体的营养应来源于粮、肉、菜、果等各类食品，所需的营养成分应多样化。只有做到饮食的多样化和合理搭配，才能摄取到人体必需的各种营养，维持气血阴阳的平衡。若对饮食有所偏嗜或偏废，易使体内营养比例失调，从而影响健康，发生疾病。

（三）食宜清淡，吃忌厚味

荤素搭配是饮食的重要原则，也是长寿健康的秘诀之一。饮食应以谷物、蔬菜、瓜果等素食为主，辅以适当的肉、蛋、鱼类，不可过食油腻厚味。由于各种性味的食物过食之后都会引起体内阴阳平衡的失调，所以，应注意饮食性味不要过重，尤其应避免过度嗜咸或嗜甜。

（四）卫生清洁，习惯良好

饮食不洁可导致胃肠疾病或加重原有病情。食物要新鲜、干净，忌食腐烂、变质、污染的食物及病死的家禽和牲畜；食物应软硬恰当，冷热适宜，进食时宜细嚼慢咽，不可进食过快或没有嚼烂就下咽；不要一边进食一边做其他事情；食后不可即卧，应做散步等轻微活动，以帮助脾胃的运化；晚上临睡前不要进食。

三、饮食调护的种类

食物的品种很多,除某些干鲜果品和蔬菜可以直接食用外,大部分食品均需经过加工和烹调后才宜食用,从而形成了种类繁多的食品制作方法和丰富多彩的饮食种类。在中医临床中,主要使用以"汤羹"类为主结合其他种类来进行饮食调护。

(一)汤羹

以水和食物一同煎煮或蒸炖而成,可根据食物的滋味、性能加入适当的佐料,食用时除饮汤外,同时吃其中的食物。汤羹有汤和羹之分,较稠厚的为羹,清稀的为汤。所用食物主要是有滋补作用的肉、蛋、鱼、海味、蔬菜水果等,以补益为主。

(二)粥食

以米、麦、豆等粮食单独或同时加入其他食物煮成,为半流质食品。粥食是常用的饮食之一,尤其适用于脾胃虚弱者。

(三)主食

以富含淀粉的米、面等为主要原料做成的各种米饭、糕点、小吃等食物。

(四)膏滋

以补益性食物加水煎煮,取汁液浓缩至一定稠度,然后加入蜂蜜、白糖或冰糖,制成半固体状,一般以补益为主要用途。

(五)散剂

将干果、谷物等食物晒干或烘干,研磨成细粉末。用时以沸水调食或用开水送服。

(六)菜肴

是指具有治疗作用的各类荤素菜肴的总称,种类繁多,制法各异。有蒸、煮、煎、炒、炸、烩、烧、爆、炖、煨、渍、腌、凉拌等多种。根据其性味和制法的差别,而有不同的作用。

(七)饮料

指酒、乳、茶、果汁、菜汁等。依各类饮料的性味和调制方法的不同而有不同的作用。

四、常用饮食调护方法

我国人民在长期与疾病做斗争的过程中,创造了许多利用饮食治疗疾病和调护、保养身体的方法,常用的主要有以下几种:

(一)汗法

汗法即解表法,是一种通过发汗以疏散外邪,解除表证的方法。主要适用于外感初起,病邪侵犯肌表所表现出的一系列病证,如恶寒发热、头身疼痛等。常用食物有葱、姜等。

(二)下法

下法即泻下法,是用具有通便作用的食物通泻大便或祛除肠内积滞的方法。主要用于病后、产后和年老体虚、气血不足、肠燥便秘者。常用食物有蜂蜜、桑葚、香蕉、植物果仁、菜泥等。

(三)温法

温法即温里法,是用温热食物振奋阳气,祛除里寒的方法。多用于里寒证或素体阳虚者,如肢体倦怠、四肢不温、腹痛吐泻等。常用食物有辣椒、酒、花椒、姜、羊肉等。

(四)清法

清法即清热法,是用寒凉性食物清除内热,泻火解毒的方法。多用于实热证或素体阳盛者,如发热、烦渴、口舌生疮、小便短赤等。常用食物有西瓜、梨、藕、黄瓜、苦瓜、绿豆、茶等。

(五)消食法

消食法也称消导法,是用具有消食健胃作用的食物开胃消食的方法。适用于脾胃升降失调,饮食不化之证,如嗳腐吞酸、脘痞胀满、厌食呕恶等。常用食物如山楂、萝卜、大蒜、醋等。

(六)补法

补法即补益法,是用具有补益作用的食物以补气养血,滋阴助阳,强身健体的方法。适用于气虚、血虚、阴虚和阳虚证。根据病情的不同需要,分为适用于阳虚、气虚的温补,适用于阴虚的清补和通用于各类虚证的平补三类。常用食物有羊肉、桂圆肉、甲鱼、鸡、鸭、海参、木耳等。

五、饮食宜忌

疾病有寒热虚实之分,阴阳表里之别。食物也多有偏性,有于病相宜,有于病为害,相宜则补体,为害则成疾。加之患病后所服药物也各具性味,所以,护理疾病强调饮食宜忌是十分重要的。中医在饮食调护中十分重视饮食宜忌,认为饮食宜忌是养生防病的重要环节,特别是在疾病治疗过程中的食物选择,更是既要知其所宜,也要知其所忌。应根据病人的病情、体质、服药、季节、气候、饮食习惯等诸方面的因素,合理选择饮食。只有把握住饮食宜和忌这两个方面,才能使饮食与治疗相配合,达到有效的治疗和康复目的。

(一)饮食宜忌的基本原则

1.辨证施食

即食物的性味应适应于病情的需要。食物有寒热温凉补泻之分,病情也有虚实寒热之别。虚证应补益,实证宜疏利,寒证宜温热,热证宜寒凉。

2.药食相合

患者所服药物均具有各自的性味、功效,为有利于更好地发挥药效,患者饮食的性味,一般应与所服药物的性味一致,忌与所服药物的性能拮抗,以免降低药效。若食物与所服药物的性味相同,还可增强药物的效能,加速病情的康复。

3.因人施食

人的体质有强弱不同,年龄有老少之分,故饮食宜忌也应有区别。如体胖之人多痰湿,宜食清淡、化痰之物,忌肥甘厚腻之品,以免助湿生痰;体瘦之人多阴虚,宜食滋阴生津、养血补血之物,忌辛辣动火之品,以免伤阴;老年人脾胃虚弱,食宜清淡,忌油腻、硬固、黏腻食物,以免伤及脾胃;妇女妊娠期和哺乳期忌辛辣温燥食品,以免助阳生火,影响胎儿和乳儿;小儿气血未充,脏腑娇嫩,尤应注意饮食的调理。

4.因时施食

四时季节的变化,对人体的生理功能产生不同的影响。因此,饮食宜忌也有所不同。春季气候由寒转暖,阳气生发,食宜清温平淡;夏季阳气亢盛,天气炎热,食宜甘寒,但应忌生冷不洁食物;秋季阳收阴长,燥气袭人,食宜滋润收敛,忌辛燥温热;冬季阳气潜藏,阴气盛极,最宜温补,忌生冷寒凉。

5.特殊宜忌

某些疾病和药物要求有特殊的饮食禁忌,此类禁忌在各科病证护理和服药护理中专门介绍。

(二)饮食宜忌的主要方法

1.热证

热证是机体感受热邪,或阳盛阴虚所引起的一类病证。阳热偏盛,伤阴耗液,故宜清热、生津、养阴。宜食寒凉性及平性食物,忌辛辣、温热之品。

2.寒证

寒证是机体感受寒邪,或阳虚阴盛所引起的一类病证。阴寒偏盛,阳气亏虚。故宜温里、散寒、助阳。宜食温热性食物,忌寒凉、生冷之品。

3.虚证

虚证是指阴阳气血亏虚。宜补虚益损,食补益类食物。阳虚者宜温补,忌用寒凉;阴虚者宜清补,忌用温热;气血虚者可随病证的不同辨证施食。但虚证患者多脾胃虚弱,进补时不宜食用滋腻、硬固之品,食物以清淡而富于营养为宜。

4.实证

实证是指邪气过盛。饮食宜疏利、消导,应根据病情之表里寒热和轻重缓急辨证施食。采取急则治标、缓则治本和标本兼治的原则进行饮食调护,一般不宜施补。

5.外感病证

饮食宜清淡,可食葱、姜等辛温发散之品,忌油腻厚味。

6.其他

各类血证、阴虚阳亢证、目疾、皮肤病、痔瘘、疮、疖、痈、疽等病证忌辛热类食物,如葱、蒜、生姜、胡椒、花椒、辣椒、白酒等;肝阳上亢、肝风内动病人忌吃鹅、公鸡、鲤鱼、猪头等;患有疔、疮、痈、疡或各种皮肤病及可能复发的痼疾者,忌食发散类、海腥类食物,如带鱼、黄鱼、虾、蟹、蚌、淡菜、紫菜、母猪肉、猪头,以及一切病死兽肉等,以免诱发旧病,加重新病。

7.某些药物有特别的饮食禁忌要求

如萝卜可降低滋补药补性,故服人参等滋补药时忌食萝卜;服荆芥时忌吃鱼、蟹等。

第四节 用药护理

一、药物内服法的护理

(一)解表类药服法与护理

(1)服用解表药必须首先辨别表证的性质分别用药,并根据四时气候变化、患者体质及地理环境的不同而恰当选择、配伍应用。如针对外感风寒、风热表邪不同,除相应选择发散风寒药、发散风热药,还要与祛暑、化湿、润燥等药配伍;若虚人外感,还须分别与补气、助阳、滋阴、养血等药配伍;春夏腠理疏松,易于汗出,用量宜轻;冬季腠理致密,不易汗出,用量宜重;北方严寒地区用药宜重;南方炎热地区用药宜轻。

(2)解表药多属轻清辛散之品,加水浸透后,文火煮沸5~10分钟,不可煎煮时间过长,以免有效成分挥发而降低药效。

(3)解表药汤剂应取汁温服,服药后静卧,稍加衣被汗出或饮热粥、热汤助汗驱邪。临床发汗以微汗为宜,切不可大汗,以免耗伤阳气,损及津液,造成"伤阳"、"伤阴"的弊端。

(4)病室要安静、清洁,保持室内温度的恒定,避免风寒再度侵袭。特别要防止汗出当风,加重病情。

(5)应用解表药,饮食宜清淡、细软、易于消化。多饮开水,不宜进食辛辣、油腻、黏腻之物。忌食酸性食物,特别要忌食鱼蟹类、狗肉、香菇等毒发之物。风寒表证病人,宜多食姜、葱、豆豉等温热之品;风热表证病人宜多食西瓜、绿豆等清热之物。

(6)应用解表药宣毒透表,应观察疹点的隐现、色泽、发热等情况。如疹点透出,色泽鲜红,体温渐降,精神好转,为热毒外透,病情向愈;反之,则为药物无效或病情加重。

(7)解表药是因势利导,使病邪从皮毛肌腠随汗而解之法。表证即使出现高热,亦不宜冷敷降温,以防毛窍闭塞,邪无出路。

(8)要注意观察病情,注意发热恶寒的程度、有汗、无汗及伴随症状。按时测量并记录体温、脉搏,对老幼及重证要特别加强护理,防止高热抽搐、虚脱或其他合并证。

(二)清热类药物服法与护理

(1)服用清热药必须详细辨析热邪性质(虚、实、湿、毒)、部位(脏腑、气、血)以及有无兼证,以便选择用药并作必要的配伍。

(2)清热药皆寒凉而多味苦,易伤阳气,故脾胃虚弱、阳虚及寒证忌用。苦燥之剂又易伤津液,阴虚者慎用或辅以补阴药。

(3)清热之剂,视药物不同,煎煮时间有别,一般煮沸后10~15分钟。若为清热解毒或清热解暑等辛凉之品,煎煮时间要求稍短,一般煮沸后5~10分钟。凡清热解毒之剂,宜凉服或微温服。使用清热药应中病即止,不可过用,以免克伐太过,损伤正气。

(4)病房要有良好的通风和调温设备,并根据病人发热程度调节室内温度。高热不退者,配合物理降温,给药可采用频服法。汗出较多者,及时更换衣被。

(5)清热药多用于治疗火热、热毒之证。宜采用清补之类膳食,可多饮清凉饮料、果汁等,或以西瓜、梨、苹果及凉性蔬菜等为辅食。中暑及高热汗出较多者,宜让患者多饮含盐饮料。忌食辛辣、油腻之品。

(6)疫疠病人,要隔离消毒,特别是病室及病人所用餐具、器具、衣被等要注意消毒,防止相互传染。病人的衣被枕席等要及时更换,保持整洁、舒适。

(7)热病病人,心情烦躁,情绪易于波动。要积极做好精神疏导工作,祛除忧虑与恐惧,使病人心情舒畅。

(8)严密观察发热程度、汗出情况、神志、有无出血、舌象等变化。详细记录体温、呼吸、脉搏、血压等情况。

(三)泻下类药物服法与护理

(1)使用泻下药必须根据病情和药性的不同,辨证用药,因病施护。

(2)应用寒下药物如大黄、番泻叶等,煎煮时要后下或泡服代茶;芒硝应冲服或溶服;应用温下药,药液宜饭前温服;巴豆多与它药制成丸剂;攻逐水饮药多用散剂;润下药多做丸剂。服泻下药,应遵"日晡人气收降"理论,入夜睡前服药;峻下逐水药宜清晨空腹给药;对病情严重者,不拘泥于此,早晚空腹服用。

(3)使用攻下药,易伤脾胃,得泻即止,不应再服;对病后体虚、老年人、孕妇、产后便秘者,宜用润下药。

(4)饮食调理因病而异,实热证者,宜用清补膳食,忌食辛热毒发之物;里寒证者,宜用甘温平补膳食,忌服寒凉滋腻食物;饮食调理要求用熟、烂、软、鲜的半流质或软食,应多食青菜、汤类或香蕉等润肠通便之物,通下后,最好用糜粥调理一二日,以助胃气。

(5)服通下药后,大多会引起胃肠道反应,如腹痛、便次增多等,服药前应向病人交代清楚可能出现的症状,服药后要特别注意泻下物的形状、颜色、气味,并做好详细记录。如泻下物为柏油状或为血液,应立即终止通下,并采取止血措施等。

(6)应用攻逐水饮法治疗水肿、胸水、腹水时,用药前要称体重,量腹围,以便观察腹水消退情况。此类药多为有毒之物,要注意观察全身变化,如出现神志改变,脉搏细弱或血压下降,应终止服药,及时报告医生,采取相应处理。攻下虫积时,应先服驱虫药,然后用导下药,并注意大便排出寄生虫的种类和数量,必要时三天后可送验大便,如虫未尽,可如法再服驱虫药。

(四)祛湿类药物服法与护理

(1)祛湿药物因功效不同,服法各异,应用祛风湿药,要根据痹证的性质、部位,辨证用药。痹证多属慢性疾病,病情变化少,为服用方便,可做成酒剂、丸剂、片剂或膏剂。长期服本类药物多对胃肠道有刺激,故宜饭后服用。

(2)长期服用抗风湿药酒时,要严密观察病情,以防药物蓄积中毒。如发现病人有唇舌麻木、头晕、心悸等症状时,为中毒反应,应立即停药。

(3)芳香化湿药多气味芳香,富含挥发油,入汤剂不宜久煎,一般大火煎沸后改用小火煮

10～15分钟即可,以免影响药效。用药时要注意舌苔的变化,舌苔渐退为病情向愈。

(4)淡渗利湿药偏于利水渗湿,能使小便通畅,尿量增多。服药后要注意观察小便排出是否通畅、尿量变化、水肿消退等情况。

(5)饮食护理因病而异,忌生冷油腻之物。服淡渗利湿之品饮食宜清淡,可多食用白菜、芹菜、马齿苋等有利尿作用的食物。

(6)祛风湿药多辛温香燥,易于耗伤阴血,故阴血不足,阴虚火旺者慎用。

(五)温里类药物服法与护理

(1)使用温里药要注意因人、因地、因时制宜。平素火旺之人,或阴虚失血之体,或火热季节,或南方温热之地,剂量宜轻,不可久服。若冬季气候寒冷,或素体阳虚之人,剂量可适当增加。

(2)温里药中的肉桂宜后下;附子宜先煎、久煎,取汁温服。真寒假热,阴寒太盛,温药入口即吐者,宜采用冷服,或加引导药如少佐苦寒、咸寒之品,以免格拒不纳。

(3)温里药辛热而燥,故热证、阴虚证慎用或忌用,对假寒真热之证,尤当明辨,误用则会加重病情。

(4)运用回阳救逆法时,要注意汗情、神志、面色、厥逆、二便、脉搏、血压等变化,如服药汗止,肢体渐温,脉渐有力,为阳气来复,病情好转;反之,如汗出不止,厥逆加重,烦躁不安,脉细无根等,为病情恶化,应及时报告医生,采取紧急措施。

(5)里寒证病人易感外寒。故在应用温里药同时,要采取防寒保暖措施,提高室温,加厚衣被,以防风寒侵袭。

(6)服温里药时宜采用温补膳食,如姜、葱、蒜、胡椒等,以加强药物的温中散寒作用,忌食生冷瓜果等不易消化的食物。

(六)理气类药物服法与护理

(1)理气药依据其药性不同,应采用不同的服药方法。因其多辛温芳香,应多为散剂、冲服或丸剂吞服,入汤剂的沉香、降香、檀香等宜后下。

(2)运用通阳宣痹之法,可加入少量白酒,以助药力。调理肝气的药物,可醋炙以引药入经,加强止痛之功。

(3)服理气药须中病即止,不宜过剂。凡血虚、阴虚火旺者慎用。

(4)饮食宜用温通类的膳食,以助药力,忌食生冷瓜果之品,以免影响药效的发挥,或损伤胃肠。

(七)消导类药物服法与护理

(1)消导类药多用于慢性有形积滞,对于积聚痞块,宜渐消缓散。制剂以丸剂为佳,并根据有形实邪的性质,灵活配伍。因病情多属虚实夹杂,故护理上要密切配合治疗,辨证施护。

(2)消导类药物一般宜饭后服用。

(3)消导药虽药性缓和,但毕竟属行消之剂,故纯虚无实者,不宜使用。

(4)饮食护理应以平补之类膳食为宜,使用平补而易于消化的半流质或软食,忌食生冷、硬固、肥甘厚味之品。要求病人少食多餐,以甘平清淡为宜,并要密切观察腹部症状及大便形状等变化。

(5)积滞的原因,多为气机不畅。忧思不解,会加重病情,所以要注意情志调护,使"气和志达,营卫通利",有利于疾病的康复。

(八)止血类药物服法与护理

(1)服用止血药,要根据出血的不同原因,辨证服药。出血的原因复杂,有寒热虚实之分,又有轻重缓急之别,护理上要依据导致出血的疾病和部位的不同,因病施护。

(2)使用凉血止血药、收敛止血药时,中病即止。多服、久用易凉遏恋邪留瘀,故使用止血药,应以"止血而不留瘀,血止而无复出"为原则。

(3)止血药多炒用,炒炭后其性苦涩,可加强止血之效,也有少数以生品止血效果更佳。

(4)注意观察出血的部位、数量、颜色、次数,定时测量记录血压、脉搏、呼吸等,如有变化,及时报告。大出血时,要及时采取急救措施。

(5)饮食应富含营养,易于消化。忌辛辣刺激性饮食,忌烟酒。呕血患者,应禁食8~24小时。精神调护重点是解除精神紧张和恐惧心理,保持安静,放松身心,有利于治疗。

(九)活血化瘀类药物服法与护理

(1)活血化瘀药多辛、苦,善于走散通行,易耗血动血。对出血而无瘀血征象者忌用,妇女月经过多及孕妇慎用或忌用。

(2)破血逐瘀及活血疗伤药,特别是虫类药,入药以丸散剂为佳,或配合散剂外用,可提高消肿止痛之功。部分活血止痛药宜酒或醋制以增强活血止痛的功效。

(3)活血化瘀药宜饭后服用,或适当配伍消食健胃药,以助药物吸收。

(4)破血逐瘀的虫类药,如虻虫、斑蝥等大多有毒,内服应严格掌握剂量,中病即止。用于治疗癌肿时,可长期间断用药,并定期检查肝肾功能,防止损伤。

(5)护理的重点要注意病人疼痛的程度及肿块的大小、软硬度的变化。肿瘤及疼痛较重的病人,要做好精神安慰工作。饮食调护忌用滋腻,宜食温通类食物。

(十)化痰止咳平喘类药物服法与护理

(1)化痰药中温肺祛痰药及祛风化痰药如半夏、南星、白芥子、皂荚等大多有毒,内服剂量不宜过大,阴虚有热者忌用。攻下逐痰药的作用峻猛,非痰积而体壮实者,不可轻投。

(2)祛痰药剂属行消之品,应中病即止,不宜久用。

(3)祛痰药宜饭后温服。治疗咽喉疾患,药宜多次频服,缓缓咽下,使药液与病变部位充分接触,迅速反射性引起支气管分泌物增加,从而稀释痰液,便于排痰。

(4)服药后护理的重点是观察咳喘的变化及痰的质、量、色、味及咳痰是否通畅。痰多咳出无力的病人,可给予翻身拍背,必要时把痰吸出。痰稠者,可让病人吸入水蒸气或雾化吸入,使痰液易于咯出。

(5)病人宜多饮水,以补充过多的水分消耗。少食油腻,禁食生冷及过甜、过咸、辛辣等刺激性食品,宜进清淡易消化食物。咳喘频繁,烦躁不安者,应给以安慰,稳定情绪,或转移其注意力,以减轻咳嗽。

(十一)平肝熄风类药物服法与护理

(1)平肝熄风药有性偏寒或性偏温燥之不同,故应区别服用。本类药多为贝壳类、矿石、昆虫等矿物药及动物药。贝壳类及矿物药多宜打碎先煎;昆虫类药物宜研末冲服。

(2)熄风止痉药多为有毒之品,药性峻猛,服用不宜过量。且剂型以散剂为佳。

(3)平肝熄风药宜饭后服用,并注意保养胃气。对破伤风等痉厥病人不能服药者,可用鼻饲方法给药。

(4)对惊痫、痉厥病人,注意观察血压、脉搏、神志、瞳孔等变化。出现异常,应立即报告医生,妥善处理。

(5)注意生活护理。眩晕病人服药后,要静卧调养,保证充足的睡眠,避免情绪波动。

(十二)开窍类药物服法与护理

(1)开窍药辛香走窜,为救急、治标之品,且能耗伤正气,故只宜暂服,神志苏醒后即宜停服。因本类药物性质辛香,其有效成分易于挥发,故只入丸剂、散剂服用,可用温开水化服。神昏者宜用鼻饲,不宜加热煎服。

(2)元气大脱神志不清者,不可使用开窍药。搐鼻取嚏等通关开窍之法,忌用于高血压、脑血管意外、颅脑外伤等所致昏厥病人。

(3)开窍药宜少量频服,过量服用有伤元气及竭阴之弊,要密切注意体温、脉搏、呼吸、血压等变化。昏迷病人要保持呼吸道通畅,鼻饲给药后,要注意口腔护理。

(十三)安神类药服法与护理

(1)安神药多以矿石、贝壳或植物的种子入药。矿石类安神药,如做丸、散服,易伤脾胃,须酌情配伍养胃健脾之品,以助药物吸收。入煎剂服,应打碎先煎、久煎。部分药物具有毒性,更须慎用,以防中毒。

(2)安神药为治标之品,特别是金石类药物,质重而碍胃,故只宜暂用,不可久服,中病即止。并根据标本缓急,灵活配伍,方能取得良好效果。

(3)服安神药,可根据人体生物节律,采用睡前半小时服药的方法,以提高疗效。

(4)护理应注意了解病人失眠的特点及伴随症状,观察病人的睡眠情况及睡眠时间、用药情况及反应等。饮食以清淡可口少刺激为原则,忌辛辣肥甘、烈酒、浓茶、咖啡等,进食勿过饱。精神护理注意解除心理负担,消除紧张情绪,保持心平气和,以利睡眠。

(十四)补益类药物服法与护理

(1)服补益药,必须明辨气虚、血虚、阴虚、阳虚之不同,分别服用补气药、补血药、补阴药、补阳药。并可根据病情需要配合应用,如气血双补、气阴双补、阴阳双补等。

(2)虚弱证一般病程较长,故补益药宜作蜜丸、煎膏(膏滋)、片剂、口服液、颗粒剂或酒剂等,以便长期保存和服用。如作汤剂,以文火久煎为好。

(3)补益药虽能增强体质,但误投错用,为害亦大。应在辨证的基础上,以平补之品缓缓调理为要。切忌大量峻补导致阴阳失调,骤生他疾。

(4)补益药宜饭前空腹服用,以利药物吸收,但急证可不受此限。凡脾胃虚弱而食滞不化,舌苔厚腻,不宜服用。

(5)该类药物需长期服用方能见效,故应指导病人坚持用药。服药期间,如遇外感,当停服补益之剂,先解表,表解后再服。

(6)服药期间忌食辛辣、油腻、生冷及粗纤维等不易消化食物。根据病情定期做必要的理化检查,以指导用药。

(十五)收涩类药物服法与护理

(1)收涩药治滑脱病证。滑脱的根本原因是正气虚损,故收涩药物为应急之品,治标之物,只可暂用以救急。滑脱病势一旦控制,应立即针对正气亏损,服用补虚药,促进病愈。

(2)本类药物酸涩收敛,有敛邪之弊。故表邪未解、热病汗出、痰多咳喘、火动精滑、食滞泻痢、血热崩中、瘀血漏下、热淋尿频等,均非收涩药物所宜,误用恐"闭门留寇"。

(3)膳食宜平补,忌食生冷寒凉。

(十六)驱虫类药物服法与护理

(1)服用驱虫药应根据寄生虫的种类,辨证用药,因病施护。部分药物只宜入丸散。本类药物应空腹或晚上睡前服用,忌食油腻,使药物充分作用于虫体而确保疗效。

(2)无泻下作用的驱虫药,应加服泻下药,以促进虫体的排出。本类药物多系攻伐之品,易伤脾胃,不宜过服,中病即止。服药后注意观察虫体排出情况,特别是驱绦虫时,要确保虫体全部排出。驱虫后要注意调理脾胃功能。

(3)应用毒性较大的驱虫药,要注意用量、用法,以免中毒或损伤正气;对孕妇、年老体弱者亦当慎用;腹痛剧烈者,暂时不宜驱虫,待症状缓解后,再用驱虫药。

二、药物外治法的护理

(一)膏药疗法的护理

膏药敷贴是临床各科常用的外治法。膏药敷贴种类很多,有片张薄贴膏药、油脂调和药粉的软膏及其他液体调和药粉的泥膏等。根据不同病证,选用不同的膏药类型。

1.适用范围

黑膏药有消肿、化瘀、软坚、散结、止痛、活血通络、祛风胜湿等作用,多用于痈疽疔毒未溃时,或瘰疬、乳核等;狗皮膏药或其他跌打损伤膏多用于风湿及跌打损伤性病证;白膏药有祛腐拔毒,去瘀生新的作用,用于外科痈疽疔肿,已成脓未溃或已溃脓毒未尽者;红膏药用于成脓尚未穿破者,用以拔毒透脓;其他布胶膏药制剂,如伤湿止痛膏,可按其注明适应证选用。

2.操作方法及护理

(1)膏药敷贴前,先准备治疗盘、消毒用具、加热用品及胶布、绷带等。对治疗部位进行消毒,清洁患部皮肤,剃去较长较密的毛发。若局部有污垢,则需用生理盐水或酒精等清洗擦净,若因膏药,胶布粘贴遗留污痕可用松节油涂擦再行消毒。

(2)按病灶范围,选择大小适宜的膏药,剪去药膏的周边四角,并在边缘上剪些小裂口以便敷贴方便、舒适。

(3)膏药剂用前先加温,使药膏软化后,敷贴患处。根据病情,部分病例须在膏药内掺入药粉,掺药后边加温边在膏药外面挤捏,使掺药与膏药均匀混合。加温烘烤时,不宜过热,以免烫伤皮肤或药膏外溢。红膏药不能直接明火加温,要间接热水隔离加温,若膏药掺入麝香、冰片、丁香、肉桂等香窜之品,不宜烘烤过久,而致药效降低。

(4)膏药敷贴后,可用胶布固定,在关节部位,膏药易脱落,须加绷带固定。

(5)注意观察皮肤反应:少数病人在贴膏药处,有局部瘙痒。反应明显者,可除去膏药,用酒精涂擦,或撒以止痒粉,1~2天后痒即止,根据病情,再行贴药。发现皮肤有丘疹、水泡、潮红,为过敏反应或浸淫皮肤引起的湿疹,应随即取下,暂时停贴,或改用油膏剂。并注意保持皮肤清洁,防止感染。

(6)膏药敷贴一般一日一换。厚型药膏多用于肿疡,不需每天更换,可用3~5天;薄型药膏多用于溃疡,须每日更换,如脓水多,可日换数次。

(7)除去膏药,局部随即用松节油擦拭干净。

(二)熏蒸疗法的护理

熏蒸疗法是指将药物燃烧或加热后,利用药物的热力和借助烟气上熏或蒸汽渗透作用,以达到温通经络、活血消肿、祛风除湿、杀虫止痒等治疗作用。包括熏法和蒸法两种。

1.适用范围

熏法适用于治疗室、病室的空气消毒,或用于皮肤疾患的治疗;蒸法常用于风寒痹证、中风偏瘫、感冒风寒、各种皮肤病及水肿等。

2.操作方法及护理

(1)准备好抗燃容器、中药熏蒸治疗机、中药、消毒药液、常规消毒座椅及踏脚板,更换治疗床上的床单,预防交叉感染。

(2)熏法是将药物置于抗燃容器内,加入95%酒精浸透,点燃产生烟雾后直接熏皮损局部。操作时注意防火,防止烧烫伤。蒸法是将中药用冷水浸泡30分钟以后,放入熏蒸机的贮药器中煮沸熏蒸患病部位,每次蒸20~30分钟,每日1~2次。

(3)熏蒸前病人需喝500毫升左右糖盐水,以防出汗太多,出现虚脱。熏蒸过程中注意观察汗出多少,以皮肤微微汗出为宜。若出现心慌、气促、面色赤热或苍白、出大汗等,应立即关机,给病人保暖,口服盐开水适量,卧床休息。如仍不缓解,需请医生诊治。

(4)本法禁用于发热、昏迷、有出血倾向、严重心脏病、哮喘发作、妇女经期等。

(三)熨敷疗法的护理

熨敷疗法是用药物、药液直接加温或煎汤敷于局部特定部位或穴位上,利用温热和药物的作用,达到行气活血、散寒止痛、祛瘀消肿的外治疗法。包括热水袋熨法、药熨法、葱熨法、盐熨法、醋熨法、坎离砂熨法等。

1.适用范围

适用于虚寒性脘腹痛、泄泻、腹水、癃闭、跌打损伤、寒湿性痹痛、阴疽、注射引起的局部肿块等。

2.操作方法及护理

(1)将药物炒热或蒸热装袋,放置于病变部位,徐徐摩转运行或上下推移,或敷于一定部位。热熨时间以30~60分钟为宜。药冷可再蒸炒加温复用。

(2)温度要适宜,一般不超过70℃,局部皮肤可先涂以薄荷油脂或凡士林,以保护皮肤,注意随时听取病人对热感反映及局部情况,以免烫伤。若出现局部疼痛或水泡,立即停止操作,并进行适当处理。

(3)已成脓的阳热实证、肿毒,不宜用熨敷疗法。

(四)洗浴疗法的护理

洗浴疗法是将药物煎汤或开水冲化后,趁热在局部淋洗、浸泡、湿敷或进行全身洗浴浸渍,通过药物加热后的热力和药力,共同起治疗作用的一种外治方法。

1.适用范围

洗浴法具有疏通经络、消肿止痛、活血化瘀、祛风除湿、杀虫止痒等作用。局部浸渍可用于骨科疾患如扭挫伤、关节筋骨劳损疼痛、活动不利及外科疾患如丹毒、手足癣、脱疽等;坐浴可用于肛肠科疾患和妇科疾患;全身药浴可用于全身性皮肤病、肢体偏瘫等。

2.操作方法及护理

(1)调节浴室温度在20℃~22℃为宜,夏季防止汗多而虚脱,冬季防止受凉感冒。药液温度在40℃~45℃为宜,防止烫伤。若病情需要,可先熏后洗。

(2)患者能自理者可自己洗浴,不能自理者,应由家属或医务人员倍同,洗浴时间每次30~40分钟,全身药浴时间不宜过长,以免病人疲劳虚脱。

(3)洗浴用品应一人一份,用后清洁消毒,防止交叉感染。伤口洗浴后,常规给予伤口换药处理。

(4)妇女月经期或阴道出血,盆腔器官急性炎症期不宜坐浴。

(五)搽药疗法的护理

搽药疗法,是将中药制成散剂,直接撒布于已破溃的疮疡创面、湿疹及口腔黏膜、炎症等溃烂表面,发挥其去腐生新,消炎止痛,愈合创面作用。

1.适用范围

本法适用于外科一切阳毒、阴毒、破溃的创面,皮肤火毒症,表皮溃烂或湿疹,口腔黏膜炎症或溃烂等。

2.操作方法及护理

(1)按医嘱准备好必需的治疗散剂和清创、消毒用品,先清洁创面,并进行局部皮肤消毒。

(2)患者采取适当体位,治疗部位平面向上,按创面大小,均匀搽布药粉,厚薄适度。创面恶血、腐肉、脓血较多者,要清洗创面后搽药。

(3)搽好药后,用消毒纱布或油膏纱布覆盖,胶布固定,关节活动处加用绷带固定。

(4)去腐拔毒的药末,有时会刺激创面,引起疼痛,应告知患者,以便取得合作。

(5)一般1～2天换药一次,分泌物较多者,可根据具体情况勤换,每次换药时,要把脓血污物及残存药末清除干净。

(六)灌肠疗法的护理

灌肠疗法是将汤剂自肛门灌入直肠至结肠,通过肠黏膜吸收达到治疗多种疾病的目的。常用于便秘、泄泻等内科疾病及外科保守治疗的病证。常用方法包括直肠注入法和直肠滴注法。

1.适用范围

本法具有通腑润便止泻、清热解毒降浊等作用,适用于慢性结肠炎、慢性痢疾、慢性盆腔炎、盆腔包块及高热不退等。

2.操作方法及护理

(1)操作前,令患者排尽大便,必要时可先行清洁灌肠。备好必备的物品,如灌肠器或输液瓶、各种型号的肛管,石蜡油、治疗巾、大便器等物品,调配好中药煎液、鲜汁、肥皂水、油剂等。

(2)根据病变的部位,确定肛管插入的深度。插管时要试探性操作,不要用力过猛,以免伤害肠管或引起疼痛。一般插管深度为10～15厘米,缓慢地让液体流注于肠内,用输液瓶者按每分钟60～100滴的速度输入。

(3)药液温度应掌握在40℃左右。温度过低,易致肠蠕动加强,药液保留时间短,吸收少,效果差;过高易引起肠黏膜烫伤。

(4)灌注后,患者有便意感时,应嘱其忍耐。若为通导便秘,应自控20～30分钟,使药液能在肠道内尽量多保留一段时间。对刺激敏感的患者可选用粗的导尿管代替肛管,药量一次不超过200毫升,可在晚间睡前灌肠,灌肠后不再下床活动以提高疗效。

(5)排便后,要注意观察泄下物的色、质、量及排便次数,泻下物若有特殊腥臭或夹有脓液、血液等,应及时留取标本送检,并及时记录和报告。

(七)离子导入法的护理

中药离子导入法是利用直流电场的作用,将药物离子放在极性和该离子的电性相同的直流电电极下,电源通电时由于同性相斥、异性相吸的原理,离子产生定向移动,使中药离子经过皮肤黏膜导入肌体,达到治疗疾病的外治法。

1.适用范围

适用于风寒湿痹、关节肿痛、骨质增生、神经痛、神经炎、盆腔炎等。中药离子导入常用中药有川乌、草乌、丹参、蜂毒、淫羊藿、洋金花碱、黄酮苷等。

2.操作方法及护理

(1)药液调制:选好中药及其他药品,用水煎、蒸馏水或酒精浸泡溶解,配制药液。浓度一般在2‰～5‰为宜,并应测定药物离子的极性。药物最好是易溶于水或酒精,不易为酸碱所破坏。药液本身的酸碱度应合适,从阳极导入的药物,pH值不小于6;从阴极导入的药物,pH

值不大于8。

(2)根据病证选择一定部位,将主极与辅极贴敷的部位进行消毒,若该部有小面积皮肤破损,可用胶布或用小块油布覆盖。严重的破损或感觉障碍则不宜作导入,毛发较多宜剃毛或用温水浸湿。

(3)根据药物离子属性正确选择电极,并积极做好解释工作,告知病人在治疗过程中可能出现的感觉,嘱咐病人治疗过程中不要移动体位,以免出现意外。

(4)离子导入过程中要随时观察病人的反应和机器运行情况,及时调节和控制电流量,预防电灼伤。

(5)治疗时间一般每次15～20分钟。儿童不超过15分钟,每日1次,10～15次为一疗程。

(6)每个衬垫只供一种药物使用,衬垫消毒要按离子分开,有条件时应使用一次性衬垫。

(7)反复治疗后,电极下皮肤由于电解产物的刺激,可能出现瘙痒、脱屑、皮疹等反应,可用青黛膏或皮炎平霜外涂,不可用手搔抓。发生电灼伤按烧伤处理,注意预防感染。

(8)离子导入法禁用于高热、出血疾患、妊娠、活动性结核、严重心功能不全、治疗部位有金属异物或带有心脏起搏器病人。

(八)超声雾化法的护理

超声雾化法是利用超声雾化器将中药药液雾化为蒸汽,由患者主动或被动吸入体内治疗疾病的方法。临床上多用于急症。慢性病亦可使用。

1.适用范围

本法具有湿润呼吸道和药疗双重作用,有利于消除呼吸道的炎症和排出痰涎,保持呼吸道的通畅。适用于急慢性支气管炎、咽炎、中风病痰涎壅盛者。

2.操作方法及护理

(1)治疗前先备好药品或药液、消毒用品、超声雾化器等。要根据病情配制不同浓度的药液,药液的浓度要接近体液的电解质胶体浓度,以利黏膜的渗透溶解和吸收。且药液应随用随制,不宜保留过久。

(2)注意消毒,做到无菌操作。

(3)雾化吸入时,要调好雾化器的气体排出量,以适合为度。雾化喷管要距离患者口鼻5～15厘米,吸入时间一般每次15分钟左右,若在密室内进行,雾化室一般在3立方米为宜。空间过大,药气不易充满;过小,会因氧气不足而有胸闷感,甚至发生窒息。

(4)吸入过程中,患者痰涎咯出较多者,要及时清除痰液及鼻腔分泌物,便于气体有效的吸入,吸入时胸闷气促加重或呛咳较甚者,应终止治疗。

第七章 常用中医护理技术

第一节 刮痧技术

刮痧技术是在中医经络腧穴理论指导下,应用边缘钝滑的器具,如牛角类、砭石类等刮板或匙,蘸上刮痧油、水或润滑剂等介质,在体表一定部位反复刮动,使局部出现痧斑,通过其疏通腠理,驱邪外出;疏通经络,通调营卫,和谐脏腑功能,达到防治疾病的一种中医外治技术。

一、适用范围

适用于外感性疾病所致的不适,如高热头痛、恶心呕吐、腹痛腹泻等;各类骨关节病引起的疼痛,如腰腿痛、肩关节疼痛等症状。

二、评估

1. 病室环境,室温适宜。
2. 主要症状、既往史,是否有出血性疾病、妊娠或月经期。
3. 体质及对疼痛的耐受程度。
4. 刮痧部位皮肤情况。

三、告知

1. 刮痧的作用、简单的操作方法及局部感觉。
2. 刮痧部位的皮肤有轻微疼痛、灼热感,刮痧过程中如有不适及时告知护士。
3. 刮痧部位出现红紫色痧点或瘀斑,为正常表现,数日可消除。
4. 刮痧结束后最好饮用一杯温水,不宜即刻食用生冷食物,出痧后30分钟内不宜洗冷水澡。
5. 冬季应避免感受风寒;夏季避免风扇、空调直吹刮痧部位。

四、用物准备

治疗盘、刮痧板(牛角类、砭石类等刮痧类板或匙),介质(刮痧油、清水、润肤乳等),毛巾、卷纸、必要时备浴巾、屏风等物。

五、基本操作方法

1. 核对医嘱,评估患者,遵照医嘱确定刮痧部位,排空二便,做好解释。
2. 检查刮具边缘有无缺损。备齐用物,携至床旁。
3. 协助患者取合理体位,暴露刮痧部位,注意保护隐私及保暖。
4. 用刮痧板蘸取适量介质涂抹于刮痧部位。
5. 单手握板,将刮痧板放置掌心,用拇指和食指、中指夹住刮痧板,无名指小指紧贴刮痧板边角,从三个角度固定刮痧板。刮痧时利用指力和腕力调整刮痧板角度,使刮痧板与皮肤之间夹角约为45°,以肘关节为轴心,前臂做有规律的移动。
6. 刮痧顺序一般为先头面后手足,先腰背后胸腹,先上肢后下肢,先内侧后外侧逐步按顺序刮痧。
7. 刮痧时用力要均匀,由轻到重,以患者能耐受为度,单一方向,不要来回刮。一般刮至皮肤出现红紫为度,或出现粟粒状、丘疹样斑点,或条索状斑块等形态变化,并伴有局部热感或轻微疼痛。对一些不易出痧或出痧较小的患者,不可强求出痧。
8. 观察病情及局部皮肤颜色变化,询问患者有无不适,调节手法力度。
9. 每个部位一般刮20~30次,局部刮痧一般5~10分钟。
10. 刮痧完毕,清洁局部皮肤,协助患者穿衣,安置舒适体位,整理床单位。

六、注意事项

1. 操作前应了解病情,特别注意下列疾病者不宜进行刮痧,如严重心血管疾病、肝肾功能不全、出血倾向疾病、感染性疾病、极度虚弱、皮肤疖肿包块、皮肤过敏者不宜进行刮痧术。
2. 空腹及饱食后不宜进行刮痧术。
3. 急性扭挫伤、皮肤出现肿胀破溃者不宜进行刮痧术。
4. 刮痧不配合者,如醉酒、精神分裂症、抽搐者不宜进行刮痧术。
5. 孕妇的腹部、腰骶部不宜进行刮痧术。
6. 刮痧过程中若出现头晕、目眩、心慌、出冷汗、面色苍白、恶心欲吐,甚至神昏扑倒等晕刮现象,应立即停止刮痧,取平卧位,立刻通知医生,配合处理。

第二节 拔罐技术

拔罐技术是以罐为工具,利用燃烧、抽吸、蒸汽等方法形成罐内负压,使罐吸附于腧穴或相应体表部位,使局部皮肤充血或瘀血,达到温通经络、驱风散寒、消肿止痛、吸毒排脓等防治疾病的中医外治技术,包括留罐法、闪罐法及走罐法。

一、适应范围

适应于头痛、腰背痛、颈肩痛、失眠及风寒型感冒所致咳嗽等症状;疮疡、毒蛇咬伤的急救排毒等。

二、评估

1. 病室环境及温度。
2. 主要症状、既往史、凝血机制、是否妊娠或月经期。
3. 患者体质及对疼痛的耐受程度。
4. 拔罐部位的皮肤情况。
5. 对拔罐操作的接受程度。

三、告知

1. 拔罐的作用、操作方法,留罐时间一般为 10～15 分钟。应考虑个体差异,儿童酌情递减。
2. 由于罐内空气负压吸引的作用,局部皮肤会出现与罐口相当大小的紫红色瘀斑,此为正常表现,数日方可消除。治疗当中如果出现不适,及时通知护士。
3. 拔罐过程中如出现小水泡不必处理,可自行吸收,如水泡较大,护士会做相应处理。
4. 拔罐后可饮一杯温开水,夏季拔罐部位忌风扇或空调直吹。

四、物品准备

治疗盘、罐数个(包括玻璃罐、陶罐、竹罐、抽气罐等)、润滑剂、止血钳、95％乙醇棉球、打火机、广口瓶、清洁纱布或自备毛巾,必要时备屏风、毛毯。

五、基本操作方法(以玻璃罐为例)

1. 核对医嘱,根据拔罐部位选择火罐的大小及数量,检查罐口周围是否光滑,有无缺损裂痕。排空二便,做好解释。
2. 备齐用物,携至床旁。
3. 协助患者取合理、舒适体位。
4. 充分暴露拔罐部位,注意保护隐私及保暖。
5. 以玻璃罐为例:使用闪火法、投火法或贴棉法将罐体吸附在选定部位上。
6. 观察罐体吸附情况和皮肤颜色,询问有无不适感。
7. 起罐时,左手轻按罐具,向左倾斜,右手食指或拇指按住罐口右侧皮肤,使罐口与皮肤之间形成空隙,空气进入罐内,顺势将罐取下。不可硬行上提或旋转提拔。

8.操作完毕,协助患者整理衣着,安置舒适体位,整理床单位。

9.常用拔罐手法

(1)闪罐:以闪火法或抽气法使罐吸附于皮肤后,立即拔起,反复吸拔多次,直至皮肤潮红发热的拔罐方法,以皮肤潮红、充血或瘀血为度。适用于感冒、皮肤麻木、面部病症、中风后遗症或虚弱病症。

(2)走罐:又称推罐,先在罐口或吸拔部位上涂一层润滑剂,将罐吸拔于皮肤上,再以手握住罐底,稍倾斜罐体,前后推拉,或做环形旋转运动,如此反复数次,至皮肤潮红、深红或起瘀点为止。适用于急性热病或深部组织气血瘀滞之疼痛、外感风寒、神经痛、风湿痹痛及较大范围疼痛等。

(3)留罐:又称坐罐,即火罐吸拔在应拔部位后留置10～15分钟。适用于临床大部分病症。

六、其他拔罐方法

(1)煮罐法:一般使用竹罐,将竹罐倒置在沸水或药液中,煮沸1～2分钟,用镊子夹住罐底,提出后用毛巾吸去表面水分,趁热按在皮肤上半分钟左右,令其吸牢。

(2)抽气罐法:用抽气罐置于选定部位上,抽出空气,使其产生负压而吸于体表。

七、注意事项

1.凝血机制障碍、呼吸衰竭、重度心脏病、严重消瘦、孕妇的腹部、腰骶部及严重水肿等不宜拔罐。

2.拔罐时要选择适当体位和肌肉丰满的部位,骨骼凹凸不平及毛发较多的部位均不适宜。

3.面部、儿童、年老体弱者拔罐的吸附力不宜过大。

4.拔罐时要根据不同部位选择大小适宜的罐,检查罐口周围是否光滑,罐体有无裂痕。

5.拔罐和留罐中要注意观察患者的反应,患者如有不适感,应立即起罐;严重者可让患者平卧,保暖并饮热水或糖水,还可揉内关、合谷、太阳、足三里等穴。

6.起罐后,皮肤会出现与罐口相当大小的紫红色瘀斑,为正常表现,数日方可消除,如出现小水泡不必处理,可自行吸收,如水泡较大,消毒局部皮肤后,用注射器吸出液体,覆盖消毒敷料。

7.嘱患者保持体位相对固定;保证罐口光滑无破损;操作中防止点燃后乙醇下滴烫伤皮肤;点燃乙醇棉球后,切勿较长时间停留于罐口及罐内,以免将火罐烧热烫伤皮肤。拔罐过程中注意防火。

8.闪罐:操作手法纯熟,动作轻、快、准;至少选择3个口径相同的火罐轮换使用,以免罐口烧热烫伤皮肤。

9.走罐:选用口径较大、罐壁较厚且光滑的玻璃罐;施术部位应面积宽大、肌肉丰厚,如胸背、腰部、腹部、大腿等。

10.留罐:儿童拔罐力量不宜过大,时间不宜过长;在肌肉薄弱处或吸拔力较强时,则留罐时间不宜过长。

第三节 穴位敷贴技术

穴位敷贴技术是将药物制成一定剂型,敷贴到人体穴位,通过刺激穴位,激发经气,达到通经活络、清热解毒、活血化瘀、消肿止痛、行气消痞、扶正强身作用的一种操作方法。

一、适用范围

适用于恶性肿瘤、各种疮疡及跌打损伤等疾病引起的疼痛;消化系统疾病引起的腹胀、腹泻、便秘;呼吸系统疾病引起的咳喘等症状。

二、评估

1.病室环境,温度适宜。
2.主要症状、既往史、药物及敷料过敏史,是否妊娠。
3.敷药部位的皮肤情况。

三、告知

1.出现皮肤微红为正常现象,若出现皮肤瘙痒、丘疹、水泡等,应立即告知护士。
2.穴位敷贴时间一般为6~8小时。可根据病情、年龄、药物、季节调整时间,小儿酌减。
3.若出现敷料松动或脱落及时告知护士。
4.局部贴药后可出现药物颜色、油渍等污染衣物。

四、物品准备

治疗盘,棉纸或薄胶纸,遵医嘱配制的药物,压舌板,无菌棉垫或纱布,胶布或绷带,0.9%生理盐水棉球;必要时备屏风、毛毯。

五、基本操作方法

1.核对医嘱,评估患者,做好解释,注意保暖。
2.备齐用物,携至床旁。根据敷药部位,协助患者取适宜的体位,充分暴露患处,必要时屏风遮挡患者。
3.更换敷料,以0.9%生理盐水或温水擦洗皮肤上的药渍,观察创面情况及敷药效果。
4.根据敷药面积,取大小合适的棉纸或薄胶纸,用压舌板将所需药物均匀地涂抹于棉纸上或薄胶纸上,厚薄适中。

5.将药物敷贴于穴位上,做好固定。为避免药物受热溢出污染衣物,可加敷料或棉垫覆盖。以胶布或绷带固定,松紧适宜。

6.温度以患者耐受为宜。

7.观察患者局部皮肤,询问有无不适感。

8.操作完毕后擦净局部皮肤,协助患者着衣,安排舒适体位。

六、注意事项

1.孕妇的脐部、腹部、腰骶部及某些敏感穴位,如合谷、三阴交等处都不宜敷贴,以免局部刺激引起流产。

2.药物应均匀涂抹于绵纸中央,厚薄一般以 0.2~0.5cm 为宜,覆盖敷料大小适宜。

3.敷贴部位应交替使用,不宜单个部位连续敷贴。

4.除拔毒膏外,患处有红肿及溃烂时不宜敷贴药物,以免发生化脓性感染。

5.对于残留在皮肤上的药物不宜采用肥皂或刺激性物品擦洗。

6.使用敷药后,如出现红疹、瘙痒、水泡等过敏现象,应暂停使用,报告医师,配合处理。

第四节 中药熏蒸技术

中药熏蒸技术是借用中药热力及药理作用熏蒸患处达到疏通腠理、祛风除湿、温经通络、活血化瘀的一种操作方法。

一、适用范围

适用于风湿免疫疾病、骨伤、妇科、外科、肛肠科及皮肤科等各科疾病引起的疼痛、炎症、水肿、瘙痒等症状。

二、评估

1.病室环境,温度适宜。

2.主要症状、既往史及过敏史、是否妊娠或经期。

3.体质及局部皮肤情况。

4.进餐时间。

三、告知

1.熏蒸时间约 20~30 分钟。

2.熏蒸过程中如出现不适及时告知护士。

3.熏蒸前要饮淡盐水或温开水 200ml,避免出汗过多引起脱水。餐前餐后 30 分钟内,不宜熏蒸。

4.熏蒸完毕,注意保暖,避免直接吹风。

四、用物准备

治疗盘、药液、中单、容器(根据熏蒸部位的不同选用)、水温计,治疗巾或浴巾,必要时备屏风及坐浴架(支架)。

五、基本操作方法

1.核对医嘱,评估患者,做好解释,调节室内温度。
2.备齐用物,携至床旁。协助患者取合理、舒适体位,暴露熏蒸部位。
3.将43~46℃药液倒入容器内,对准熏蒸部位。
4.随时观察患者病情及局部皮肤变化情况,询问患者感受并及时调整药液温度。
5.治疗结束观察并清洁患者皮肤,协助患者整理着衣,取舒适体位。

六、注意事项

1.心脏病、严重高血压病、妇女妊娠和月经期间慎用。肢体动脉闭塞性疾病、糖尿病足、肢体干性坏疽者,熏蒸时药液温度不可超过38℃。
2.熏蒸过程中密切观察患者有无胸闷,心慌等症状,注意避风,冬季注意保暖,洗毕应及时擦干药液和汗液,暴露部位尽量加盖衣被。
3.包扎部位熏蒸时,应去除敷料。
4.所用物品需清洁消毒,用具一人一份一消毒,避免交叉感染。
5.施行熏蒸时,应注意防止烫伤。

第五节 穴位注射技术

穴位注射技术又称水针,是将小剂量药物注入腧穴内,通过药物和穴位的双重作用,达到治疗疾病的一种操作方法。

一、适用范围

适用于多种慢性疾病引起的如眩晕、呃逆、腹胀、尿潴留、疼痛等症状。

二、评估

1.主要症状、既往史、药物过敏史、是否妊娠。
2.注射部位局部皮肤情况。

3.对疼痛的耐受程度及合作程度。

三、告知

注射部位会出现疼痛、酸胀的感觉属于正常现象,如有不适及时告知护士。

四、物品准备

治疗盘、药物、一次性注射器、无菌棉签、皮肤消毒剂、污物碗、利器盒。

五、基本操作方法

1.核对医嘱,评估患者,做好解释,嘱患者排空二便。
2.配制药液。
3.备齐用物,携至床旁。
4.协助患者取舒适体位,暴露局部皮肤,注意保暖。
5.遵医嘱取穴,通过询问患者感受确定穴位的准确位置。
6.常规消毒皮肤。
7.再次核对医嘱,排气。
8.一手绷紧皮肤,另一手持注射器,对准穴位快速刺入皮下,然后用针刺手法将针身推至一定深度,上下提插至患者有酸胀等"得气"感应后,回抽无回血,即可将药物缓慢推入。
9.注射完毕拔针,用无菌棉签按压针孔片刻。
10.观察患者用药后症状改善情况,安置舒适体位。

六、注意事项

1.局部皮肤有感染、瘢痕、有出血倾向及高度水肿者不宜进行注射。
2.孕妇下腹部及腰骶部不宜进行注射。
3.严格执行三查七对及无菌操作规程。
4.遵医嘱配置药物剂量,注意配伍禁忌。
5.注意针刺角度,观察有无回血。避开血管丰富部位,避免药液注入血管内,患者有触电感时针体往外退出少许后再进行注射。
6.注射药物患者如出现不适症状时,应立即停止注射并观察病情变化。

第八章　内科常见病证辨证施护

第一节　感冒

凡感受风邪或时行疫毒,导致肺卫功能失调,以鼻塞、流涕、喷嚏、头痛、恶寒、发热、全身不适等为主要临床表现的外感疾病,称为感冒。其病情轻者亦称"伤风"或"冒风""冒寒";病情重者称为"重伤风"。在一个时期广泛流行、证候多相类似者,称为时行感冒。此病全年均发,尤以冬、春季节为多。

本病不仅与咳嗽的发生、发展及慢性咳喘的急性发作关系密切,而且与心悸、胸痹心痛、水肿、痹病等多种疾病的病情发展与恶化有关。因四季气候的变化和病邪之殊或体质强弱之异,在证候上有风寒、风热、暑湿及体虚感冒之别。

西医学中的上呼吸道感染、感冒、流行性感冒可参考本病辨证施护。

一、病因病机

正气内虚,外感六淫和时行疫毒之邪乘虚而入肺卫,邪正相争而发病。

(一)外邪侵袭

四时不正之气太盛或时行疫毒侵袭人体。前者主要是感受了以风邪为主的外邪,在不同季节时令,风邪往往与其他当令之时气相合而伤人。因此,感冒在临床上又有风寒、风热、挟暑、挟湿之不同证型。挟湿主要是指具有传染性的时行疫邪病毒,多由四时不正之气、天时疫疠之气流行而造成。

(二)正气虚弱

肺卫功能失常。若生活起居不慎,寒暖不调或过度疲劳,皆使肌腠不密,肺卫调节功能失常,卫外不固,遇外邪侵袭而发病。

感冒的病位主要在肺卫。外邪经口鼻、皮毛而入,首先犯肺卫,因卫表不和,正邪相搏而见恶寒、发热、头身痛;外邪犯肺,气道不畅,肺失宣降而见鼻塞、流涕、咳嗽、咽痒、咽痛。若感受时行疫毒则病情较重,且有变生他证的可能。

二、辨证施护

本病邪在肺卫,故辨证属表实证。临床上必须根据恶寒发热的孰轻孰重,渴与不渴,咽喉红肿疼痛与否,以及脉象的数与不数,舌苔的黄白等来辨别风寒与风热两大类。

一般感冒多实证,治疗以解表达邪为原则。风寒治以辛温解表;风热治以辛凉解表;暑湿合感当清暑祛湿;时行感冒多属风热重证,除辛凉解表之外,还当佐以清热解毒之品;虚人感冒,应识气、血、阴、阳虚之别,即益气解表,养血解表,滋阴解表,温阳解表,扶正祛邪兼顾。

(一)风寒感冒

1.证候表现

恶寒,不发热或发热不甚,头身酸痛,鼻塞声重,喷嚏频作,咽痒咳嗽,鼻流清涕,痰多稀薄,口不渴,或喜热饮,无汗。舌苔薄白,脉浮紧。

2.护治法则

辛温解表,宣肺散寒(代表方:荆防败毒散)。

3.施护要点

(1)生活护理:注意休息和个人卫生,提供整洁、舒适的环境,减少不良刺激。室温宜偏暖,可多加衣被,避免直接吹风,以防加重病情。注意隔离患者,减少探视,以防交叉感染。患者咳嗽或打喷嚏时切勿对着他人,患者使用的器具,如餐具、痰盂等应每天消毒。汗多者及时用温湿毛巾擦干,勿使当风受凉而复感。高热无汗者不可冷敷或酒精擦浴,以防毛窍闭塞而邪无出路。

(2)饮食调护:饮食宜清淡、高热量、含丰富维生素、易消化食物,可用胡椒粉、姜末、葱等辛味发散的调味品,以散寒;鼓励患者多饮水,除机体每日需要量外,还须根据体温、痰液黏稠度,估计每日水分补充量,使痰液稀释,易于排出。忌生冷、油腻食品。

(3)情智护理:患者因有恶寒发热、头身疼痛等身体不适,情绪易于波动。除做好各种护理外,还应多关心安慰患者,使其能配合治疗。

(4)药物方法:中药汤剂应趁热服,稍加衣被,使微汗。但勿使大汗淋漓而伤阴伤阳。轻证可自服生姜、葱白、芫荽煎汤,以发汗散寒。遵医嘱对发热、头痛者选用解热镇痛药,也可根据相应的症状选用抗生素、止咳、祛痰药物口服或静脉滴注,对咳嗽严重者使用超声雾化或蒸汽吸入。观察患者体温的波动情况,高热者每4小时测量体温一次,若高热不退,要注意全身情况,如神志、皮肤等。可遵医嘱使用针刺退热,取大椎、曲池、风池、合谷等穴,用泻法。鼻塞加迎香穴,头痛加百会、太阳等穴。

(二)风热感冒

1.证候表现

发热,微恶风寒,或有汗出,头痛鼻塞,鼻流浊涕,口干而渴,或喜冷饮,咽喉肿痛,咳嗽痰稠不易咳出。舌苔薄黄,脉浮数。

2.护治法则

辛凉解表,宣肺清热(代表方:银翘散)。

3.施护要点

(1)生活护理:室内宜通风凉爽,但避免直接吹风,发热身痛者应卧床休息。

(2)饮食调护：发热口渴者可予温开水或清凉饮料，补充津液，也可食用多汁水果，如西瓜、葡萄、荔枝等。饮食宜清淡半流质，多补充水分，多吃蔬菜和水果。忌辛辣、油煎肥厚食品，戒酒戒烟。保持大便通畅，使邪有出路。

(3)药物方法：轻证可自服银翘解毒丸(片)或桑菊感冒片。

(4)其他方法：对于高热患者应每4小时测体温、脉搏、呼吸一次，并及时记录。高热者可以用温水擦浴，必要时遵医嘱给予退热药，药后需观察汗出的情况，勿使大汗淋漓。中药汤剂宜温凉服，药后观察出汗、体温、伴随症状的变化。若汗出、热退、身凉、脉静则为正胜邪退。

(三)暑湿感冒

1. 证候表现

发热，汗出热不解，鼻塞流浊涕，头胀如裹，肢体酸重，心烦口渴，胸闷欲呕。舌苔腻，脉濡数。

2. 护治法则

清暑解表，芳香化湿(代表方：新加香薷饮)。

3. 施护要点

(1)生活护理：病室宜通风凉爽，保持空气清新。

(2)饮食调护：饮食宜清淡易消化，如西瓜、苡仁粥、绿豆汤等，以清热解暑。忌食冷、甜、黏、油炸食品。

(3)其他方法：头身困重者，可配合刮痧治疗，取两侧夹脊、背部胸肋处、上肢肘窝、下肢腘窝等处。

(四)体虚感冒

1. 气虚感冒

(1)证候表现：恶寒发热，头痛鼻塞，倦怠无力，气短懒言，反复发作，稍有不慎则发病。舌质淡，苔薄白，脉浮无力。

(2)护治法则：益气解表(代表方：参苏饮)。

(3)施护要点

①生活护理：室内温度以偏暖为宜，患者个人亦应有适当的防寒保暖措施。生活起居有规律，劳逸适宜，适当参加体育锻炼。

②饮食调护：饮食宜选用温补而又易消化吸收食物，如山药粥、黄芪粥、红枣、牛奶等。

2. 阴虚感冒

(1)证候表现：头痛身热，微恶风，无汗或微汗，头晕心悸，口干不欲饮，手足心热，干咳少痰，或痰中带血丝，心烦，失眠等。舌质红，苔剥脱或无苔，脉细数。

(2)护治法则：滋阴解表(代表方：加减葳蕤汤)。

(3)施护要点

①生活护理：病室内温、湿度适宜，空气清新，避免直接吹风。

②饮食调护：饮食应忌温补之品，忌烟酒辛辣，多食用清补食品如甲鱼、银耳、海参等。

③情智护理:平时或患病期间,应节制房事,清心寡欲,以免相火妄动,损耗真阴。

④药物方法:服药后观察汗出情况,一般微汗即可,汗多则耗伤阴液。

第二节 咳嗽

咳嗽是指由于六淫外邪侵袭,或其他脏腑功能失调影响于肺,导致肺失宣降,肺气上逆,发出咳声,或咳吐痰液的一种病证。咳嗽是肺系疾病的一个主要症状,又是具有独立性的一种疾患。历代将有声无痰称为咳,有痰无声称为嗽,有痰有声称为咳嗽,临床上多声痰并见,很难截然分开,故以咳嗽并称。

西医学中的上呼吸道感染、急慢性支气管炎、支气管扩张、肺炎等疾病所见的咳嗽,均可参考本病辨证施护。

一、病因病机

咳嗽分外感咳嗽和内伤咳嗽两大类。外感咳嗽为六淫外邪犯肺;内伤咳嗽为脏腑功能失调,内邪干扰肺。不论邪从外入,或邪自内生,均影响及肺,致使肺失宣肃,肺气上逆发为咳嗽。

(一)外邪侵袭

外感六淫之邪侵袭肺系,使肺系被束,肺失宣降,肺气上逆,冲出喉间作声,发为咳嗽。外感咳嗽以风为先导,其他外邪多随风邪侵袭人体,常挟寒、热、燥,尤以风邪挟寒者居多。

(二)内邪犯肺

脏腑功能失于调节,影响及肺。可分为肺脏自病和他脏病变涉及于肺。

1.肺脏虚弱

常由肺系疾病迁延不愈,肺脏虚弱,或其他脏腑有病,累及肺脏,阴伤气耗,肺主气功能失常,肃降无权而致咳嗽。肺阴不足易致阴虚火炎,灼津为痰,肺失濡润,气逆作咳;或肺气亏虚,肃降无权,气不化津,津聚成痰,气逆于上,引起咳嗽。

2.痰湿蕴肺

由饮食生冷,嗜酒过度,损伤脾胃,或过食肥厚辛辣,伤及脾胃,脾失健运,不能输布水谷精微,酿湿生痰,壅遏肺气,肺气不利而发为本病。此即"脾为生痰之源,肺为贮痰之器"的道理。如痰湿蕴肺,久蕴化热,痰热郁肺,则可表现为痰热咳嗽。

3.肝火犯肺

情智抑郁,肝失条达,肝气郁滞,气郁化火,火气循经上逆犯肺,肺失肃降,则致咳嗽,称为"木火刑金"。

4.肾脏亏虚

肾主纳气,为汽化之源。若肾气衰弱,气失摄纳而上逆,或肾阳不振,汽化不利,水饮内停,上逆犯肺而咳。肾阴亏虚,虚火上炎,损伤肺阴,灼津成痰,肺失滋润,肃降无权,而发咳嗽。

总之,咳嗽的主要病位在肺,与肝、脾、肾关系最为密切。外感咳嗽为外邪壅塞肺气,以邪实为主;内伤咳嗽多属邪实与正虚并见,其病理因素主要为"痰"与"火"。

二、辨证施护

(一)外感咳嗽

1.风寒袭肺

(1)证候表现:咳嗽声重,痰白稀薄,伴有头痛,鼻塞流清涕,恶寒发热,无汗,肢体酸痛,喉痒或咳时胸痛。舌苔薄白,脉浮紧。

(2)护治法则:疏风散寒,宣肺止咳(代表方:三拗汤合止嗽散)。

(3)施护要点

①生活护理:保持室内空气清新,保持合适的温、湿度(室温18℃～20℃,湿度50%～60%)。此证型室温宜偏暖,注意防寒保暖,避免直接吹风,以免受凉。指导患者慎起居,适寒暖,防外感,尤其是对易咳嗽、咳痰的患者,寒冷季节或气候骤变外出时,应注意保暖,可使用口罩及防寒用具。吸烟者应劝其戒烟,并告知吸烟可引起支气管上皮纤毛功能减退、分泌物增加、支气管痉挛、增加通气阻力、痰不易排出等知识。改善环境卫生,消除烟尘及有害气体的污染。

②饮食调护:对于慢性咳嗽者,应给予高蛋白、高维生素、足够热量的饮食。保持口腔清洁,忌食生冷瓜果、辛辣、腌菜及肥甘厚腻之品。鼓励患者多饮水,一般每天在1500毫升以上,以利于痰液的稀释和排出。

③情智护理:久咳反复不愈患者,易产生苦闷、忧虑情绪,应做好开导劝解工作,解除患者的思想顾虑,认真倾听患者的述说,提供心身两方面的护理。指导患者家属理解和满足患者的需求,给予患者最大的精神、心理支持。指导患者认识焦虑的危害性,掌握有效的应对技巧,如参加一定的娱乐活动,分散注意力。

④药物方法:中药汤剂不宜久煎,宜热服,药后略加衣被或同时进热饮料,以助药力,注意观察汗出的情况。咳嗽较重时,可遵医嘱使用抗生素、咳嗽合剂,或复方甘草合剂,或通宣理肺丸,观察药物的疗效和副作用。有排痰困难者,为促进有效排痰,可教会患者深呼吸和有效咳嗽的方法;勿擅自服用强镇咳药。若无力咳出黏稠痰,或意识不清排痰困难者,可经患者的口、鼻腔、气管插管或气管切开等进行负压吸痰。

⑤其他:观察患者神志、表情、生命体征及咳嗽、咳痰情况,详细记录患者痰液的色、量、质。为防止病菌传播,应提倡咳嗽时轻捂嘴,将痰吐在痰杯或纸上。要送检时,应教会患者正确留取痰标本并及时送检。年老患者若突然出现烦躁不安、神志不清、面色苍白或发绀、出冷汗、呼吸急促、咽喉部明显的痰鸣音,应考虑发生窒息的可能,及时采用机械吸痰,做好抢救准备,积极配合抢救工作。

2.风热犯肺

(1)证候表现:咳嗽气粗,痰稠而黄,咳痰不爽,口渴咽痛,伴发热恶风,头痛,鼻流黄涕,汗出。舌苔薄黄,脉浮数。

(2)护治法则:疏风清热,宣肺化痰(代表方:桑菊饮)。

(3)施护要点

①生活护理:室温不宜过高,室内空气清新流通,避免直接吹风。

②饮食调护:饮食宜清淡,忌辛辣、烟、酒等刺激之品,鼓励多饮水,并注意保持大便通畅。

③药物方法:痰黏难出,可采用翻身拍背排痰或雾化,以稀释痰液,便于排出。中药汤剂宜凉服。

3.燥热伤肺

(1)证候表现:咳嗽痰少或干咳无痰,痰黏难咯,咳甚则胸痛,鼻燥咽干或痰中带血丝。初期可伴微寒身热、鼻塞头痛等表证。舌红少津,苔薄黄,脉浮数。

(2)护治法则:疏散外邪,润肺止咳(代表方:桑杏汤)。

(3)施护要点

①生活护理:室内空气宜清新、潮润。

②饮食调护:饮食宜多用清凉润肺之品,如梨、荸荠等。忌辛辣温燥之品,平时可食用川贝炖梨、百合银耳羹。

③药物方法:中药汤剂宜文火轻煎,少量多次服用。鼻干咽痒干咳,可服用止咳枇杷露、养阴清肺膏,亦可用梨膏糖加川贝粉调服。干咳痰中带血时,注意观察出血量,出血多时报告医生。

(二)内伤咳嗽

1.痰湿蕴肺

(1)证候表现:咳嗽反复发作,咳声重浊,痰多色白,痰黏腻或稠厚成块,晨起为甚。进甘甜油腻食物加重,胸闷脘痞,呕恶,食少体倦,便溏。舌苔白腻,脉濡滑。

(2)护治法则:健脾燥湿,化痰止咳(代表方:二陈汤合三子养亲汤)。

(3)施护要点

①生活护理:痰多不易咯出者,要及时帮助排痰。病室温度不宜太高,保持室内空气清新、干燥通风,注意保暖,防止受凉。

②饮食调护:饮食宜清淡、易消化,多用健脾利湿化痰之品,如苡仁粥、山药粥、白扁豆等。忌生冷、油腻及甜食、糯米等滞脾碍胃之品。

③药物方法:中药汤剂宜温服。

2.痰热壅肺

(1)证候表现:咳嗽气粗,痰多,质黏厚或稠黄,咯吐不爽;或咯吐血痰,或有热腥味;胸胁胀满,烦渴欲饮;或有身热。舌红,苔黄腻,脉滑数。

(2)护治法则:清热肃肺,化痰止咳(代表方:清金化痰汤)。

(3)施护要点

①生活护理:室温宜略低,空气清新通风,衣服不宜过暖,汗多者应及时更换衣物。

②饮食调护:饮食宜清淡,忌辛辣香燥助热动火之品。可配食枇杷叶粥、鲜芦根粥等,以助

清热化痰。

③药物方法：痰多者应注意及时排痰，可采用有效咳嗽、湿化、雾化等帮助排痰。中药汤剂宜凉服。

3.肝火犯肺

(1)证候表现：咳逆阵作，咳时面赤，胸胁引痛，口苦咽干，常感痰滞咽喉，咯之难出，量少质黏，症状随情绪波动增减，咽干。舌红，苔薄黄少津，脉弦数。

(2)护治法则：清肺平肝，顺气降火(代表方：加减泻白散合黛蛤散)。

(3)施护要点

①生活护理：室温宜略低，湿度相对偏高些。

②饮食调护：饮食宜清淡，可服天冬炖梨汁以泻肝火滋肺阴，减轻咳嗽。

③情智护理：加强精神护理，避免不良刺激，多安慰患者，使患者保持良好的精神状态，防止忧郁伤肺。

④药物方法：中药汤剂宜凉服。

4.肺阴亏耗

(1)证候表现：干咳无痰，或痰少而黏，或痰中带血丝，咽痒声哑，手足心热，或午后潮热，口干颧红。舌红少津，脉细数。

(2)护治法则：滋阴清热，润肺止咳(代表方：百合固金汤)。

(3)施护要点

①生活护理：室温略低，空气清新。

②饮食调护：饮食宜清淡，有营养，如黑芝麻、桑葚、银耳等，可配食补养肺阴之食品，如玉竹粥、沙参粥、糯米阿胶粥等。忌辛辣、酒醇之类。

③药物方法：干咳痰难咯出时，可予雾化吸入稀释痰液，湿润咽喉。中药汤剂宜温服。

第三节 心悸

心悸多由禀赋不足，久病体虚，失血过多，情智刺激而使心失所养或邪扰心神所致，是以自觉心跳异常，惊慌不安，甚至不能自主为主要表现的一种病证。心悸包括惊悸和怔忡。因惊而悸者谓之惊悸，时作时止，病情较轻；无所触动而悸者谓之怔忡，病情较重，全身情况差。

西医学中的风湿性心脏病、肺源性心脏病、贫血、甲状腺功能亢进、神经官能症等各种原因引起的心律失常，以心悸为主要症状时，可参考本病辨证施护。

一、病因病机

心悸多由体质虚弱、饮食劳倦、情智失调、感受外邪或药物中毒等引起。

(一)体质虚弱

先天禀赋不足，素体虚弱；或脾胃虚弱，气血化源不足；或久病失养，房劳过度，致气血阴阳亏虚，心失所养，而发心悸。

（二）饮食劳倦

嗜食肥甘厚腻，煎炸炙煿，蕴热化火生痰，或损伤脾胃，运化失职，水液输布失常，痰浊内生，痰火扰心而发心悸。

（三）情志失调

平素心虚胆怯，如突遇惊恐，或悲伤过极，触犯心神，心神动摇，不能自主而心悸。思虑太过，劳伤心脾，影响脾胃功能，导致化源不足，气血两虚，心失所养，而生心悸。

（四）感受外邪或药物中毒

心气素虚，风寒湿杂至，合而为痹，痹证日久，内合于心，闭阻血脉，心血运行不畅，而发心悸。用药过量或毒性较大，损及于心，引起心悸，如乌头、附子，或西药洋地黄、阿托品、奎尼丁等。

二、辨证施护

（一）心虚胆怯

1. 证候表现

心悸每因惊恐而发，坐卧不安，少寐多梦易醒。苔薄白，脉虚弦。

2. 护治法则

镇惊定志，养心安神（代表方：安神定志丸）。

3. 施护要点

(1) 生活护理：保持病室安静，避免噪音，避免接触恐怖、危险的情景。做好患者亲属的工作，避免负面信息的刺激。心悸发作时应卧床休息，当有胸闷、心悸、头晕等不适时应采取高枕卧位、半卧位或其他体位，尽量避免左侧卧位。保证患者充分的休息和睡眠。伴有呼吸困难、发绀等缺氧表现时，给予氧气吸入。

(2) 饮食调护：饮食宜选用含钾高的食物，如苦瓜、油菜、蘑菇、香蕉等。并摄入纤维素丰富的食物，避免饱餐，保持大便通畅。入寐困难者，入睡前给予安神定志的药物，忌咖啡、浓茶等饮料。

(3) 情志护理：指导患者避免心情郁闷，消除各种思想顾虑，调畅情志，配合治疗。

(4) 药物方法：中药汤剂宜久煎温服或热服，也可遵医嘱使用各种抗心律失常药，口服药要按时按量服用，静脉注射药物时速度应缓慢，静滴速度严格按医嘱执行。注意用药过程中及用药后的心率、心律、血压、脉搏、意识、呼吸等，判断疗效及有无不良反应。

(5) 其他方法：根据患者活动受限的原因、活动方式与活动量，与患者和家属共同制订活动计划，严密监测活动时心率、心律、血压等变化，若活动后出现胸闷、心悸、呼吸困难、心律失常等症状时，应停止活动，并以此作为限制最大活动量的指征。对无器质性心脏病患者，鼓励其正常地生活和工作，建立健康的生活方式，避免过度劳累。

（二）心血不足

1. 证候表现

心悸，头晕乏力，面色白。舌质淡，脉细弱。

2. 护治法则

补血养心，益气安神（代表方：归脾汤）。

3. 施护要点

(1) 生活护理：注意卧床休息，病情严重者（严重贫血）不宜沐浴，可行床上擦浴。

(2) 饮食调护：宜进补益气血之品，如红枣、蛋类、鱼类、奶类等，或是含铁丰富的食物，如动物肝脏、猪血及绿色蔬菜等。亦可配合药膳如桂圆红枣粥、红枣黑木耳汤等，忌生冷。

(3) 药物方法：中药汤剂饭后温服。

（三）心阳不振

1. 证候表现

心悸不安，动则更甚，头晕，面色苍白，胸闷气短，形寒肢冷。舌淡苔白，脉虚弱或结代。

2. 护治法则

温补心阳，安神定悸（代表方：桂枝甘草龙骨牡蛎汤）。

3. 施护要点

(1) 生活护理：绝对卧床休息，畏寒肢冷患者应注意防寒保暖。若发现喘促、口唇青紫、汗出肢冷、脉微欲绝等症状，应立即报告医生，并给予吸氧，建立静脉通路，做好抢救配合工作。

(2) 饮食调护：饮食宜温热，宜选用补心气、温心阳之品，如羊肉、鸡肉等，有水肿患者应限制饮水量及钠盐摄入量。

(3) 药物方法：中药汤剂宜温热服。

(4) 其他方法：可遵医嘱针刺神门、内关、足三里、三阴交等穴，以安神定志，温通心阳。

（四）阴虚火旺

1. 证候表现

心悸不宁，头晕目眩，少寐多梦，心烦，耳鸣，腰膝酸软，手足心热。舌少苔或无苔，脉细数。

2. 护治法则

养心安神，滋阴清火（代表方：天王补心丹或朱砂安神丸）。

3. 施护要点

(1) 生活护理：劳逸结合，慎房事。

(2) 饮食调护：宜饮食莲子、银耳等清补之品，忌辛辣、刺激性食物及烟、酒等。

(3) 情志护理：避免情志刺激，及时宽慰、开导患者。

（五）水饮凌心

1. 证候表现

心悸怔忡不已，脘腹痞满，形寒肢冷，咳吐痰涎，眩晕伴面浮肢肿，渴不欲饮，小便短少。舌苔白腻或白滑,脉弦滑。

2.护治法则

振奋心阳,化气利水(代表方:苓桂术甘汤)。

3.施护要点

(1)生活护理:呼吸困难喘促时给予吸氧,并教会患者采取合适体位,有效减轻或缓解心悸喘促。

(2)饮食调护:宜低盐或无盐饮食,酌情控制饮水量,必要时记录24小时出入量、测体重等。

(3)药物方法:中药汤剂宜少量多次温服。

(六)瘀血阻络

1.证候表现

心悸不安,胸闷或胸痛时作,或唇甲紫暗。舌紫暗或有瘀斑,脉细涩或结代。

2.护治法则

活血化瘀,理气通络(代表方:桃仁红花煎)。

3.施护要点

(1)生活护理:心悸怔忡胸痛者,应绝对卧床休息。保持环境安静,谢绝探视。避免情绪激动,保持心情愉快,以畅血行。

(2)饮食调护:饮食宜清淡,勿过饱,忌辛辣、肥甘厚腻食物。

(3)药物方法:中药汤剂宜温服,出现胸闷心痛者,给予速效救心丸或复方丹参滴丸。

第四节 胸痹

胸痹是由于正气亏虚、痰浊、瘀血、气滞、寒凝而引起心脉闭阻不畅,以膻中或左胸部发作性憋闷、疼痛为主要临床表现的一种病证。轻者仅感胸闷如窒,呼吸欠畅,重者则有胸痛,严重者胸痛彻背,背痛彻心,手足青冷。

西医学中的冠心病心绞痛,其他疾病表现为左胸部及膻中发作性憋闷疼痛时,可参考本病辨证施护。

一、病因病机

本病的发生与心、肝、脾、肾诸脏的盛衰有关。在心的气、血、阴、阳不足或肝、脾、肾失调的基础上,兼有痰浊、血瘀、气滞、寒凝等病理产物阻于心脉,在寒冷刺激、饱餐之后、情绪激动、劳累过度等诱因的作用下,使胸阳闭阻,气机不畅,心脉挛急或闭塞而发。

(一)年迈体虚

年老、体弱、久病而致脾肾阳气亏虚,不能振奋心阳,心阳衰微,无力鼓动血脉,脉弱则血不行,血不行则脉不通,不通而痛。

(二)饮食失常

恣食肥甘酒酪,饮食无度损伤脾胃,以致精微不运,水湿不化,痰浊内生,闭阻脉络而发生胸痹。饮食劳倦伤脾,脾阳不振,气血生化乏源,以致心血亏虚,血不足,脉不运而发胸痹。

(三)情志所伤

情志所伤,肝失条达,气滞血瘀,脉络瘀阻不通,则发为胸痹心痛。

(四)寒邪内侵

素体心肺气弱,胸阳不振,寒邪乘虚而入,寒凝血涩,闭阻脉络发为胸痹。

综上所述,胸痹心痛的主要病机为心脉闭阻,病位以心为主,其发病与肝、脾、肾三脏功能失调有关。

二、辨证施护

(一)心血瘀阻

1.证候表现

胸部刺痛,痛有定处,入夜加重,甚则心痛彻背,背痛彻心,或痛引肩背,伴有胸闷心悸,时作时止,日久不愈。舌质紫暗,或有瘀斑,苔薄白,脉弦涩或结代。

2.护治法则

活血化瘀,通脉止痛(代表方:血府逐瘀汤)。

3.施护要点

(1)生活护理:嘱患者保持大便通畅,勿太过憋气用力,以免诱发心痛。病人便秘时应及时给予通便治疗和护理。如外用甘油栓、开塞露;或口服麻仁润肠丸;或每日饮蜂蜜水;或用肥皂水灌肠等方法协助排便。调整日常生活与工作量,适当参加体力劳动和身体锻炼。

(2)饮食调护:饮食宜少食多餐,不应过饱以免增加心脏负担。宜多食用低热量、低脂肪、低胆固醇、低盐、高纤维素饮食,如禽类、鱼类、核桃、花生、葵花籽、水果、蔬菜等食品。忌食肥甘厚味与辛辣之品;戒烟酒,肥胖者控制体重。

(3)情志护理:安慰患者,解除其紧张不安情绪,当患者胸痛剧烈时应尽量安排护士陪伴患者,以免忽略患者的感受,允许患者表达内心的感觉,接受患者的行为反应如呻吟、易激怒等。并解释不良情绪会增加心脏负荷和心肌耗氧量,不利于病情的控制。医护人员应以一种紧张而有条不紊的方式进行工作,不要表现出慌张和忙乱,以免患者产生不信任感和不安全感,更不要在患者面前讨论其病情。

(4)药物方法:心痛发作时可遵医嘱服用活血化瘀药,如心痛丸、三七粉等,也可舌下含服硝酸甘油片。对于心痛发作频繁或含服硝酸甘油效果差的病人,可遵医嘱静滴硝酸甘油,注意滴速的调节,监测血压及心率的变化,并嘱患者及家属切不可擅自调节滴速,以免造成低血压。有些患者用药后可出现面部潮红、头部胀痛、头昏、心动过速、心悸等不适,应告知患者是由于药物造成的,以解除其顾虑。第一次用药时,病人宜平卧片刻。青光眼、低血压忌用。

(5)其他方法:严密观察患者胸闷心痛发作的时间、性质、程度、部位,注意监测心率、心律,发现异常及时报告医生。若痛剧、心慌、气短、唇紫、手足冷,可能为真心痛之征,要立即给予氧气吸入(较高流量2~3升/分钟)并及时报告医生,做好抢救准备。密切观察血压、脉象、面色、肢温变化,配合抢救,做好记录。本病常于夜间发作,要加强病房巡视,以及时发现病情变化。患者心痛发作时立即停止活动,卧床休息,协助病人采取舒适的体位,解开衣领。对严重心痛患者,需绝对卧床休息;一般患者要注意休息,适度活动。心痛发作不重者,则应鼓励其适当活动,以行气活血而化瘀。

(二)痰浊闭阻

1.证候表现

胸闷痛如窒,痛引肩背,痰多气短,遇阴雨天易发作或加重,肢倦体乏沉重,纳呆便溏,恶心,口黏。舌质淡,苔厚腻,脉滑。

2.护治法则

通阳泄浊,豁痰开结(代表方:瓜蒌薤白半夏汤)。

3.施护要点

(1)生活护理:咳嗽痰多者,应定时翻身拍背,有利于排痰。

(2)饮食调护:饮食宜清淡、低盐、易消化、富于营养,以素食为主,如各种水果蔬菜,富含纤维素食物。忌肥甘厚味之品。戒烟酒,以免助湿生痰。

(3)药物方法:胸痛发作时可用宽胸气雾剂,或速效救心丹。中药汤剂宜饭后温服。

(三)寒凝心脉

1.证候表现

卒然心痛如绞,遇寒而作,形寒肢冷,甚则手足不温,胸闷心悸,多因气候骤冷遇风寒而发病或加重病情。舌质淡,苔白滑,脉沉紧或促。

2.护治法则

辛温通阳,开痹散寒(代表方:当归四逆汤)。

3.施护要点

(1)生活护理:注意保暖,防止受凉,居室应朝阳,有取暖设备,随气候变化调整衣被厚薄。

(2)饮食调护:饮食宜温热,忌生冷和寒凉食物。可饮少量糯米甜酒,或低度葡萄酒,以通阳散寒活络。

(3)药物方法:中药汤剂宜温热服;胸痛时可喷吸宽胸气雾剂;或口服冠心苏合丸;或予沉香、肉桂粉调服。

(4)针灸方法:针刺止痛时要用温针法或灸法。

(四)气阴两虚

1.证候表现

心胸隐痛,反复发作,胸闷气短,动则喘息,心悸易汗,倦怠懒言,面色㿠白。舌淡暗或有齿痕,苔薄白,脉弱或结代。

2.护治法则

益气养阴,活血通络(代表方:生脉散合人参养荣汤)。

3.施护要点

(1)生活护理:嘱患者保持大便通畅,排便时忌憋气用力,以免诱发心痛。病人便秘时应及时给予通便治疗和护理。如外用甘油栓、开塞露或口服麻仁润肠丸,或每日饮蜂蜜水1杯,或用肥皂水灌肠等方法协助排便。以休息为主,体力允许适当活动,活动量以不引起心痛发作为度。

(2)饮食调护:饮食宜进补阴益气之品,如红枣、桂圆、赤豆、牛奶、蛋类、鱼类、动物血等。

(3)药物方法:心痛发作时可喷吸宽胸气雾剂或口含速效救心丹。

(五)心肾阴虚

1.证候表现

心胸隐痛,久发不愈,心悸盗汗,心烦少寐,腰膝酸软,耳鸣头晕,气短乏力。舌红,苔少,脉细数。

2.护治法则

滋阴益肾,养心安神(代表方:左归饮)。

3.施护要点

(1)饮食调护:饮食宜清淡、滋润之品。如木耳、香菇、芹菜等。

(2)情志护理:本病病程较长,又易反复发作,应保持心情愉快,使气机条达。不可抑郁忧伤,或情绪波动太大,也应避免过于劳累紧张。

(3)药物方法:中药汤剂宜饭后稍凉服用。

(六)心肾阳虚

1.证候表现

胸闷气短,遇寒则痛,心痛彻背,形寒肢冷,动则气喘,心悸汗出,不能平卧,腰酸乏力,面浮足肿。舌淡胖,苔白,脉沉细或脉微欲绝。

2.护治法则

益气壮阳,温络止痛(代表方:参附汤合右归饮)。

3.施护要点

(1)生活护理:阳气虚衰,病情较重,应注意休息,防寒保暖。

(2)药物方法:汤剂宜浓煎温服,若用人参应另煎兑服。

(3)其他方法:本型病情严重,应严密观察胸痛时的血压、脉搏、呼吸、体温的变化。

第五节 眩晕

眩晕是由风阳上扰、痰瘀内阻等导致脑窍失养,脑髓不充,以头晕目眩、视物旋转为主要临床表现的病证。轻者闭目即止;重者如乘舟车,旋转不定,不能站立,或伴有恶心、呕吐、汗出,甚则昏倒等症状。

西医学中的内耳性眩晕、颈椎病、椎-基底动脉系统血管疾病及高血压、脑动脉硬化、贫血等以眩晕为主要临床表现时,可参考本病辨证施护。

一、病因病机

(一)肝阳上亢

肝主疏泄,主升主动。素体阳盛之人,肝阳偏亢,亢极化火生风,风升火动,上扰清窍,则发为眩晕;若长期忧郁恼怒,肝气郁结,郁久化火,使肝阴暗耗而阴虚阳亢,风阳升动,上扰清窍,亦可致眩晕。

(二)气血亏虚

久病不愈,耗伤气血;或失血之后,虚而不复;或思虑劳倦,使脾胃虚弱而气血生化乏源,以致气血两虚。气虚则清阳不展,血虚则脑失所养,皆能导致眩晕。

(三)肾精不足

肾为先天之本,藏精生髓,聚髓为脑。若先天不足,禀赋虚弱而后天又失于调摄,肾精不充;或老年肾亏,精虚髓减;或久病伤肾,肾精虚少;或纵欲过度,肾失封藏,以致肾精亏耗,不能生髓充脑。脑失所养,则发为眩晕。

(四)痰湿中阻

脾主运化,又是生痰之源。若嗜酒肥甘,饥饱无常,或思虑劳倦,伤及于脾,使脾失健运,水谷不能化为精微,聚湿生痰,痰浊中阻,清阳不升,浊阴不降,蒙闭清窍,则发为眩晕。

(五)瘀血阻窍

跌仆坠损,头颅外伤,或气滞血瘀,或气虚血瘀,或痰瘀交阻,导致脑络闭阻,气血不能上荣头目,脑失所养,故眩晕时作。

二、辨证施护

(一)风阳上扰

1.证候表现

眩晕耳鸣,头痛且胀,易怒,失眠多梦,或面红目赤,口苦。舌红,苔黄,脉弦滑。

2.护治法则

平肝潜阳,滋养肝肾(代表方:天麻钩藤饮)。

3.施护要点

(1)生活护理:保持病室安静、光线柔和,尽量减少探视,保证充足的睡眠。护理人员操作亦应相对集中,动作轻巧,防止过多干扰患者。嘱患者头痛时卧床休息,抬高床头。改变体位时动作要慢。消除易致患者情绪激动的不良因素,如劳累、恼怒、精神紧张等。

(2)饮食调护:饮食宜有节,以清淡低盐为佳,食用新鲜芹菜汁、清蒸鱼等食物。可常饮菊花茶、决明子茶以平肝降火。戒烟酒,忌食动物内脏等高胆固醇食品,勿恣食生冷油腻,尤其在夏秋之季,饮食更应清淡。

(3)情智护理:对易激动的患者态度要和蔼可亲,反复讲解情绪波动对疾病的不良影响,并采取情智疏导。同时指导患者多进行户外活动;或听轻音乐,观看美术展览;或是与能够进行心理辅导的人员进行交谈,以缓解各种心理压力。

(4)药物方法:配合医生合理使用各种药物,中药汤剂宜在饭后温热服。

(5)其他方法:密切观察病情变化,定时测量血压。如发现患者出现肢体麻木、口眼歪斜、指物不定等现象,应立即让患者绝对卧床休息,并报告医生,做好抢救准备。患者有头晕、眼花、耳鸣等症状时也应卧床休息,上厕所或外出时有人陪伴。若头晕严重,应协助患者在床上大小便。伴恶心、呕吐的患者,应将痰盂放在患者伸手可及处,呼叫器也应放在患者手边,防止取物时摔倒。

(二)痰浊上蒙

1.证候表现

头重如裹,视物旋转,胸闷作恶,呕吐痰涎。苔白腻,脉弦滑。

2.护治法则

燥湿祛痰,健脾和胃(代表方:半夏白术天麻汤)。

3.施护要点

(1)生活护理:病室宜宽敞明亮,通风良好,室内宜干燥。适当参加体育活动,如散步、打太极拳、做保健操等。

(2)饮食调护:饮食宜清淡、健脾利湿、化痰之品,如冬瓜、薏苡仁、萝卜、橘子、柚子等。忌食油腻、生冷、过甜食品以免助湿生痰。高血压、肥胖者应控制饮食。

(三)气血亏虚

1.证候表现

头晕目眩,面色淡白,神倦乏力,心悸少寐。舌淡苔薄白,脉弱。

2.护治法则

补养气血,健运脾胃(代表方:归脾汤)。

3.施护要点

(1)生活护理:病室宜向阳,室内温暖,避免对流风。由于气血亏虚的患者正气不足,抵御外邪的能力较差,因此要注意做好患者的保暖工作,预防感冒。保证患者充足的休息,避免劳累。如有呕吐应及时清理,保持口腔清洁。

(2)饮食调护:饮食宜富有营养并易于消化吸收,如瘦肉、猪肝、猪血、鱼类、豆类、大枣、桂圆、山药等以补益气血,培补脾胃,增加抵抗力。可常食黄芪粥、莲子红枣粥、花生山药粥、黑米核桃粥等,平时可用党参煎汤代茶饮,或西洋参泡水饮用。忌食生冷、黏腻、油炸、硬固之品。

(3)药物方法:所服中药为补益剂,需长期服用方可达到预期疗效,宜饭前或睡前空腹温服,以充分发挥药效。服药期间,切忌恼怒生气、过度思虑,以免耗伤脾气,或肝郁犯脾而加重病情。服药后可视情况稍加活动,有助于脾胃运化和药力吸收。

(四)肝肾阴虚

1. 证候表现

眩晕久发不已,视力减退,少寐健忘,心烦口干,耳鸣,神倦乏力,腰膝酸软。舌红,苔薄,脉弦细。

2. 护治法则

滋补肝肾,养阴填精(代表方:左归丸)。

3. 施护要点

(1)生活护理:眩晕严重者,应闭眼静卧,减少下床及活动次数,以免摔倒,必要时要有医护人员协助。节制房事。病愈后也需预防感冒,服药后注意休息、保暖。

(2)饮食调护:饮食以补益肾精为主,如猪肾、甲鱼、母鸡、黑芝麻、核桃、黑豆、桂圆等。平时多食核桃粥、栗芋粥、枸杞粥等,以达到填补肾精的作用。还可常饮薄荷茶以清利头目,枸杞茶以补益肝肾,莲子心茶以清心定神。忌食海鲜、羊肉、辛辣之品。

(3)药物方法:所服中药汤剂、丸剂宜空腹温服,均需长期服用方达渐滋慢补之效。当机体感受外邪时,应暂停服用药物,以防恋邪或引邪入里而加重病情。

第九章 外科常见病证辨证施护

第一节 疮疡

疮疡是各种致病因素侵袭人体后引起的体表化脓性疾病,包括急性和慢性两大类,是中医外科范围中最普遍最常见的疾病。其致病因素分外感和内伤两大类。外邪引发的疮疡,尤以热毒、火毒表现为最常见;内伤引起的疮疡,大多因虚致病,且属慢性者居多。临床常见病证有"痈""疖""瘰疬""丹毒""压疮"等。

一、痈

"痈"是气血为毒邪壅塞而不通的意思,有"内痈"与"外痈"之分。内痈生在脏腑,外痈生在体表。外痈是发生在皮肉之间的急性化脓性疾患,其特征是局部光软无头,红肿热痛(少数初起皮色不变),结块范围多在6~9厘米,发病迅速,易肿、易脓、易溃、易敛,或有恶寒发热、口渴等全身症状,一般不会损伤筋骨。内痈生于脏腑,如肝痈、肺痈,虽同属痈证范围,但在辨证论治上和外痈多有不同,这里仅介绍外痈。

西医学中的体表浅部脓肿、急性化脓性淋巴结炎、蜂窝组织炎及卵黄管残留症、脐尿管闭合不全引起的继发性感染等疾病,均可参照本病辨证施护。

(一)病因病机

1.外感六淫

六淫之邪侵袭人体,郁于肌表,经络之气失畅,乃至气血凝滞,不得复返,五气皆能化火化热,火热之邪腐肉为脓,痈证乃成。

2.饮食不节

过食肥甘厚味,脾胃机能失调,传化失司,积滞在内,生湿生浊,郁结不散,化热化火,邪气留阻肌肤,则聚结而成痈肿。

3.外来伤害

体表直接受到损伤,局部瘀阻络脉,气血失运,感染毒邪;或瘀血化火,乃成痈肿。

以上三者皆可使营卫不和,气血凝滞,经络壅遏而成痈。并且彼此之间又有关联,如内有湿热蕴结,再复感六淫之邪,或外来伤害者,多易发病。但五气皆能化热化火,痈之成,火热之毒是主要原因。

（二）辨证施护

1.初起期

（1）证候表现：初起患部结块，形如鸡卵，皮色不变，肿胀，灼热，疼痛，活动度不大；或伴有恶寒发热，头痛，口渴，尿赤，便秘等。舌质红，苔黄燥，脉滑数。

（2）护治法则：清热解毒，消肿散结，内、外治相结合（代表方：仙方活命饮）。

（3）施护要点

①生活护理：发热口渴者，多饮开水。忌挤压疮面，疮口周围皮肤应经常保持清洁干燥。

②饮食调护：饮食宜清淡，多食水果、蔬菜；忌食肥甘、辛辣刺激性食物和海腥发物。可选用银花粥：将金银花50克煎汤取汁再加入适量水烧开，将洗净的大米放入水中，文火煎成稀粥食用。

③情智护理：让病人了解痈发生的可能原因及防治措施，消除病人紧张情绪，避免急躁，保持良好的心态。

④药物方法：外敷金黄膏，或鲜蒲公英、马齿苋捣碎外敷。

⑤针灸方法：取委中穴，以三棱针点刺出血，每天1次，或用大蒜捣烂摊于患处约3毫米厚，以艾条隔蒜灸20～30分钟，每天2次，能促进痈的消散；高热者，可针刺合谷、曲池等穴。

2.成脓期

（1）证候表现：患处皮色转红，肿势高突，疼痛加剧如鸡啄状，按之中软而有波动感，常伴有壮热不退，头痛，食少，口渴，尿赤，便秘等。舌质红，苔黄厚，脉洪数。

（2）护治法则：清热解毒，提脓祛腐；脓肿成熟，应切开排脓（代表方：透脓散）。

（3）施护要点

①生活护理：密切注意痈形、肿势、色泽和疼痛的变化；若切开引流，应注意观察排脓是否通畅。

②饮食调护：可选用甘草三豆汤：将甘草10克水煎后去渣加绿豆、赤小豆、黑大豆各30克，煮至豆烂，吃豆喝汤。忌食肥甘、辛辣刺激性食物和海腥发物。

③药物方法：切开排脓，保持引流通畅，如有袋脓，应作棉垫压迫疗法，外敷金黄膏或红油膏。

3.溃后期

（1）证候表现：患处脓出毒泄，红肿热痛明显减轻、消失。腐去新生，疮口收敛。亦有溃后脓水稀薄，创面肉芽不生，或四周根盘坚硬不消者。

（2）护治法则：补益气血，调理脾胃（代表方：四物汤合四君子汤）。

（3）施护要点

①生活护理：疮口周围皮肤保持清洁、干燥，以免并发湿疹。

②饮食调护：注意饮食调理，加强营养，多吃瘦肉和瓜果、蔬菜等；可选用黄芪乳鸽汤补益正气：乳鸽一只，黄芪30克，枸杞15克同放碗中加水适量炖熟，吃鸽肉喝汤。忌食肥甘、辛辣食物和海腥发物。

③药物方法:局部创口可掺九一丹或二保丹,以提脓去腐;溃后脓尽改用生肌散或生肌玉红膏换药。

④针灸方法:取足三里,用补法,再用艾条直接灸患处,每天2次,可促进疮口早期愈合。

二、疖

疖是指肌肤浅表部位感受火毒,致局部红肿热痛为主要表现的急性化脓性疾病。其特征是好发生于头面、颈、背、臀部,结肿色红,灼热疼痛,突起根浅,肿势局限,范围多在3厘米左右,易脓、易溃、易敛。疖有黄白色脓头的叫有头疖;结肿无头的叫无头疖。又依据发病原因的不同,有暑疖、蝼蛄疖和疖病等。

西医学中的疖、化脓性汗腺炎、红色粟粒疹、皮肤脓肿、头皮穿凿性脓肿、疖病等均可参照本病辨证施护。

(一)病因病机

1.感受暑毒

夏秋季节,气候酷热干燥或在强烈的日光下曝晒,感受暑毒而成;或天气闷热,汗出不畅,热不外泄,暑湿热毒蕴蒸肌肤,生痒搔抓,破伤染毒而成。

2.热毒蕴结

饮食不节,恣食膏粱厚味、煎炒辛辣之品,以致脾胃运化失常,湿热火毒内生,导致脏腑蕴毒,复因外感风邪,风湿火热之邪凝聚肌表所致。

3.体虚毒恋

素体禀赋不足、体质虚弱者,由于皮毛不固,外邪易于侵袭肌肤而发病。若伴消渴、肾病、便秘等慢性病以致阴虚内热,或脾胃虚弱者,亦容易染毒发病,病久反复,耗气伤阴,正气益虚,更难托毒,毒又聚结,如此恶性循环,日久不愈。

(二)辨证施护

1.热毒蕴结

(1)证候表现:初起局部皮肤潮红,次日发生肿痛,根脚很浅,范围局限,多在3厘米左右。轻者疖肿只有几个,较重者可多达数十个,可散发全身,或簇集一处,反复发作,缠绵不愈。可有发热,口渴,尿赤,便秘。苔黄,脉数。

(2)护治法则:清热、利湿、解毒(代表方:五味消毒饮、黄连解毒汤加减)。

(3)施护要点

①生活护理:作好皮肤护理,保持局部清洁卫生;疖肿溃破后,要观察并保持引流通畅;颜面部疖肿,切忌挤压、碰撞,以免脓毒扩散。

②饮食调护:宜进清淡、清凉解暑之品。选用绿豆苡仁汤:将绿豆、薏苡仁各30克煮汤代茶饮。忌食肥甘、辛辣刺激性食物和海腥发物,以防助热生火,加重病情。

③情智护理:本病可反复缠绵,病人易产生烦躁情绪,应让病人了解本病的特点、性质及注意事项,以避免或减少本病的反复发作。

④药物方法:疖小者用千捶膏外贴或三黄洗剂外搽;大者用金黄散或玉露散,以金银花露或菊花露调成糊状敷于患处;亦可用鲜野菊花叶、马蓝头、丝瓜叶、金丝荷叶、芙蓉花叶任选一种,洗净捣烂敷于患处;若遍体发疮,破流脓水成片者,可用青黛散以麻油调搽。

⑤针灸方法:取合谷穴,用平补平泻法,或取灵台、委中穴,三棱针点刺出血,每日1次;大蒜捣烂,摊涂患处,用艾条隔蒜灸,或直接用艾条灸患处。

2.暑热浸淫

(1)证候表现:夏秋季节,暑热汗湿郁于肌肤而生痱子,抓破染毒形成疖,可伴有发热,口渴,尿赤,便秘。苔薄腻,脉滑数。

(2)护治法则:清暑化湿解毒(代表方:清暑汤或牛黄解毒丸、六神丸)。

(3)施护要点

①生活护理:注意个人卫生,保持皮肤清洁,做好防暑降温,避免烈日曝晒;严禁挤压面部,以免脓毒弥散。

②饮食调护:多用清凉解毒饮料及食品,如西瓜、绿豆等。忌食肥甘、辛辣食物和海腥发物。可服用蒲公英粥:将蒲公英50克煎汁去渣,再与粳米50克同煮成粥服食。

③情智护理:参照热毒蕴结证。

④药物方法:初起同热毒蕴结证。若脓成则切开排脓,切口宜浅不宜深;溃后用九一丹掺太乙膏盖贴,每日2~3次。

⑤针灸方法:针刺肺俞穴,后用拔罐法,轻症出血,重症流出黄水,症状立即减轻。

3.体虚毒恋

(1)证候表现:疖肿较大,易转变成有头疽,常伴口渴唇燥,舌红苔薄,脉细数。若脾胃虚弱染毒所致,散发全身各处,溃脓、收口时间均较长,脓水稀薄,常伴面色萎黄,神疲乏力,纳少便溏。舌淡或边有齿痕,苔薄,脉濡。

(2)护治法则:阴虚内热证宜养阴清热解毒;脾胃虚弱证宜健脾和胃,清化湿热(代表方:防风通圣散合参苓白术散)。

(3)施护要点

①生活护理:严密观察疖肿变化,保持疮口周围皮肤的清洁、干燥。居室应经常开窗通风,保持室内空气清新。鼓励病人积极锻炼身体,以增强体质。

②饮食调护:注意饮食调理,加强营养,多食瘦肉和瓜果、蔬菜等。少食辛辣刺激助火之物及肥甘厚腻之品。亦可用蒲公英50克洗净切碎,水煎去渣取汁,加入赤小豆30克同煮至豆烂熟,吃豆喝汤。

③情智护理:病人往往对疾病缺乏心理准备而忧虑重重,应对病人做耐心解释,使其对疾病有正确的认识,以积极配合治疗。

④药物方法:同暑热浸淫证。若脓尽用生肌散收口。内服可用生黄芪、当归、金银花各30克,生甘草10克,水煎服。

三、瘰疬

瘰疬是指多发生在颈部的慢性疾病,因其结核累累如贯珠之状,故名瘰疬。多见于体弱儿童或青年,好发于颈部及耳后。其特点是起病缓慢,初起时结核如豆,不红不痛,缓缓增大,融合成串,成脓时皮色暗红,溃后脓水清稀,挟有败絮样物,此愈彼溃,经久难敛,形成窦道,愈后形成凹陷性疤痕。

西医学中的颈部淋巴结结核可参照本病辨证施护。

(一)病因病机

本病多因肝郁气滞、痰湿凝聚,或素因肺肾亏损,虚火内动,痰火凝结于颈项,累累成串则成瘰疬。日久痰湿化热,内燔,溃腐成脓,或染毒焮发,红、肿、灼、痛、肉腐成脓,破溃而成疮。脓水流溢,耗伤气血阴津,以致阴血亏虚,阴虚火旺,则见颧红盗汗,潮热乏力等症。

(二)辨证施护

1. 初期

(1)证候表现:颈部一侧或双侧结核如豆,孤立或成串状,质地坚实,推之活动,不热不痛,色正常,可延及数月不溃,一般无全身症状。

(2)护治法则:疏肝解郁,化痰散结(代表方:逍遥丸合二陈丸,或内消瘰疬丸)。

(3)施护要点

①生活护理:做好皮肤护理,勿挤压,注意适当休息。

②饮食调护:可选用牡蛎粥:将糯米加水适量烧开,待米粒稍熟,加入牡蛎肉、猪肉、米酒、盐、熟猪油煮成粥,加入蒜末、葱末、胡椒粉调匀即可食用。

③情智护理:指导病人保持乐观情绪,积极配合治疗。

④药物方法:外敷阳和解凝膏或冲和膏。

2. 中期

(1)证候表现:结核增大与表皮粘连,或相互融合成块,推之不动,有隐痛或压痛。若液化成脓时,皮肤微红或紫暗发亮,按之有轻微波动感。部分病人有低热,食欲不振,乏力等症状。

(2)护治法则:清热化痰,托里透脓(代表方:托里消毒散、夏枯草膏)。

(3)施护要点

①生活护理:密切注意局部肿块变化,保持皮肤清洁。

②饮食调护:可选用芋头粥:先将芋头适量洗净,切成小块大火烧开,再将粳米适量洗净加入锅内,用文火煮熬,待米烂芋熟时,加入白糖适量煮成稠粥即可食用。

③药物方法:外敷冲和膏,如脓成未熟可用千捶膏;脓熟宜切开排脓。

3. 后期

(1)证候表现:结核溃破,脓液稀薄,挟有絮样坏死组织,疮口呈潜行性空腔,肉芽苍白不鲜,疮周皮肤紫暗,疮口久不收敛,常此愈彼溃,并可形成窦道。部分病人出现低热,乏力,头晕,食欲不振,腹胀便溏等症;或出现盗汗,咳嗽,潮热等症。若脓水转稠,肉芽红润表示将趋收口愈合。

(2)护治法则:益气养血、托里排脓(代表方:六味地黄丸或八珍丸)。

(3)施护要点

①生活护理:嘱病人卧床休息,保持局部皮肤清洁,避免感染,注意观察疮口脓液引流情况及全身状况。

②饮食调护:可选用黄芪粥或当归炖鸡等营养之品,阴虚火旺者可食用海藻、海蜇皮、龟、鳖等滋阴散结之品。

③情智护理:因结核破溃成疮,经久难敛,加之出现全身症状,病人常出现焦虑、抑郁及绝望情绪,应及时给予鼓励、支持,帮助病人树立战胜疾病的信心,积极配合治疗。

④药物方法:已溃者先用五五丹或七三丹,再用八二丹药线引流,或药棉嵌入疮口,外敷红油膏或冲和膏。如肉芽鲜红,脓腐已尽时,改用生肌散、白玉膏。如有窦道,可用千金散药线去腐生肌或手术去除坏死组织。

四、压疮

压疮是指病人长期卧床,在躯体的受压部位与摩擦部位形成难愈性溃疡,又称为"席疮"。多见于昏迷、半身不遂、下肢瘫痪等长期卧床的病人,好发于易受压迫及摩擦的部位,如枕骨粗隆、肩胛部、肘部、骶尾部、背脊等处。病症初起由于局部组织受压过久,局部皮肤常由红色变为紫色,若不及时处理则可出现水泡,破溃后形成溃烂、坏死,溃后日久易伤及筋骨。护理人员认真做好病人的皮肤护理,则可避免压疮的发生。

(一)病因病机

本病因病人长期卧床不起,久卧伤气,气虚而血行不畅,日久而气血亏虚,复因受压部位气血失于流通,不能营养肌肤,引起肌肤失养而坏死肉腐所致。若再揉擦摩破染毒,热盛肉腐,则会加重病情的发展。

(二)辨证施护

1.初期(气滞血瘀)

(1)证候表现:压疮初期,因局部皮肤组织受压或受到潮湿刺激后,气血运行失畅,出现红、肿、热、痛、麻木或有触痛。如果红肿部位继续受压,血液循环仍得不到改善,局部静脉瘀血,受压皮肤渐呈紫红色。舌质暗红,苔黄,脉弦涩。

(2)护治法则:行气活血化瘀(代表方:血府逐瘀汤)。

(3)施护要点

①皮肤护理:注意床单整洁、松软,无渣屑,保持病人皮肤清洁干燥;及时除去致病因素,加强预防措施,如增加翻身次数,以防止局部继续受压;大小便失禁、出汗、呕吐病人应及时处理,更换衣被、布垫,用温水擦洗浸渍部位,洗净后局部用爽身粉或六一散外扑;初起,红斑未溃者可用10%当归、红花、川芎酒精浸液于局部轻轻按摩,每次10分钟,每日3次,以促进气血通畅;有水泡形成者,应避免摩擦,防止破裂感染,小水泡可由其自行吸收,大水泡用无菌注射器

抽出泡内液体，涂以消毒液，用无菌敷料包扎。

②饮食调护：加强营养，给予高维生素、高蛋白、易消化的食物，如西瓜汁、牛奶、豆浆、瘦肉等，以增强机体抵抗力和组织修补能力。

③情智护理：病人因长期卧床，活动受限，情绪低落，悲观失望，常常对治疗缺乏信心，护理人员要有责任感和同情心，多与病人交谈，解除病人顾虑，使其配合治疗。

④药物方法：黄金膏或黄连膏外敷。皮色紫滞、湿润者，每日用10%黄柏液清洗或用马勃粉敷于创面。

⑤针灸方法：在压疮周围或邻近部位取穴，每次留针15分钟，用补法，每日1次；病人皮肤由红转紫，可用艾灸，开始行灸时距局部4厘米，以后逐渐远离，以病人能忍受为度，每次灸20分钟，每日2次，以温通气血。

2.溃疡期（蕴毒腐渍）

（1）证候表现：局部持续受压或潮湿刺激，静脉回流严重障碍，组织缺血、缺氧，皮肤变成黑色腐肉，出现浅表性溃疡，若黑色腐肉蔓延不止，溃疡日渐深大，流出脓性分泌物，有臭味。溃腐日久伤筋损骨，秽气熏人，甚至引起败血症。

（2）护治法则：内治以补益气血，扶正托毒；外治以清热解毒，活血化瘀（代表方：仙方活命饮）。

（3）施护要点

①生活护理：应密切观察病人生命体征变化及脓液性质。保持疮面清洁，创面可用生理盐水冲洗，局部用湿敷料，保持湿润，但周围皮肤要保持干燥。病室保持安静、舒适，空气清新；注意床单清洁、松软；经常翻身，可使用气垫等避免溃疡处受压。

②饮食调护：加强营养，以增强机体抵抗力和组织修补能力。应给予高蛋白高热量、高维生素膳食。

③药物方法：创面脓性分泌物多时，可用温热的1∶1000高锰酸钾溶液清洗创面，再敷以蛋黄油；如有坏死组织，可用红油膏掺九一丹外敷，每日换药2次；渗出液较多者，可用0.5%黄连素溶液局部湿敷，渗液减少后再用红油膏掺九一丹外敷。

3.收口期

（1）证候表现：创面红活，有新鲜肉芽生长，溃疡逐渐变小、愈合。

（2）护治法则：补益气血（代表方：四君子汤合四物汤）。

（3）施护要点

①生活护理：保持床单清洁平整，勤翻身、勤擦洗、勤更换内衣，避免局部再受压。保持创面清洁卫生，避免感染。为病人创造整洁、安静、舒适、安全的休养环境，保持室内空气清新，温、湿度适宜。

②饮食调护：加强饮食调理，多吃高热量、高蛋白、高维生素膳食。可用莲肉糕或海参瘦肉汤，以补益气血，健脾和胃。

③情智护理：压疮将近愈合，重点给病人讲解压疮的发生原因及其预防措施，避免再次发

生。同时,加强基础疾病的治疗,增强病人战胜疾病的信心,保持心情舒畅,积极配合,达到完全治愈。

④药物方法:用白玉膏掺生肌散外敷,每日1～2次。

第二节 乳房病证

乳房疾病是发生在乳房部各种疾病的总称。乳房病证的发生常与情绪因素有关,内伤七情乃引发乳房病证的主要原因,冲任失调,经络闭阻不畅是导致多种乳房病证的主要病机。临床常见病证有"乳痈"、"乳癖"、"乳岩"等。

一、乳痈

乳痈是由热毒侵入乳房所引起的一种急性化脓性疾病,又名"吹乳"。其特点是乳房局部结块,红肿热痛,伴有全身发热,且容易传囊。多见于产后哺乳期妇女,尤以初产妇多见,好发于产后3～4周,也可发生于怀孕期,或非哺乳期及非怀孕期。根据发病时期的不同,发生在哺乳期的称"外吹乳痈",发生在怀孕期的称"内吹乳痈",发生在非哺乳期和非怀孕期的称"不乳儿乳痈"。临床以外吹乳痈多见。

西医学中的急性乳腺炎可参照本病辨证施护。

(一)病因病机

1.乳汁淤积

初产妇乳头较易破损,或见乳头畸形和内陷。乳头破损疼痛,影响充分哺乳,或哺乳方法不当,或乳汁多而少饮,或断乳不当,均可使乳汁淤积,引起乳络不畅,乳管阻塞,败乳蓄积,久而化热酿脓成痈肿。

2.肝郁胃热

情志不畅,肝气郁积,厥阴之气失于疏泄;或产后饮食不节,脾胃运化失司,湿热蕴结于胃络,阳明胃热壅滞,使乳络闭阻不畅,气滞血瘀而成乳痈。

3.感受外邪

产妇体虚汗出受风,或露胸哺乳外感风邪;或乳儿含乳而睡,口中热毒之气侵入乳孔,均可使乳络郁滞不通,化热而成痈。

4.妊娠期间

胎气上冲,气机失于疏泄,与邪热结于阳明之络而成内吹乳痈。

5.女子不在哺乳期给儿女假吸可诱发不乳儿乳痈。

(二)辨证施护

1.初期

(1)证候表现:乳房肿胀触痛,乳汁淤积结块,皮色不变或微红,伴有恶寒发热,头痛,口渴,便秘。舌苔薄黄,脉弦浮数。

(2)护治法则:清热疏肝,通乳消肿(代表方:瓜蒌牛蒡汤)。
(3)施护要点
①生活护理:注意休息,病情较重者,应卧床休息。保持患乳局部清洁;暂时停止患侧乳房哺乳,定时用吸乳器吸出乳汁,以免乳汁郁结,同时用乳罩或宽布托起乳房,以利于血液循环。
②饮食调护:饮食宜清淡,忌食肥甘、辛辣刺激性食物和海腥发物。
③情智护理:让病人了解乳痈的发生原因及预防、治疗的措施,避免情绪紧张,正确对待治疗与哺乳的关系,安心配合治疗。
④药物方法:局部皮色不红,胀而微痛,宜和营消肿,以冲和膏黄酒调敷;皮肿微红者,清热解毒、活血消肿,宜金黄膏或金黄散用仙人掌去刺捣汁调敷;色红而热盛者,用玉露膏外敷,也可用鲜蒲公英、鲜紫花地丁、鲜野菊花任选一种捣烂外敷,每日更换数次。也可用50%芒硝溶液湿敷。
⑤针灸方法:取足三里、膻中、肩井、乳根,用泻法。
⑥推拿方法:在患侧乳房上涂抹少许润滑剂,先用手轻提乳头数次,以扩张乳头的乳络,再用五指从乳房四周轻轻向乳头方向按摩,可促使乳汁排泄,但切忌挤压或旋转按压。

2.成脓期
(1)证候表现:肿块逐渐增大,硬块明显,皮肤焮红,疼痛加剧,常呈持续性搏动性疼痛,肿块中央变软,按之有波动感,高热不退,口渴喜饮,小便短赤,大便秘结。舌质红,苔黄腻,脉弦数。
(2)护治法则:清热解毒,托里透脓(代表方:透脓散)。
(3)施护要点
①生活护理:嘱病人卧床休息,减少活动,卧位时应侧卧向切口,以利脓液流出;保持乳房卫生,暂停患侧乳房哺乳,定时用吸乳器抽吸,排尽乳房内积乳;乳房用胸罩托起,以减少疼痛。
②饮食调护:饮食宜清淡,易消化,少吃下奶的荤腥汤水,减少乳汁分泌,以利伤口愈合;如需要断奶,可用生麦芽60克,生山楂60克,煎水代茶。
③药物方法:脓肿小而浅者,可用针吸穿刺抽脓,并外敷金黄膏。脓肿大而深者,应及时切开排脓引流。切排方法:应循乳络方向作放射状切口,乳晕部脓肿,则沿乳晕作弧形切口;乳房深部较大脓肿或乳房后脓肿,可在乳房下缘作弧形切口;若有数个脓腔者,用戴无菌手套的手指将各脓腔间隔分开,再根据脓腔大小,决定用黄连油膏纱布或九一丹棉纸条引流。病人应侧卧向切口,以利脓液流出。

3.溃后期
(1)证候表现:脓肿破溃出脓或切开引流后,则局部肿消痛减,寒热渐退,疮口逐渐愈合。体虚病人,溃后脓汁清稀,收口迟缓,伴有面色少华,倦怠无力。舌淡苔白,脉细无力。亦有传囊乳痈者,即脓出肿痛不减,发热不退,是由脓液波及其他乳络所致。
(2)护治法则:托毒排脓(代表方:四妙汤)。

(3)施护要点

①生活护理:保持局部清洁,注意观察引流是否通畅;保持敷料清洁干燥,若有渗出或污染,应及时更换;引流术后并发乳瘘者,应终止乳汁分泌,常用方法有:生麦芽60克煎水代茶,每日2次。

②饮食调护:饮食宜清淡,易消化,多吃新鲜瓜果、蔬菜。可选用蒲金粥:先煎蒲公英、金银花、紫花地丁各30克,去渣取汁,再加入粳米适量煮粥,加白糖调味服用。

③药物方法:先用八二丹3~5天后,改用九一丹,提脓拔毒,并以药捻插入疮口引流,药捻逐日放短,以利生肌。外敷金黄膏,每日换药1次,至疮口脓液排尽为止。

二、乳癖

乳癖是一种乳腺组织的良性增生性疾病。其特点是单侧或双侧乳房疼痛并出现肿块。本病的发生常与月经周期及情智变化密切相关。往往好发于中青年妇女,其发病率占乳房疾病的首位,据研究资料发现,本病有一定的癌变危险,尤其对伴有乳癌家族史的病人,更应高度重视。

西医学中的乳腺增生病可参照本病辨证施护。

(一)病因病机

1.肝郁痰凝

忧郁愤怒,则肝气郁结,气血运行失常;或思虑伤脾,或肝病犯脾,脾失健运,痰湿内蕴,以致气滞、血瘀、痰凝互结于乳房而成。

2.冲任失调

因肝肾不足,冲任失调,以致气血痰滞,或阳虚痰湿内结,经脉阻塞,而见乳痛、结块,或月经紊乱等。《马培之医案》中亦提出:"乳头为肝肾二经之冲。"肾为五脏之本,肾汽化生天癸,天癸激发冲任经脉通盛。若冲任失调,则下不能充胞宫,上无以滋乳房,经脉壅阻,气血不和,并可以影响肝气之疏泄条达;若情智内伤,肝气郁结不舒,气机阻滞则经隧不畅,亦可导致冲任二脉的气血失调,终因气滞、血瘀、痰凝互结于乳房,导致乳癖的发生。

(二)辨证施护

1.肝郁痰凝

(1)证候表现:多见于青壮年妇女。乳房肿块随喜怒消长,伴有胸闷胁胀,善郁易怒,失眠多梦,心烦口苦。苔薄黄,脉滑。

(2)护治法则:疏肝解郁,化痰散结(代表方:逍遥瓜蒌散或六神全蝎丸加减)。

(3)施护要点

①生活护理:生活起居应有规律,合理安排工作(学习)与休息,注意劳逸结合。

②饮食调护:多食富含维生素与膳食纤维的蔬菜、水果,适当控制高脂肪食物。可选用全蝎炒鸡蛋佐餐:将香油放铁锅内烧热,全蝎研细末与鸡蛋拌匀,一齐放入锅内煎炒,待蛋熟后即可食用。

③情智护理:保持心情舒畅,注意情绪稳定,避免精神刺激。

④药物方法:用阳和解凝膏掺黑退消外敷,或用生白附子或鲜蟾蜍皮外敷,或用大黄粉以醋调敷。若对外用药过敏者应忌用。

2.冲任失调

(1)证候表现:多见于中年妇女。乳房肿块月经前加重,经后缓减,伴有腰酸乏力,神疲倦怠,月经失调,量少色淡,或闭经。舌淡苔白,脉沉细。

(2)护治法则:调摄冲任,疏肝活血(代表方:二仙汤合四物汤加味)。

(3)施护要点

①情智护理:指导病人了解疾病病因、预防及处理,避免过分紧张、担忧,以免加重病情。

②饮食调护:饮食宜清淡、易消化,忌辛辣、生冷、肥甘厚味的食物。多食含铁及蛋白质丰富的食物。亦可选用黑豆粥:先水煮黑豆50克至烂,再入粳米50克做粥,粥熟后加红糖适量服用。

③药物方法:同肝郁痰凝证。

三、乳岩

乳岩是乳房恶性肿瘤。其特点是初起乳房部位可触及无痛、无痒、无热、皮色不变而质地坚硬的肿块,常推之不移,表面不光滑,凹凸不平,部分病人可见乳头溢血;晚期乳房表面皮肤可见溃烂,凹似岩穴,凸似泛莲,疼痛连心。久则五脏俱衰,多致不救。本病好发于40~60岁妇女,尤以绝经期妇女多见,男性也有发生,但较少见。

西医学中的乳腺癌可参照本病辨证护理。

(一)病因病机

(1)乳岩多因六淫内侵,肝脾气郁,冲任失调,脏腑功能失调,以致气滞血瘀、痰凝、邪毒结于乳络而成。六淫乘虚内侵,毒邪内蕴与痰、瘀互结于乳络。

(2)忧思郁怒,七情内伤,则肝脾气逆,肝郁则气血瘀滞,脾伤则痰浊内生,痰瘀互结,阻塞经络,痰瘀结滞于乳房。

(3)冲任失调,脏腑及乳腺的生理功能紊乱,气滞、痰、瘀互结发为乳岩。

(4)肝肾阴虚,阴虚则火旺,火旺则灼津为痰,痰瘀互结乳房亦可成岩。

(二)辨证施护

1.肝郁气滞

(1)证候表现:乳房内单发肿块,不痛不痒,皮色不变,坚硬如石,凹凸不平,与周围分界不清,不易推移,伴有精神忧郁,胸闷不舒,两胁作胀,有时窜痛,胃纳不香。舌质红,苔薄黄,脉沉弦。

(2)护治法则:疏肝解郁,化痰散结(代表方:逍遥散加味)。

(3)施护要点

①生活护理:病室环境宜清静,空气清新,温、湿度适宜。注意劳逸结合,进行适当的活动,

以增强体质。

②饮食调护：可给予益气养血、理气散结之品，如山药、薏苡仁、菠菜、大枣、山楂等；也可选择具有化痰、软坚、散结功能的食物，如海带、海藻、紫菜、牡蛎、芦笋、鲜猕猴桃等。忌辛辣刺激食物及胀气之品。

③情智护理：指导病人了解疾病知识、治疗过程，消除其思想顾虑；鼓励病人树立战胜疾病的信心，保持情绪稳定，心情舒畅，积极配合治疗。

④药物方法：乳岩初起可用阿魏膏外贴，乳岩未溃者可用红灵丹油膏外敷。必要时可行手术治疗。

2.冲任失调

(1)证候表现：乳房结块，伴有月经不调，或月经过早停止，或婚后未育或生育过多，胸闷不舒。舌质淡红，苔薄白，脉弦细。

(2)护治法则：调理冲任(代表方：二仙汤合逍遥散加减)。

(3)施护要点

①生活护理：观察病人乳房肿块的大小及自觉症状。避风寒，慎起居，节房事，清心静养，劳逸结合。适当进行体育锻炼，改善病人的生理、心理状态，减少不良刺激，提高机体的抗病能力。

②饮食调护：饮食宜清淡、易消化，多吃新鲜蔬菜水果。

③情智护理：鼓励病人树立战胜疾病的信心，保持情绪稳定，心情舒畅，积极配合治疗。

3.肝郁化火

(1)证候表现：乳房肿块，状若堆栗，或似覆碗，坚硬灼痛，凹凸不平，边缘不清，推之不移，皮色青紫而暗，上布血丝，肿块溃烂，深者如岩穴，凸者若泛莲，渗液流津，腐臭，不能收口，伴心烦多怒，头痛失眠，面红目赤，便干溲赤。舌红，苔黄，脉弦数有力。

(2)护治法则：清肝解郁，降火解毒(代表方：清肝解郁汤合丹栀逍遥散加味)。

(3)施护要点

①生活护理：病室宜安静舒适，病情严重者应绝对卧床休息，保持床铺清洁、干燥。密切观察乳房肿块变化及周围皮肤情况。

②饮食调护：给予营养丰富的食物，如鲫鱼、蚕蛹及新鲜蔬菜和水果。忌食辛辣刺激食物及助火生痰之品。

③情智护理：随着病灶向四周扩展，可引起乳房外形的改变，病人易出现悲哀、绝望、焦虑等心理变化，护理人员应关心体贴，及时给予病人真诚的情感支持及精心的照料。

④药物方法：乳岩破溃者可用红油膏、海浮散外敷。坏死组织脱落后，更换生肌长肉药物，如白玉膏掺生肌散外敷，每日1～2次。局部忌重压、忌艾灸和针刺。

4.肝肾阴虚

(1)证候表现：乳房结块溃烂流津腐臭，久不收口，伴有身体消瘦，五心烦热，面赤颧红，或晦暗无华，午后潮热，心悸气短，腰膝酸软，月经不调，量少色暗，挟有瘀块。舌红，苔薄，脉细而数。

(2) 护治法则:滋补肝肾,化痰逐瘀(代表方:知柏地黄汤加减)。

(3) 施护要点

①生活护理:病室通风,空气清新,温、湿度适宜,保持皮肤清洁、干燥,及时更换敷料。长期卧床者,做好皮肤护理,防止压疮的发生。

②饮食调护:宜多食滋阴补血食品,如甲鱼、牡蛎、羊血等。忌食辛辣刺激食物。

③情智护理:对情绪紧张恐惧或忧虑消极的病人,护理人员应鼓励其说出心中的感受,给予心理支持,避免各种不良的刺激。

④药物方法:乳岩溃后创面出血者,可用棉花蘸桃花散紧塞创口并予加压包扎以止血;创面愈合欠佳者,予以生肌散、白玉膏助其愈合。

5.气虚两亏

(1) 证候表现:晚期,肿块延及胸腋、锁骨上下等处,并伴有头晕目眩,心悸气短,面色苍白,疲乏无力,失眠盗汗,大便溏薄,小便清利。舌淡,苔白腻,脉沉细无力。

(2) 护治法则:益气养血,化痰散结(代表方:香贝养荣汤加减)。

(3) 施护要点

①生活护理:病久者,因长期消耗,可见全身极度衰弱,应协助做好生活护理,促进病人舒适,提高生存质量。

②饮食调护:饮食宜清淡、易消化的益气养血食物,少食多餐。

③情智护理:病人因长期疾病折磨,常抑郁、悲观,对生活失去信心。护理人员要富于爱心和同情心,多与病人交流,从自己的语言、行为上给予鼓励和帮助,使其以乐观的态度对待人生。

第三节 皮肤病

皮肤病是指发生于人体皮肤、黏膜及皮肤附属器的疾病。皮肤病的病因有外因、内因之分。外因包括风、寒、暑、湿、燥、火、虫、毒。内因包括七情内伤、饮食劳倦伤及脏腑而发病。临床常见病证有"湿疹"、"瘾疹"、"白疕"等。

一、湿疹

湿疹是一种过敏性炎症性皮肤病。其特点是对称分布,多形损害,剧烈瘙痒,倾向湿润,反复发作,易成慢性等。男女老幼均可发病,无明显的季节性,但冬季常易复发。

(一)病因病机

本病多由于禀赋不足,又外感风、湿、热毒,内因饮食不节,过食腥发、刺激之物而伤脾生湿,致内外风湿热邪阻滞、浸淫肌肤所致;或情智不遂,肝胆郁火而湿热内阻,发于皮肤而成。急性者多以湿热为主;亚急性者多与脾虚不运、湿邪留恋有关;慢性者多因久病伤血,血虚生风化燥,肌肤失去濡养而成。

(二)辨证施护

1.湿热浸淫

(1)证候表现:发病急,常对称发生,皮肤很快出现红斑、丘疹、水疱,皮损潮红灼热,瘙痒无休,抓破后流有黏液,皮肤糜烂,最后结痂、脱屑而愈。可伴身热、心烦、口渴、大便秘结、小便短赤。舌红,苔黄腻,脉滑数。

(2)护治法则:清热利湿,祛风止痒(代表方:龙胆泻肝汤、萆薢渗湿汤合二妙丸)。

(3)施护要点

①生活护理:居住处应通风、干燥;注意皮肤的清洁,勿用肥皂,避免热水烫洗、烈性药物刺激及搔抓。保持床铺衣物清洁、干燥,内衣应柔软,以棉织品为宜。

②饮食调护:合理搭配饮食,多吃蔬菜、水果,禁食肥甘、辛辣和海腥发物类饮食;保持大便通畅。可选用赤小豆粥:先煮赤小豆30克至熟,再加入白米50克煮粥,或赤小豆浸泡半日后用糯米煮粥服用。

③情智护理:因湿疹瘙痒无休,病人心烦、易怒、易躁。医护人员对病人要做耐心细致的解释工作,让病人积极配合治疗。

④药物方法:可用苦参、黄柏、地肤子、荆芥、野菊花各10克煎水温洗,再用青黛散麻油调搽;亦可用黄连软膏外搽。

⑤针灸方法:针刺合谷、阴泉、大椎、丰隆穴,以清热疏风利湿止痒。也可在睡前用梅花针叩打风池、百会、四神聪穴,以镇静安神止痒。

2.脾虚湿蕴

(1)证候表现:发病较缓,皮损潮红,瘙痒,抓后糜烂渗出,可见鳞屑,伴有纳少、神疲、腹胀、便溏溲干、面色萎黄。舌淡胖,苔白腻,脉弦缓。

(2)护治法则:清热化湿,健脾止痒(代表方:消风导赤散)。

(3)施护要点

①生活护理:保持室内清洁和适宜的温、湿度;注意皮肤卫生,避免刺激搔抓;保持床铺清洁,渗出较多者,要勤换床单、衣被;剧痒影响休息者,睡前服用镇静剂、止痒剂或针灸镇静止痒。

②饮食调护:饮食宜清淡、易消化,多食蔬菜、水果,忌食辛辣及海腥发物等;注意发现能加重或诱发本病的食物,并避免再食用;选用赤小豆薏米粥:先用砂锅煮赤小豆30克至烂,再加入薏苡仁50克煮粥服用。

③情智护理:反复瘙痒给病人带来烦恼,导致情绪起伏不定。护理人员应主动向病人讲解本病的有关知识,如常见诱因、饮食禁忌、服药的方法、皮肤护理等,稳定病人的情绪,避免恼怒,增强病人治疗疾病的信心。

④药物方法:选用三黄洗剂或黄柏霜。糜烂渗出时,可用鲜马齿苋、鲜蒲公英、鲜紫花地丁、金银花、野菊花等任选一种,煎水湿敷。

⑤针灸方法:剧痒难以入睡时,可针刺合谷、曲池、神门等穴。

3.血虚风燥

(1)证候表现:病程日久,皮损色暗或色素沉着,剧痒,或皮损粗糙肥厚,呈苔藓样变。伴头昏乏力,腰酸肢软,口干不欲饮,纳差腹胀。舌淡,苔白,脉细弦。

(2)护治法则:养血祛风,清热利湿(代表方:四物汤合萆薢渗湿汤)。

(3)施护要点

①生活护理:保持室内清洁,温、湿度适宜。注意个人卫生,穿着轻软棉质舒适衣裤。注意保持大便通畅。

②饮食调护:饮食宜清淡、易消化,多食蔬菜、水果,忌食辛辣及海腥发物等。可选用桑葚百合汤:将桑葚15克、百合15克、红枣5枚、青果10克加水适量煎汤饮用。

③情智护理:由于病情反复发作,病人易产生急躁、忧虑心情,应多安慰病人,稳定情绪,解除病人思想顾虑,避免精神紧张,增强治愈疾病的信心。

④药物方法:可选用各种软膏剂、乳剂外搽,如青黛膏、5%硫黄软膏、5%～10%复方松馏油软膏、2%冰片软膏、10%～20%黑豆馏油软膏等。

⑤针灸方法:取合谷、曲池、血海、三阴交、大椎、足三里等穴,用平补平泻法,或用艾条烟熏患处止痒。

二、瘾疹

瘾疹是以皮肤出现鲜红色或苍白色风团,瘙痒剧烈,堆累成片,发无定处,时隐时现,退后不留痕迹为特征的过敏性皮肤病。

现代医学中的荨麻疹可按本病辨证施护。

(一)病因病机

1.秉赋不对

素体先天不足,不耐鱼腥辛辣等食物之刺激,而致皮肤发疹瘙痒。

2.饮食失节

饮食不节,脾湿内生,复感风邪,风湿相搏于肌肤而发病。

3.情智失调

喜怒忧思失宜,导致心情郁闷,内灼血液,血热生风而发病。

4.六淫所伤

风、寒、湿邪侵袭皮腠,营卫失和,邪郁于肌表不出,从而致发本病。

(二)辨证施护

1.风热犯表

(1)证候表现:风团色赤,遇热则加重,遇冷则减轻,多夏季发病。舌质红,苔薄黄,脉浮数。

(2)护治法则:疏风,清热,利湿(代表方:消风散)。

(3)施护要点

①生活护理:保持室内温、湿度适宜,空气清新、流通。尽量避免搔抓,忌用热水或有刺激性的溶液洗浴,勿穿化纤类内衣。

②饮食调护:饮食宜清淡,多饮水,多吃新鲜蔬菜、水果,以乌梅、柑、西瓜、冬瓜、苦瓜等清热之品为宜。

③情智护理:由于皮肤瘙痒,病人易烦躁、易怒,医护人员要有耐心,多给病人讲解有关本病发生及预防的知识,让病人对治疗充满信心,保持心情愉快,积极配合治疗,促进疾病早愈。

④药物方法:皮疹处用青蒿、滑石研末外用。皮疹剧痒者,局部可用止痒酊或1%薄荷油、冰片霜外搽;芒硝30克,白矾30克,开水溶化后洗疹,日数次。

⑤针灸方法:针刺曲池、足三里、三阴交、血海、风市、内关等穴,留针15~20分钟;配合刺络拔罐,大椎常规消毒后,用三棱针点刺3~5点放血,用大号玻璃罐拔之。

2.风寒束表

(1)证候表现:疹块色白,瘙痒,遇冷风则加剧,遇热则减轻,冬季多发。舌苔薄白,脉浮紧或迟数。

(2)护治法则:祛风散寒,调和营卫(代表方:麻黄桂枝汤)。

(3)施护要点

①生活护理:风寒束表在冬季多发,应注意保暖,避免受凉和接触冷水;注意皮肤清洁卫生,不穿化纤类内衣。

②饮食调护:饮食以清淡、易消化为宜,不宜过饱,可给予流质或半流质,忌食生冷,宜服热食;可服姜糖水或姜枣茶以疏风散寒。

③药物方法:皮疹剧痒者,局部可用止痒酊或1%薄荷油、冰片霜外搽;亦可用芒硝30克、白矾30克,开水溶化后洗疹,日数次。

3.胃肠湿热

(1)证候表现:发疹时伴有脘腹疼痛,偶尔恶心呕吐。神疲纳呆,发热,瘙痒,小便短赤,大便秘结。舌红,苔黄腻,脉滑数。

(2)护治法则:祛风解表,通里泻热(代表方:防风通圣散)。

(3)施护要点

①生活护理:保持室内温、湿度适宜,避免潮湿;不穿化纤类内衣。

②饮食调护:饮食宜清淡,多食蔬菜、水果,禁食鱼、虾、酒、羊肉等辛辣刺激食物和鱼腥发物。可饮赤小豆、绿豆汤。禁食能引起过敏的食物。

③针灸方法:取穴足三里、三阴交、中脘、大都,以建中养血、清营止痒。

4.血虚风燥

(1)证候表现:风团反复发作,常迁延数月或数年不愈,瘙痒剧烈,寝食不安,劳累后发作或加重,伴有神疲乏力。舌质淡,苔薄,脉濡细。

(2)护治法则:养血祛风除湿(代表方:当归饮子)。

(3)施护要点

①生活护理:生活要有规律,避免劳累及情绪激动。午后或夜间瘙痒加剧不能入睡时,可适当给予镇静剂或针刺止痒。

②饮食调护:多食新鲜蔬菜和大枣、核桃、桂圆、冰糖、梨等益阴养血之品。

③情智护理:皮疹多反复发作、迁延不愈,应使病人避免忧虑、烦躁,保持愉快心情,积极配合治疗。

④药物方法:芒硝30克,白矾30克,开水溶化后洗疹,日数次;荆芥穗30克,捣碎炒热,装布袋内擦患处。

⑤针灸方法:温灸足三里,每次15~20分钟,每日2次。

三、白疕

白疕是一种皮损状如松皮,形如疹疥,搔起白皮的红斑鳞屑性皮肤病。亦称疕风、松皮癣。其特点是皮损覆盖有多层银白色鳞屑,抓去鳞屑可见点状出血,病程长,病情变化多,时轻时重,不易根治。

西医学中的银屑病可参照本病辨证施护。

(一)病因病机

本病多因情智内伤,气机壅滞,郁久化火,心火亢盛,毒热伏于营血;或因饮食失节,过食腥发动风之品,脾胃失和,气机不畅,郁久化热,复感风热毒邪而发病。若病久或反复发作,阴血被耗,气血失和,化燥生风或经脉阻滞,以致气血凝结,肌肤失养。

(二)辨证施护

1.风热血燥

(1)证候表现:皮损鲜红,皮疹不断出现,红斑增多,刮去鳞屑可见发亮薄膜,点状出血。伴心烦,口渴,便秘,尿黄。舌红,苔黄或腻,脉弦滑或数。

(2)护治法则:清热解毒,凉血活血,祛风润燥(代表方:抗银片)。

(3)施护要点

①饮食调护:可选用茯苓槐花粥:以水煮生槐花15克,土茯苓30克,去渣再与粳米50克,红糖适量煮成粥服用。若便秘者用番泻叶代茶饮。

②情智护理:保持生活有规律和心情舒畅,避免忧虑急躁,防止搔抓、外伤或其他不良刺激。

③药物方法:选用浓度低、性质温和的药膏,如黄连膏、润肌膏,亦可选用侧柏叶10克,薄荷15克煎水外洗。

④针灸方法:取皮损局部阿是穴,按艾炷隔蒜泥灸法:取大蒜适量去皮,捣如泥膏状,敷于患处,厚约0.3厘米,上置艾炷点燃施灸,艾炷如蚕豆大或枣核大,以灸至局部热痒灼痛不可忍受为度。

2.血虚风燥

(1)证候表现:皮损色淡,部分消退,鳞屑较多。伴口干、便干。舌淡红,苔薄白,脉细缓。

(2)护治法则:养血、滋阴、润肤(代表方:青黛丸)。

(3)施护要点

①饮食调护:选用乌梅膏。将乌梅加水适量煎煮,去核,浓缩成膏,装瓶贮存,加白糖调味服。

②药物方法:可用止痒合剂外搽。

3.瘀滞肌肤

(1)证候表现:皮损肥厚浸润,颜色暗红,经久不退。舌紫黯或有淤斑、淤点,脉涩或细缓。

(2)护治法则:活血化瘀行气(代表方:抗银片、雷公藤甙片)。

(3)施护要点

①饮食调护:选用桂花薏米粥。将桂花3克,牛膝、杜仲各15克同放锅内加水适量煎煮,去渣取药汁,用药汁煮薏苡仁30克成粥。食用前加白糖调服。

②药物方法:选用5%～10%硫磺软膏、雄黄膏外搽,亦可用牛皮癣膏或肤疾宁外贴。

四、粉刺

面生丘疹如刺,可挤出白色碎米样粉汁,故名粉刺。本病好发于青春发育期的男女,成年后的男子也可发病。

西医学中的痤疮可参照本病辨证护理。

(一)病因病机

(1)肺热血热:面鼻属肺,丘疹色红,乃肺热熏蒸,血热蕴阻肌肤。

(2)肠胃蕴热:由于过食辛辣油腻之品,生湿生热,结于肠内,不能下达,反而上逆,阻于肌肤而成。

(3)脾气不健,运化失调,水湿内停,日久成痰,湿郁化热,湿热夹痰,凝滞肌肤所致。

(4)腠理不密,外涂化妆品刺激皮肤等是本病的诱因。

(二)辨证施护

1.肺经风热

(1)证候表现:丘疹色红,或有痒痛。舌红,苔薄黄,脉浮数。

(2)护治法则:清肺散风(代表方:枇杷清肺饮)。

(3)施护要点

①皮肤护理:保持皮肤清洁,经常用硫黄肥皂洗涤颜面。不宜用碱性太大的药皂,以免发生刺激。禁止用手挤压皮疹。

②饮食调护:多吃新鲜蔬菜和水果,忌食油腻及辛辣食物。

③情智护理:避免急躁、焦虑情绪,保持心情愉快,注意劳逸结合。

2.湿热蕴结

(1)证候表现:皮疹红肿疼痛,或有脓疱,伴口臭,便秘,尿黄。舌红,苔黄腻,脉滑数。

(2)护治法则:清热化湿(代表方:枇杷清肺饮合黄连解毒汤)。

(3)施护要点

①皮肤护理:注意个人卫生,保持局部皮肤的清洁。避免用刺激性大的肥皂及化妆品、护肤品等。

②饮食调护:不食或少食油腻、辛辣及糖类食品,多吃新鲜蔬菜及水果,保持大便通畅。

3.痰湿凝结

(1)证候表现:皮疹结成囊肿,或有纳呆,便溏。舌淡胖,苔薄,脉滑。

(2)护治法则:化痰健脾渗湿(代表方:海藻玉壶汤合参苓白术散)。

(3)施护要点

①皮肤护理:病变部位应注意清洁,以防止感染。禁止用手挤压。

②饮食调护:饮食宜清淡、易消化,可给予流质或半流质饮食。

参考文献

[1]李明今,衣运玲.中医护理学[M].北京:科学出版社,2018.
[2]温茂兴,康凤河.中医护理学[M].北京:化学工业出版社,2018.
[3]秦国政,张春和.中医男科学[M].北京:科学出版社,2017.
[4]范恒.中医学[M].3版.北京:科学出版社,2017.
[5]杨旸.实用中医诊疗手册[M].3版.郑州:河南科学技术出版社,2017.
[6]李净,孟静岩.中医护理学基础[M].北京:中国医药科技出版社,2017.
[7]孙秋华.中医护理学[M].北京:人民卫生出版社,2017.
[8]秦元梅,杨丽霞.常用中医护理技术操作指南[M].河南:河南科学技术出版社,2016.
[9]徐桂华,胡慧.中医护理学基础[M].北京:中国中医药出版社,2016.
[10]陆付耳.中医临床诊疗指南[M].北京:科学出版社,2016.
[11]罗仁,曹文富.中医内科学[M].北京:科学出版社,2016.
[12]张雅丽.实用中医护理[M].上海:上海科学技术出版社,2015.
[13]程丑夫.中医内科临证诀要[M].长沙:湖南科学技术出版社,2015.
[14]杨晓玮,岳树锦.中医护理技术[M].北京:人民卫生出版社,2014.
[15]吴勉华,王新月.中医内科学[M].北京:中国中医药出版社,2012.
[16]陈可冀.中西医结合思考与实践[M].北京:人民卫生出版社,2013.
[17]徐新献,王志坦.中西医结合内科手册[M].成都:四川科学技术出版社,2014.
[18]梁健.中西医结合临床内科学[M].上海:第二军医大学出版社,2013.
[19]林洪生.恶性肿瘤中医诊疗指南[M].北京:人民军医出版社,2014.
[20]屠佑堂.中医实用诊疗大全[M].襄阳:湖北科学技术出版社,2013.
[21]沈元良.实用中医师诊疗手册[M].北京:金盾出版社,2013.
[22]周仲瑛,薛博瑜,王国辰.实用中医内科学[M].北京:中国中医药出版社,2012.
[23]张伯礼.中医内科学[M].北京:人民卫生出版社,2012.
[24]冯先波.中医内科鉴别诊断要点[M].北京:中国中医药出版社,2014.
[25]田德禄,蔡淦.中医内科学[M].2版.上海:上海科学技术出版社,2013.